刘 健◎编著

诸病源心论

（修订本）

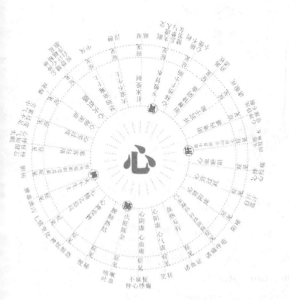

U0346037

中国中医药出版社

·北京·

图书在版编目（CIP）数据

诸病源心论 / 刘健编著 . —修订本 . —北京：中国中医药出版社，
2017.5
ISBN 978 – 7 – 5132 – 3945 – 5

Ⅰ.①诸…　Ⅱ.①刘…　Ⅲ.①中医内科学—研究　Ⅳ.① R25

中国版本图书馆 CIP 数据核字（2017）第 001458 号

中国中医药出版社出版
北京市朝阳区北三环东路 28 号易亨大厦 16 层
邮政编码　100013
传真　010 64405750
山东省高唐印刷有限责任公司印刷
各地新华书店经销

开本 880×1230　1/32　印张 12.75　字数 280 千字
2017 年 5 月第 1 版　2017 年 5 月第 1 次印刷
书号　ISBN 978 – 7 – 5132 – 3945 – 5

定价　49.00 元
网址　www.cptcm.com
社长热线　010 64405720
购书热线　010 64065415　010 64065413
微信服务号　zgzyycbs

书店网址　csln.net/qksd/
官方微博　http：//e.weibo.com/cptcm
淘宝天猫网址　http：//zgzyycbs.tmall.com

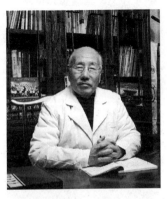

刘健，字三川，号三川翁、清风轩主、云隐山庐主、南山月等，国家注册执业医师。1943年7月生于陕西长安一个书香门第。自幼酷爱诗、书、画、艺术。弱冠始自修中医至今。著有《诸病源心论》《濒湖脉学方药对阐释》《三川中医临床处方真迹》《增补诸病源心论·心病证治》《三川医辙》《刘氏家藏秘方》《癌瘤辨证论治秘录》《三川医案医话集》《中国书画艺术名家·刘健作品选》《艺术大师三人行·欧阳中石·刘大为·刘健》等。

临床擅长中医内科、妇科疑难杂症的治疗，尤对因"心"引起的各种疾病的治疗有较深的研究和造诣，其"望切知病机，画图析症情"中医诊断法享誉海内外。首创"诸病源心论"学说。完成国家科学技术成果3项。论文《诸病源心论》荣获在德国汉堡召开的首届国际中西医结合防治老年疑难杂病学术研讨会论文金奖、《科学中国人·十年论文集》优秀奖。在国内外医学报刊发表论文30余篇。

现任中华中医学会会员，陕西省中医药科技开发研究会常务理事，中医药文化分会主任委员，陕西孙思邈研究会理事；中国楹联学会会员，陕西省书法家协会会员，陕西省汉文化研究会书画协会常务副会长，政协陕西省联谊会理事，中国（香港）书画院院士等职务。业绩收载于《科学中国人·中国专家人才库》《中国名医大辞典》《中国书画艺术家大典》。

祝賀刘健先生
新作出版

诸病源心
福寿於天

北京中医药大学
钱超尘 题
2015/12/20

序一

五千年来，中国传统医学的发展与中国传统哲学、文化有着密不可分的血肉关系。其论述人体五脏之生理、病理、诊疗，常与社会之君主、官职等结合进行认识，并形容其生理、病理功能；其论述经脉则联系到大地之江河等等，故谓之为天人相应。

以《辞海》为例，以"心"为字、词头者，收录自然科学、社会科学等词目多达125条，占了相当大的篇幅；我们主持编纂的《中医大辞典》收录以"心"字为词头的中医学名词、术语、病名、证名、诊疗名者多达165条，可能是字头系列之最多者。无疑说明了"心"在中医学的重要性是多么令人关注。

长安老中医刘健先生编著的《诸病源心论》，内容新颖，在《内经》关于"心者，君主之官，神明出焉"纲领性思想指导下继承、发扬，对临床上诸般疾病进行辨证论治，据悉每获良效。在《诸病源心论》将于中国中医药出版社推出其修订本之际，刘健先生约我为其大作撰序。我感其论述之新颖，以"心"为纲要论述诸病之诊疗确有其独到之处，故不揣浅陋，欣然为之。

据刘健先生所述，《诸病源心论》（修订本）系采用孙思邈"大医精诚"之意分四篇论述。其《大篇》以诸病源心的根据、图解、修心养性为主进行论述；《医篇》以疗心百药谱为主题；《精篇》是该书之精华篇章，阐述诸多疾病皆自心生的辨证论治；《诚篇》则收录作者临床用药有关心病的论文等。其临证关注"心"，用药关注"心"，确是值得重视的一个理论问题。我佩服刘健先生诊疗、继承、发扬，用"心"的开拓性成就，甚是不易，其研究、总结必有重要收获，他的专著必会得到同行的重视，或能有所启迪。

难得，先生身在民间，以扁鹊秦越人、药王孙思邈均出身于民间鞭策自己，鼓舞自己。的确，古代名医多出于民间，而出于历代医学校者则十分稀少。政府或将给予民间医生以有力的支持，最大限度地发挥民间医生的积极作用。祝贺《诸病源心论》（修订本）大作面世。

李经纬

2016年元旦
于中国中医科学院
中国医史文献研究所

序二

从《诸病源心论》到《增补诸病源心论·心病证治》，再到《诸病源心论》（修订本），刘健先生完成了一次又一次自我超越，他的中医临证思想也不断趋于成熟。心病三部曲见证了他的探索精神和心路历程。

如果说《诸病源心论》标志着刘健先生独树一帜的具有个人特色的临证思想的形成，那么《增补诸病源心论·心病证治》则标志着先生中医临证思想的整体成熟与对整体中医的必然回归，而《诸病源心论》（修订本）则体现了他对自己学术思想的坚持追求和他的临证特色业务专长。

中医从《内经》《难经》《伤寒杂病论》《神农本草经》等典籍的问世，就已标志着其理论体系的确立。后世医家不断发展补充，丰富完善。金元时代，李杲认为"内伤脾胃，百病由生"，创立了补土派。张从正认为"病由邪生，攻邪已病"，创立了攻邪派。还有刘完素的寒凉派、朱震亨的养阴派。另外还有明清时代的命门学说、戾气说、卫气营血辨证、三焦辨证理论。在不同的时代、地域背景下，各种理论学说的创立都很好地指导了中医临床实践，受到大家的推崇。

刘健先生在《内经》理论"心者，君主之官，神明出焉""心者，生之本，神之变也"的指导下，感悟到心病乃百病之源。这当然也有明显的时代烙印与现实写照，心因性疾病多发、常见。归根结底，中医的魅力与价值仍在于养生治病的效果，临床实践是检验理论的最好标准，刘健先生众多的患者与追随者、良好的声誉口碑，都证明着他的医学成就和人格魅力。

先生是个纯朴的人，先生是个有雅趣的人。医学是专业，书画是爱好，但都颇具成就与影响。老骥伏枥，志在千里。数十年来持之以恒，矢志不渝，也正是由于对传统国学的整体深厚探索与学习，才能结下事业丰硕的果实。

中医的特点就是整体观念和辨证施治。不论哪一种理论学说，都是在中医基本理论体系的基础上，确定一个原点，建立一个坐标，从而认识问题，把握问题，再解决问题，都构成了中医的有机组成部分。也正是在这个意义上，刘健先生的心病三部曲，标志了他个人学术思想的确立，对中医整体理论清醒的回归定位认识，以及在临证实践中对自己学术思想的坚持和医疗特长的定位。毕竟，术业有专攻，这是一个医家成熟的表现。

中医难，继承传统精髓难，发展创新更难。

研究中医，投身中医事业，必得沉下心来，一门心思琢磨数十年，而后才有所得。不断临证，认真思索，体悟通达，日积月累，而后有心得，而后能应手。进与病谋，退与心谋；半日临证，半日读书；一边读书，一边临证，这是中医人的基本素养。

社会在发展，医学在进步，中西医都面临更高的要求。中医，有危机，也有机遇。刘健先生让我们看到希望，产生信心。中医需要更多的刘健先生。刘健先生堪为中医人之楷模！

陕西孙思邈研究会　胡克禹
2015年11月

自序

孟子曰："尽其心者，知其性也，知其性，则知天矣。"

余自立"诸病皆源于心"之说以来，撰有《诸病源心论》论文，出版《诸病源心论》《增补诸病源心论·心病证治》二书。回首往事，曾经历了多少个寒来暑往，月落日出，且诊夕参，朝思暮撰，归纳总结，《诸病源心论》二书先后于陕西科学技术出版社出版发行，曾经数十名专家教授研究讨论，得到医界及社会各界专家教授的一致认可与肯定，亦荣获了国家科技成果证书。

有瑞士籍华人回国以后，在西安书店购买了两本中医学著作，爱不释手，一本是《濒湖脉学方药对阐释》，一本是《诸病源心论》，并专门来陕西省中医药研究会中医门诊部造访于余。他文质彬彬，自我介绍后，对余曰："大作《诸病源心论》写出了当今国内外人们的疾病要害处，您以心病调治，可谓上人。"余答曰："这不过是余从临床中摸索出来的治心方论，余认为，心是七情之父，七情犹如其子，父子和谐则家道兴昌；反之，子侮其父，伦常乖舛，心病自然形诸外。故曰'心为诸病之罪魁祸首'。在治疗时，除了治因心引起的各种疾病外，还要让人们知道如何养心正心，不使七情致伤于心。"

然而，人们在日常生活中，时不时可能遇到一些会令自己高兴的事，或不顺心的事，不顺心可使人发怒，久而可使人忧、思、悲伤或惊恐，惊恐则由正不胜邪而引起，诸如此类，皆是人日常所见的；若情有所欲，则病由此而生；如遇喜则神惮散而薄厥，遇怒则肝气上冲而眩晕，遇忧则脾伤而不思食，遇悲则伤肺而息贲，遇恐、遇惊则使人精神逸离。

在近五十年的临床工作中，余总结出"六淫为病首犯于肺，七情作疾先责于心"的宗旨，认为气候渐暖，思虑喜怒不节则伤心气，重视人体心、脾、肾功能之调节，也就是治病必求于本的具体疗法。凡人体五脏六腑之发病，皆与"心"有直接关系；再则便是后天脾之运化问题和先天肾之盛衰起主导作用。相应地再考虑其他脏腑因心为病的临床治疗心法。在对有关心病进行治疗时，提出心病的治疗八法，皆按易理及五行之生克关系论名。余在此书中提及的二十四种疾病，皆是由此产生的。再则，这实际上亦就是心（火）、肝（木）、脾（土）、肺(金)、肾（水），五脏、五行、五气在不断相互资生与克制，并乘其心的阴、阳、气、血之不足或气滞血瘀之体而导致。然世间任何事理都不是绝对的。心病的起因是主观的，也是客观的，归根结底是主观的。为了防止诸如此类疾病的发生，就必须在日常生活中注意自己的心情调整，保持一个平和心态，不要过激、过亢，以防疾病发生，达到心安体健之目的。这就是余编著本书的宗旨所在。

今次出版的《诸病源心论》（修订本）是在以前二书的基础上增订，分为大、医、精、诚等4篇论述。《大篇》阐述《"诸病源于心"概说》《疗心八法》《诸病源心论图浅解》及《五脏有五郁血瘀证》等；《医篇》主要介绍《疗心百药谱》等；《精篇》是本书之核心，分30个部分进行论述，附名医经验64例（古今名家验案），三川验案（笔者个人医案）132例。病案中所用方药可能方名相同，但在具体药量及用法上均是与相应病情结合，有所变化，而并非重复应用，读者可细酌之。在每节及病案后多有按语；在《素问》病机十九条基础上增加了十条病机，并附证治，名曰《增补病机二十九条证治》，以便学者参考。

余以为，岐黄医学博大精深，凡有成就之医家无一不从中吸取精华，继而无休止地探索。然，人的生命是有限的，余应用有限的生命不断研习，探索、创新，吸取西医学的特长，挖掘中医药之临床妙用，彰显岐黄医学之威力，来完成上天赋予自己的神圣使命，造福于人类社会。

一位先生在读完《增补诸病源心论·心病证治》之后，发来短信曰："无病不愈，秘之秘之，匪人勿传，汝却示之天下，无奈孙真人知之不怒乎？"余答曰："此乃天下万民养生医心之书，何不公示于天下，使万民尽知，以达心正体安，环宇皆春矣！"余愿世人以"精神内守，病安从来"之养心养生明训，以乔松可凌霜雪，美玉能犯烈火，冬御风而不寒，夏御火而不热，从而守心、炼心、正心、养心，蓄精气神于全身，除妄思于心外，顺应自然，以酬养寿长生。

此亦为"穷人心之际，究七情之变，立一家之言，谋万户之福之事矣。"是故孟子又曰："存其心，养其性，所以事天也。"

是为序！

三川　刘健

时在乙未冬月初三，公元2015年
12月13日，凌晨3点于精进书屋灯下

编写说明

　　《诸病源心论》出版后，得到医界，特别是中医学界人士的关注。有医界读者按此书之治疗心法治病，均获得较好的疗效。可喜的是，在2012年11月30日上午，陕西省中医药科技开发研究会暨中医药文化分会召开了"刘健先生《诸病源心论》学术研讨会"，数十名学者、教授肯定了该思想理论的成就和再版建议。在此之前，余又在诸多专家教授的建议下，增添了不少的内容，朝思夕考后，将新编及原来出版时遗漏的书稿集为一册，名为《增补诸病源心论·心病证治》。

　　此次再予增修，在原书内容基础上增添了《心为妇女百病之源的辨证论治》《心为小儿多发病之源的辨证论治》《心为癫狂痫发病之源的辨证论治》《心为癌瘤发病之源的辨证论治》。《诚篇》中，于原论文外又增添了《肝胆常有余、心肾常不足论》《增补病机二十九条证治》等。在《大篇》增添了《五神藏》等图文并茂的内容，意在使读者容易领会、贯通。共附笔者个人验案132条，以作佐证心病之依据。另对原书中之错别字、漏字做了校正。

　　在本书修订过程中，志丹县丰泰医院医务科科长亢小龙先生、西安长安强森医院田楠护士、陕西省中医研究会会员侯伟先生在百忙中抽时打印书稿；中国中医科学院、中国医史文献研究所李经纬教授与陕西孙思邈研究会胡克禹先生为本书赐序；北京中医药大学博士生导师钱超尘教授为本书题辞；陕西森工医院主任医师吴遒民先生、传统医学博士郑怀林先生、饶振旸先生为本书作跋；中国中医药出版社编辑张伏震、李昆老师对本书提出修改意见，值此付梓之际，谨表衷心感谢；另外，对慷慨解囊资助该书出版的陕西迅达饮食有限责任公司总经理鲁兵先生、陕西省汉文化研究会副会长刘恣豪先生一并表示诚挚的谢意!

作者

2015年10月13日晚 于药王山

目录

大 篇

修订增补"诸病源于心"概说　2

诸病源于心的理论根据　8

与心相关经脉的循行及病候　13

心的功能及解剖　15

疗心八法　17

五神藏　23

五脏有五郁血瘀证　40

诸病源心论图浅解　43

医 篇

四气五味用药式　48

疗心百药谱　49

脏腑病证用药　62

精 篇

心为诸阳虚之源的辨证论治　68

心为诸阴虚之源的辨证论治　80

心为诸气虚之源的辨证论治　90

心为诸血虚之源的辨证论治　101

心为诸阴阳两虚之源的辨证论治　106

心为诸气滞血瘀证之源的辨证论治　110

心为诸气虚血瘀证之源的辨证论治　120

心为神怯惊恐之源的辨证论治　130

心为七情变化致病之源的辨证论治　134

心为劳虑过度致伤中气不足之源的辨证论治　156

心为火热炽盛之源的辨证论治　165

心为肝阳上亢之源的辨证论治　169

心为便秘之源的辨证论治　171

心为痰喘之源的辨证论治　177

心为水肿病之源的辨证论治　199

心为眩晕证之源的辨证论治　209

心为消渴病之源的辨证论治　216

心为诸眼疾之源的辨证论治　228

心为自汗盗汗之源的辨证论治　236

心为胆病之源的辨证论治　240

心为阳痿之源的辨证论治　246

心为诸痛疮痒之源的辨证论治　253

心为诸血症之源的辨证论治　259

心为中风之源的辨证论治　267

心为癫狂痫发病之源的辨证论治　281

心为癌瘤发病之源的辨证论治　293

心为小肠诸病之源的辨证论治　309

心为耳病之源的辨证论治　312

心为妇女百病之源的辨证论治　319

心为小儿多发病之源的辨证论治　332

诚　篇

增补病机二十九条证治　346

肝胆常有余、心肾常不足论　363

心的养生及保健　374

后记　381

跋一　382

跋二　386

跋三　387

大篇

修订增补"诸病源于心"概说

《黄帝内经》（以下简称《内经》）谓："心者，君主之官也，神明出焉。"这里的"君主"意为统治人体一切思维、行动的最高指挥官。人的精神活动均通过这个"君主"之官表现出来。心统率着人体的五脏六腑，并借助五行生克关系使之相互资生和制约（图1）。由于人的内在主观思维和意识从不同角度上接受不同的外界客观存在与相互对应的条件反射，其表现的意识形态亦有不同的反映过程，这个过程形成的痕迹就是人体不同脏腑所表现出的疾病及不同病因与症状。

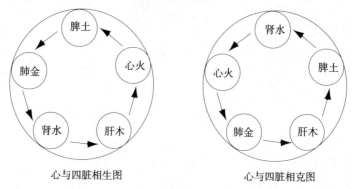

心与四脏相生图　　　　心与四脏相克图

图1　心与四脏相生相克

心位居人体胸廓内左侧，《类经图翼·经络》载："心居肺管之下，膈膜之上，附着脊之第五椎，是经常少血多气。其合脉也，其荣色也，开窍于耳，又曰舌。《难经》曰：心重十二两，中有七孔三毛，盛精汁三合，主藏神。"张介宾曰："心象尖圆，形如莲蕊，其中有窍，多寡不同，以导引天真之气，下无透窍，上通乎舌，共有四系，以通四脏，心外有赤黄裹脂，是为心包络，心下有膈膜，与脊胁周回相着，遮蔽浊气，使不得上熏心肺，所谓膻中也。"

人体是一个统一的整体。《素问·灵兰秘典论》云："凡此十二官者，不得相失也，故主明则下安，以此养生则寿……主不明则十二官危，使道闭塞而不通，形乃大伤。"说明五脏六腑各有不同的生理功能，又互相联系，构成统一的整体，而心在人体生命活动中起主导作用。故人体有了生命之后，其一切思维、智慧皆由心主宰，五脏六腑皆靠它而生息。

人体内科疾病的发生，都与心这个主要脏器有着密不可分的关系，外界信息、客观条件反射经过心这个高级主宰脏器产生相对应的主观表现，如喜、怒、忧、思、悲、恐、惊等七种情绪，正如自然界的晴、阴、风、雨、雷、电、雪等现象。

自古以来，无论在战乱、饥荒之岁月，还是安居乐业的时代，人之内心总是不平静的，忧郁、暴躁、哀伤、惊恐与忌妒不时发生。现代人在商业经济的大潮中，浮躁的心理、紧张的生活和繁重的工作压力，以及由古老传统的中国式的生活习性向西方的生活方式转型，造成大多数人的心理不太安稳；生活形式的不固定，工资收入的不稳定，爱情的复杂化，造成对人生的美好憧憬转化为悲观失望；畏惧现实的忧郁及狂躁现象导致人的内心不平衡与创伤，形成贪、嗔、疑惑的心理。如此这般，不一而足。

余以为，心主神明是表现喜、怒、忧、思、悲、恐、惊的总司，这七种情绪皆由心而产生，一切内科疾病皆由心的阴阳气血失调而导致。

喜生于心：外界信息符合主观愿望与向往，人的精神面貌自然喜悦，人体自然健康无恙，营卫气血自然通畅。故《素问·举痛论》曰："喜则气和志达，营卫通利。"人体对社会、自然界等客观条件的反射顺利与不顺利、太过与不及，都会影响人的心态平衡，如夜有所思，日有所慕，加之客观事态的意外吻合，心主神明的功能过亢，则使人喜笑不止，神惮散而不藏；主观思维对客观事理出现求之不得的不及状态时，心主神明的功能不及，则使人容易发生忧愁、思虑、恐惧之状态。故《灵枢·邪气脏腑病形》云："愁忧恐惧则伤心。"充分说明心是表现忧愁、思虑、恐惧的主要之源。

怒生于心：人体内心境界不平和，或嗜好，或厌恶，或随遇不安，或慕心不已，或崇拜他人，或忌妒名利，妄思妄为，忧乐无常，追求奔波，无有宁时；或屡受欺凌，压抑情怀，内心煎熬，以致忧郁积虑。郁久成火，夜里难眠，日间心烦，"烦"字从火，躁急伤肝，怒借肝生，此怒源于心。心属火，肝属木，母令子行，故怒。

忧生于心：或贤达，或商贾，争分夺秒，案牍劳形，处心积虑，追逐名利，日诵夜读，忧思过度，以致劳心成疾，食少事烦而伤脾，遂致心悸、怔忡、健忘、盗汗、寐而不寐，心因经营之久而伤，脾因意虑之郁而败，则母病必传其子，子又能令母虚，所以互为因果，母病子亦病，故致成忧思为疾的心病脾亦病的现象。故《素问·阴阳别论》云："二阳之病发心脾，有不得隐曲，女子不月，其传为风消。"

悲生于心：大凡人心，贪图财务，急功近利，慕高恶下，日无宁时，夜无息歇，肺气受损，故凡事欲速则不达，不达则愈贪，愈贪而愈不达，悲从心而生，化而为火，肺属金，火来刑金，形成心肺阴虚、虚损劳伤、咳嗽咳血之症。

惊生于心：凡人在宇宙，处事接物，皆以平安稳重为宜。偶遇意外，如风雷电闪，异色异物，奇人奇事，虫兽突袭，海沸山摇，房舍崩塌，车飞马腾，皆使人惊恐异常，防不胜防，遂致心神惊悸、神不守舍、心烦志狂、失眠恶梦等症。心藏神，神受挫则志弱，心虚不能下济于肾，水火不济，故见心虚易惊之症。

心畏劳，劳则伤神：心主血，因心情郁滞，气滞则血瘀，血瘀则出现消瘦、腹满不能食、肌肤甲错、两目暗黑、内热烦闷、失眠多梦、心悸怔忡、呃逆干呕、急躁易怒等症；或瘀阻膈下，肝气不舒，见胸腹有痞块、腹痛有定处、卧则腹坠痛等症。心脑相通，如瘀阻头面的头昏晕、脱发、面色青紫、脑震荡后遗症、腹大青筋、潮热等症皆源于心劳血瘀所致。

心为诸痛痒疮之源：心火过胜，又遇外界火毒之邪，以致人体营卫不和，气血凝结，经络阻隔而痛痒、痈疽自生，俗谓怒气生疮。心主血，肝藏血，心事郁积，借肝气而怒，气滞血瘀，怒而化火，火性炎上喜外，阻滞于何处，则疮生于何处。

心为坎离不济之源：凡梦遗滑精、女子梦与人交，皆因眼观邪色，耳听淫声，正值年少青春、花蕾初绽之时，精满欲溢、血旺思媾之际，心有所思，事有不遂，心使神驰，引动水波上沸，故而男子梦遗、女子梦交之症见矣。

一切眼疾，皆源于心：心开窍于眼。《灵枢·五癃津液别》云："五脏六腑，心为之主，耳为之听，目为之候……故五脏六腑之津液，尽上渗于目。""心主血"，眼受血而能视，俗谓心眼，心通过目的视觉，其思维意识即能反映出来。心主火，目不因火不病，所以五轮变赤。心火乘肝，风轮黑眼赤；心火乘肾，木轮瞳人赤；心火自甚，血轮两眦赤。故能以"火"治之。心虚则神不足，神者火也，火内暗而外明，故而不能外鉴而失其光明，治眼必须养心治心。

诸妇女病，皆源于心：心为妇女百病之源。月经病的起源，据文献记载，其因不外有三：即内因、外因、不内外因。余以为，其内因由于七情之说，不如说由心情之变化引起为佳。薛己（薛立斋）之"心脾平和，则经候如常，苟或七情内伤，则月经不调矣"，不如说成"心平气和，则月经准确而无病。或七情有伤，亦属心病致成。心主血，月经即血矣，心有病，故月经不调"。《内经》又有"心主血，脾统血，肝藏血"之说，言心为君主之官，主血，心命脾而统摄血，命肝而储藏血。故妇女之经带胎产，皆为心主之为病。

诸小儿病，皆源于心：小儿为稚阳之体。稚阳者，心火也。心易惊，惊可生风，生痫；心阳不足，则脾土虚寒而腹泻。心属火，火能生痰……如心火过盛，或现口舌生疮等症。

诸癫狂病，皆源于心：余睹每有聪敏之人，卒发癫狂，形若木鸡，哭笑无常，或弃衣登高而歌而面无愧色，实感心伤痛绝矣！

《难经·二十难》云："重阳者狂，重阴者癫。"人与天时，密切呼应，天时和则十日一雨，五日一风，国泰民安，万类盛荣。若阴盛则烟雨绵绵，阳极则风旋干旱。在人则或情志抑郁，呆若木鸡；或志意飞扬，喜笑若狂，以致淫轶离脏，精神飞散。

诸癫狂痫，皆源于心。因心可引起七情之喜、怒、忧、思、悲、恐、惊，与痰火也有着不可分离之关系。余对此病之归属当无错矣。

癫狂病的发作原因归纳起来大概有五种。《灵枢》有得之于饥饿忧愁，或大惊大恐，或正气衰少，或喜乐过度者。后贤亦有认为得之于痰火者，或气血凝滞及血瘀者等。在治疗方面，《灵枢》早有用针灸疗法治疗此病的记载。

诸病癌瘤，皆源于心：心气郁结，气血双亏，气滞血瘀、痰、毒为致癌之主要原因。

心气郁结，久思、久忧、久怒、久悲形成气积不化，不化则血难以运行而凝结成癌或瘤，因此气滞血瘀是致癌瘤之主要原因。从字面分析便可昭然可见，思、忧、悲、怒，皆从心而生。

《内经》谓："正气存内，邪不可干。"癌肿之形成与正气不足有着密不可分之关系。

人类癌瘤分布于头、舌、扁桃体、鼻咽、食管、肺、乳腺、胃、肝、胆、胰腺、大肠、小肠、血液、淋巴、骨髓、膀胱、子宫颈、子宫、卵巢、皮肤等部位较为多见。

癌瘤多由心气郁积，气滞血瘀，以及外在之毒、痰、郁所引起。

诸小肠病，皆源于心：人体十二经脉中，手少阴心经与手太阳小肠经为表里关系，心为脏、为里、为阴，小肠为腑、为表、为阳，心有病可及小肠而无疑。

耳病皆由心火所引起：《内经》云："南方赤色，入通于心，开窍于耳。"结合临床验证，凡耳聋、耳鸣、旋耳疮、耳疖、耳根毒、耳衄等病，皆源于心之为病。

总归起来，不外一个"心"字，任何一种事物、疾病，都有其正反、好坏、高低、优劣、快慢之分，有其两重性，亦可谓具有阴、阳，表、里，寒、热，虚、实，脏、腑，上、下之殊。心主阴、阳、气、血，平和协调程度不同，或致病，或从容，皆与人体健康或疾病有着一定之关系。

心主血，心情舒畅愉悦则血脉流畅，脏腑、肌肉皆健康无疾，若血结凝聚则诸脏腑出现癥瘕积聚、肿瘤癌症，久治不愈。

有人说，过去好像没听过什么癌症，而今为什么这么多的怪病。其实在2000年前就有这样的病，名为癥瘕积聚。我国清代医书《医宗金鉴》里载有妇女乳癌一例，这可能是最早有"癌"字记载之中医文献。

总之，心病数之可十，推之可百、可千、可万，无穷尽矣，全在乎望、闻、问、切，辨证论治，理法方药，机圆法活，临证总结，方为上矣。

诸病源于心的理论根据

《素问·灵兰秘典论》："心者，君主之官也，神明出焉；肺者，相傅之官，治节出焉；肝者，将军之官，谋虑出焉；胆者，中正之官，决断出焉；膻中者（包括心主即心包络在内），臣使之官，喜乐出焉；脾胃者，仓廪之官，五味出焉；大肠者，传道之官，变化出焉；小肠者，受盛之官，化物出焉；肾者，作强之官，伎巧出焉；三焦者，决渎之官，水道出焉；膀胱者，州都之官，津液藏焉，气化则能出矣。"

人体脏腑的功能，是在既矛盾而又统一的关系中建立的，是相互制约、相互协作的关系，是不可割裂的，必须在统一领导下进行分工协作。这个论点，具体表现在"十二官相使"中。例如将"心"比拟为一个国家的君主，主宰人身的一切，包括神志思维、智慧行动的变化等；将"肺"比作一国宰相，辅佐君主，调治全身功能；将"肝"比作将军，主持谋虑；"胆"好比执法之官，主持决断；"心包"护卫在君主之旁；"脾胃"好比管理国家仓库之官；"大肠"是传道之官，主传递化物糟粕；"小肠"则承受饮食物而发生"转化"；"肾"主持运动与技巧；"三焦"好比疏通河道之官，畅通全身的水道；膀胱主汇集水液，犹如水库一般。这是按"天人合一"的思想学说将人体的脏器功能按社会政体制度，以及某些人事现象作为譬喻，来说明脏腑之各自职责和统一的整体观念。如果一个国家的君主在治理社会方面有失和谐、偏差的话，其他的地方区域也就一错再错，一差再差了。心若失去正常的功能，或"气盛"，或"气虚"，都可使身体其他各部发生疾病。心如果失职，停止跳动，那么后果也就可想而知了。

余认为，任何一件东西都要有一个中心点，一篇文章需要有一个主题思想。做一件事，更要用心准备。一部机器的转动必须有一个主轴，一个完整的家庭肯定要有一个主事的家长，一个国家务必要有一个贤明的君主作领导，在众多文臣武将之拥戴下，各部门齐心协力，荣辱与共，肝胆相照，方能百战百胜，使这个国家富强、民主、昌盛。

从一个人的身体来说，有一个最重要的生理活动中心，这个中心就是《素问·灵兰秘典论》中所讲的"心者，君主之官"。

余在临床实践时，常留神因"心"这个君主之官的阴、阳、气、血偏盛偏衰所形成的各种疾病。在治疗时，试图抓住"心"这个主题，经过治疗，其他各脏腑疾病亦相应得到好的转归。如遇到小便色赤而短少、口舌糜烂的症状，按脉象，往往左寸关数象明显，用黄连导赤散清热利小便，则口糜溲赤得愈；又如遇口舌生疮、心悸健忘、失眠多梦、大便干燥、舌苔黄厚、舌尖赤红之人，多由心阴不足所致，故用天王补心丹以滋阴养血、补心安神，则口舌生疮、大便干燥、心烦失眠渐去而获奇效；见到各种疼痛、疮疡、瘙痒等外科疾病时，便以"诸痛疮痒，皆属于心"立论以施药，常以三黄泻心汤、真人活命饮、黄连解毒汤治疗，取得明显效果。

古云：心寂则痛微，心躁则痛甚，百端之起，皆自心生。阳虚，可致一身内外阳气衰微、阴寒内盛，症见胸痹心痛、咳嗽气喘，用瓜蒌薤白白酒汤则愈；心阳虚形成脾肾不足的命门火衰，症见饮食无味、腰膝冷痛、阳微宫寒、夜尿频多，常以温通心阳之桂心、附子伍用，可收到事半功倍的效果。

心生七情，若心有过激，则大喜、大怒、久忧、久思、大悲、大恐、大惊现诸于外的癫、狂、痫病，亦是屡见不鲜的。常见妇人多思、多忧形成的二阳病，其因皆归于心脾。有些二三十岁的青年女性患经闭者，其脉多是沉弦细涩，多性格好强，多思多忧，性情乖逆，喜食冷物。在生理上，女子以血为主，和冲、任二脉有直接关系。然，心主血，其心气郁结，肝气郁结，缘由多怒，遇事略有不遂其心者，适逢经来，外受风寒二气之侵袭，则气滞血凝而成经闭血结。

曾治一黑龙江女大学生李某，于2011年8月4日来诊。痤疮满面，燥痒难忍，心烦急躁，大便秘结，小便赤涩，月经周期超前十余日，色暗红，质稠、量多，舌边尖红赤，苔略黄，脉来沉数。余诊为心火暴盛，又兼外受风热湿毒引起，故重在清泻心火，宜清热解毒利湿为治，用防风通圣散化裁，加黄连解毒汤，获满意效果。这就是《内经》病机十九条中"诸痛疮痒，皆属于心"的实际体现。

古云"千般疢难，不越三条"，此三条即：内因、外因、不内外因。妇科病虽以血论，但心才是血的生身之母。所以，"七情为病，当责于心"是无疑的。又如，1976年春，好友之妻在去秦镇的路边见一坟墓处有两条花蛇互相缠绕，顿时吓得不知所措，从此两条蛇始终出现在她的心中，惊恐万分，白天晚上喊个不停，时而昏昏蒙蒙，不吃不喝，他医除了打镇静针之外，别无良法可施。数周过去，病情愈来愈重，其姐邀余至其家诊治，余用"惊者平之"之法，用彩笔画了两条蛇，在患者时昏时醒之际烧掉，患者看到蛇被烧死遂逐渐入睡而愈。这是一则明显的"心为神怯惊恐之源"的案例。

2016年7月11日，诊治一例男青年杨某，神志痴呆，默默无言，满脸愁容，食不思，夜不寐，终日坐在房中，自言自语，喜笑若狂，时又默不作声，已半年余。家人代诉患者因大学毕业后参加工作，爱慕一女青年，后因对方嫌其工资低，提出分手，遂渐成此疾，良由心气内郁，久忧伤其心脾，郁怒难化而成。余用养心安神、解郁疏肝之品，如黄芪、党参、炒酸枣仁、朱茯神、珍珠母、龙眼肉、当归、黄连、铁落、磁石、阿胶、麦冬、生地黄、佛手等共26剂，同时予以安慰而得痊愈。此因失恋，久而心气内郁造成之久癫欲狂病，经用以上诸药，又兼"开其心锁"之良言相劝，使其久郁之心气得以化解而愈。

1990年8月16日，诊治山西省河津县樊村镇6组村民任某。因在陕西经商遇事失利，遂患右胁胀痛一年余，诸药无效，经某医院确诊为肝癌，诸医束手无策。问其日饮牛乳一杯，别无他食，骨瘦如柴，势若难支，右胁处不能触及，腹胀痛难忍，便秘溲赤如血，五心烦热，舌紫苔黄厚，脉沉弦细涩。属心气郁结，忧怒之气伤及肝脾，以致食血相结。余思之再三，处六郁汤加大柴胡汤，服药三剂后，自觉有一物由痛处下移至腹部，如厕遂下鸡卵大粉色肉囊一枚，其痛顿觉若失，且有饥饿感，当日遂进稀粥一碗，蒸馍一块，后以小柴胡汤加味调理得愈。

细思此症，缘于西安经商遇挫，心受刺激，郁怒难解而患此肝胃血积食郁之疾。故用六郁汤解心郁，加大柴胡汤荡涤肠胃之积而获奇效。

以上诸多病类之起因，皆由心的阴、阳、气、血失调导致各脏腑为病的案例，是余所著《诸病源心论》的理论根据，也是诸病为何源于心的问题解答。

与心相关经脉的循行及病候

手少阴心经

1.循行

起自心中，外出直属于心系，会任脉（膻中），从膻中穴的外侧，向下穿过横膈膜，到任脉所过下脘附近，与小肠相联络。

它的支脉，在深部的路线，从心系出发，并行于食道的两旁而上，连接于眼睛，合于目内眦。

它的直行干线，重复从心系膻中之处，还出来到胸部，走出到腋窝（极泉），向下沿着上膊内后方，走行于手太阴肺经和手厥阴心包经的后面（青灵），下行于肘的内后方（少海），沿着前臂的内后方（灵道—阴郄），到达腕关节尺侧豌豆骨突起处（神门），进入到靠近手掌小指的一侧（少府），沿着小指的内侧走出于尖端爪甲旁（少冲），与手太阳小肠相连接。

循行路线示意：

起于心中→属"心系"→络小肠。

分支：从心系→上夹咽→系"目系"。

直行：从心系→上肺→出腋下→循臑、肘、臂内侧后→掌内后→小指内侧端（交于手太阳）。

2.病候

是动则病：咽干、心窝部作痛、口渴等症，是为"臂厥"。

是主心所生病：眼睛黄，胁部疼痛，上臂内后侧缘疼痛或冷厥，手掌中心发热而有痛感。

气盛：眼睛黄，胁部疼痛，上臂内侧缘疼痛或冷厥，手掌中心发热而有痛感。

气虚：咽干、心窝部作痛、口渴等症。

手厥阴心包经

1.循行

起自胸中，出来属于心包络，在任脉的膻中附近向下穿过膈膜，循序下行，络于三焦（中脘—阴交附近）。

它的第一条支脉，从膻中附近分支，沿着胸部走出于胁肋，到腋下三寸之处（天池），向上经过腋窝到腋下，沿着上膊内侧（天泉），走行于手太阴经与手少阴经的中间，进入肘窝中央（曲泽），向下到前臂（郄门），走行于两根肌腱当中（间使→大陵），进入手掌中央（劳宫），沿着中指，走出于中指的尖端（中冲）。

它的第二条支脉，从手掌中央（劳宫）分出，沿着无名指靠小指一侧，走到尖端，与手少阳三焦经相连接。

循行路线示意：

起于胸中→属心包络→历络三焦。

分支：循胸出胁→腋下→臑肘、臂内侧中→掌中→中指端。

分支：掌中→无名指（交于手少阳）。

2.病候

是动则病：手心发热，臂和肘有挛急现象，腋下肿胀，严重的则有胸胁撑满感，病人自觉有怔忡不安的情状，面部发红，眼睛发黄，以及喜笑不停的症状。

是主脉所生病：心烦、心痛、手心发热等症。

气盛则喜笑不停、狂言怒骂。

气虚则心悸怔忡、气短、健忘、失眠。

心的功能及解剖

余所谓之"心"除了心的有关藏象学说之外，主要是叙述心包络这一"神奇"的脏器，因为它在人体内是"心脏"发病所累及的主要脏器，而心包络有病则必然影响到心而发病的。《藏象学说的理论及运用》就引用《内经》中诸多理论，如《灵枢·经脉》有"心主，手厥阴心包络之脉"，而在《素问·灵兰秘典论》中所说的"膻中"，实包括心包络在内，从《灵枢·脉论》中所说的"膻中者，心主之宫城也"，又证明心主是位于膻中范围之内的。因此，心包络的作用，也就是护卫心脏的宫城。心脏譬之于君主，而心包络包围于外，犹如君主身边的臣使。故《素问·灵兰秘典论》有"膻中者，臣使之官，喜乐出焉"。

综上所述，"心"居中，心包络包括在膻中之内，如真君帝王在位"膻中"之内，受膻中、心包络之保护，而膻中与心包络既是"心"的左右大臣，又有受命君主向其他脏腑传递信息的主要作用。在发病时，心病可累及膻中、心包络；心包络也可牵连君主——心而为病。因此，余将心脏比为桃仁，而将心包络比为紧贴在桃仁外之薄膜，膻中便是桃仁与薄膜之中严密保护其二者之桃仁硬壳了。

心包络是心之外围，代心行事，所以临床往往把心所发生的疾病归属于心包络为病。如热伤于营的神昏、谵语、妄言等症，便认为是邪犯心包的病了。因心主宰神明，为五脏六腑之大主，所以心一旦受病，神即消失而死。故《灵枢·邪客》有谓："心者，五脏六腑之大主也，精神之所舍也，其脏坚固，邪弗能容也；容之则伤心，心伤则神去，神去则死矣。故诸邪之在于心者，皆在于心之包络。"这就是所谓"主不明，则十二官危"的道理了，也就是"心"主导五脏六腑，多脏腑之发病大都离不开"心"的功能失调（图2）。

《灵枢·经脉》："心主，手厥阴心包络之脉……出属心包络，下膈，历络三焦。"

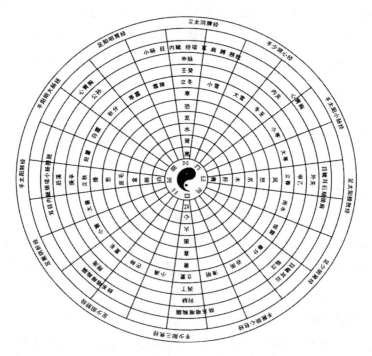

图2 心之天人合一

此条是谓手厥阴心包经内通心主，心主外出循属心包络，上下属历于上、中、下三焦络之意。

疗心八法

四诊之后，知犯何因，导慰为先，针药次之，释儒道语，因人予之。

补南益北法

南为离、为火、为心、为阳、为气；北为坎、为水、为肾、为阴、为血（精）；补益一理，即心肾双补法。适用于心、脾、肾三阳虚证。

【症状】头晕，心悸，气短，梦多，纳差，腹泻，腰酸腿软，梦遗滑精，舌苔淡白，脉沉细者。

【方药】自拟十九味英雄丸（三补汤）。黄芪30g，党参20g，炒白术12g，云苓12g，当归10g，川芎10g，杭白芍10g，熟地黄15g，升麻3g，柴胡3g，陈皮10g，炒酸枣仁15g，远志12g，龙眼肉12g，木香6g，炙甘草6g，山茱萸12g，山药12g，枸杞子10g，水煎服。

【方解】黄芪补气升阳；党参、炒白术、云苓、陈皮、炙甘草为五味异功散，补脾健胃；当归、川芎、杭白芍、熟地黄为四物汤，补血、养血、活血；龙眼肉、炒酸枣仁、远志、云苓养血安神，补脾宁心；枸杞子、山茱萸、山药、熟地黄、云苓补肾；

木香、陈皮理气，使诸药补而不腻。升麻、柴胡助黄芪提升阳气于上。共奏补气升阳、气血双补、补心养血、健脾益肾之功。

【加减】易感冒者于原方再加黄芪20g，葛根15g；风温感冒者，加金银花30g，牛蒡子15g；心悸、气短、健忘、梦多、失眠者，在原方基础上加重龙眼肉10g，远志6g，炒酸枣仁18g，珍珠母30g；男子梦遗滑精者，加煅龙骨、煅牡蛎各20g，金樱子20g；女子月经不调，先后无定期者，于原方加党参4g，当归5g；冲任损伤、赤白带下者，加鹿角霜30g，鸡冠花20g；肾虚，腰酸腿软者，加杜仲、续断各30g；脾虚腹泻者，于原方加重炒白术为20g，丁香10g，藿香15g。阳痿者加肉苁蓉（大云）30g，锁阳24g，淫羊藿20g。

补火生土法

火即心，土即脾，心阳充足，即火可生土，心君无病，脾自康复，心火中和，则脾之运化自健。

【症见】中焦虚衰，阴寒内盛，脘腹剧痛，呕吐不食，口不渴，畏冷或肠鸣有声，舌淡苔白腻，脉弦迟或沉细。

【方药】大建中汤。人参12g，蜀椒10g，干姜15g，饴糖10g，水煎服。

【方解】心阳虚则寒气凝。滞则为积，积则为痛，故现脾寒之症。人参、饴糖入心脾二经，干姜、蜀椒辛温助阳，辅佐人参、饴糖以补心脾之阳而祛寒。则母子安康无恙。

补离益震法

离为南、为火、为心；震为东、为木、为肝，心气充盈，则肝木之气自然条达而无病。

【症见】神志不安，如人将捕，心惊怔忡，神不守舍。

【方药】自拟加味磁朱丸。磁石20g，龙骨18g，牡蛎18g，琥珀15g，珍珠母15g，六神曲12g，鸡内金12g，朱砂6g，黄连10g，麦冬10g，共研细末，蜜丸。

【方解】磁石平肝安神、明目聪耳，龙骨平肝潜阳、镇惊固涩，琥珀安神、散瘀，珍珠母安神定志，朱砂清镇心神，黄连清心除烦，麦冬养阴润燥、清热除烦，鸡内金、六神曲化方中磁石、珍珠母、朱砂、龙骨、牡蛎等难以消化之药，共奏安神定志、清心除烦之效。

泻火平木法

适用于心肾阴虚的肝阳上亢证。

【症见】头晕目眩，心悸心烦，急躁易怒，五心烦热，小便短少，舌红少苔，脉沉弦而数。

【方药】生脉柴四汤。玄参15g，麦冬15g，五味子15g，柴胡18g，黄芩12g，代赭石30g，天麻15g，牛膝10g，甘草6g，龙骨、牡蛎各15g，水煎服。

【方解】余拟此方，源于张锡纯先生之镇肝熄风汤意，肝风内动源于心阴不足，故取滋阴养心的生脉汤，将小柴胡汤中之半夏易以代赭石，意在去半夏之辛燥，取赭石之重镇；人参易以玄参，意在去其人参之温补，以玄参滋阴清火；合牛膝、龙骨、牡蛎之引药下行，柴胡之理肝气，借诸药共达滋养心阴、泻火、增水涵木之功。

补火助金法

适用于因心阳不足导致的肺阳虚弱，亦可称补土生金法。

【症见】头晕、四肢乏力、饮食不思、气短、精神萎靡，腹泻、咳嗽、痰多欲呕，舌苔淡白，脉沉弱无力者。六君子汤为其代表方。

【方药】人参15g，白术12g，云苓12g，半夏10g，陈皮10g，炙甘草6g，水煎服。

【方解】脾阳不足，则健运失常，而脾阳充裕，全凭心阳心气之旺盛。故用健脾之白术、云苓、半夏、陈皮、炙甘草以健脾利湿、祛痰；人参养心补气，以加强脾胃运化之作用。

滋阴清金法

阴者，水也。适用于心火过盛，阴血不足，以致肺（金）被火灼烧，形成上消之症。

【症见】头晕、心烦、口干舌燥、易饥、好食，大便秘结，腰酸、小便频数，舌红少苔，脉沉细而数者，泻心滋阴汤为其代表方。

【方药】生地黄24g，五味子15g，麦冬20g，牡丹皮12g，枸杞子15g，人参10g，黄芪30g，云苓12g，黄连10g，石膏15g，天花粉15g，石斛15g。水煎服。

【方解】此方是余为心火旺盛、肝肾阴虚引起的津液不足而设，屡用屡验。方中生地黄、五味子、麦冬、石斛、天花粉滋阴生津；黄连、石膏清心胃之火；人参、黄芪、生地黄、五味子、麦冬等滋补心阳心阴之气，待心火下降，则阴津得升；枸杞子、五味子滋补肾水以养肝。共奏滋补肝肾、泻心清肺止渴之功。

降南升北法

南者，心也；北者，肾也；心火旺，肾水亏，水火不济，心肾不交。心火得降，肾水得升，则上下既济无病矣。

【症见】头目眩晕，梦多失眠，自汗盗汗，男子梦遗，女子梦与人交，舌苔淡白、尖边红赤，脉沉细涩者。

【方药】桂枝龙牡汤。桂枝30g，白芍30g，龙骨20g，牡蛎20g，炙甘草6g，生姜10g，大枣10枚，水煎服。

【方解】桂枝、生姜通心阳，白芍、大枣滋肝肾之阴，阴阳既济，水火得交，则男子、女子诸病自愈。

化瘀活血法

气血周流，灌注内外四肢百骸，气滞血瘀，瘀而不通，则诸症从生。

（1）瘀在上焦者，化瘀通脑汤为代表方。

【症见】头眩，头痛如刺，颜面有淤血丝或斑，神志不清，口眼㖞斜，说话咬字不真，或失语。左瘫右痪，舌质紫，苔薄黄或腻，脉沉弦细涩者。

【方药】黄芪30g，赤芍10g，川芎10g，桃仁10g，红花10g，生姜3片，老葱1节，冰片3g，丹参10g，磁石15g，水蛭15g，蜈蚣2条，水煎服。

【方解】此方为余根据王清任先生通窍活血汤化裁而成。方中赤芍、川芎、桃仁、红花、水蛭、蜈蚣等活血化瘀之药，以黄芪补气为先，引领诸药上行巅顶；生姜、老葱辛散发表；丹参既具当归养血之妙用，又有川芎活血之力；磁石明目平肝安神；冰片芳香开窍，以代麝香贵而难得之弊。共奏补气养血、活血化瘀之妙。

（2）瘀在中焦者，疏肝活血汤为其代表方。

【症见】肝脾大，胸腹有肿块，腹痛有定处，久泻不止，以及肝癌兼有心悸等症。法宜活血化瘀、疏肝散结、顺气止痛。

【方药】赤芍10g，乌药6g，枳壳10g，香附15g，延胡索10g，五灵脂10g，当归尾10g，牡丹皮10g，桃仁10g，红花10g，乳香10g，没药10g，三棱10g，莪术10g，佛手15g，水蛭15g，土鳖虫12g，鳖甲18g。水煎服。

【方解】血瘀肝脾，二脏失于条达运化之能，自当肿大如癥如积，痛有定处，或久泻不止。血本属心，故心悸之症现，是心、肝、脾相互制约之象。方中佛手、香附、枳壳、延胡索、五灵脂、三棱、莪术、鳖甲疏肝解郁，以散结除癥；当归、赤芍、桃仁、红花、没药活血行气止痛；乌药辛温，寒冰得之能化能行。诸药一心，共奏活血化瘀、疏肝散结、理气止痛之效。

（3）瘀在下焦者，加味少腹逐瘀汤为代表方。

【症见】女子月经涩少，每月二三天。经来腹痛，血色紫暗，有大小不等之血块，或红中有黑、紫色小黑点，颜面眼胞略青，急躁易怒，或乳房有结块，或子宫有囊肿块，舌质略紫，苔薄白，脉沉细涩。

【方药】黄芪30g，赤芍10g，当归尾10g，川芎10g，小茴香12g，炮姜12g，延胡索12g，五灵脂12g，生蒲黄12g，桂心10g，没药10g，桃仁12g，红花12g，水蛭15g，土鳖虫15g，山楂12g。水煎服。

【方解】本方为余用王清任先生之少腹逐瘀汤加黄芪、水蛭、土鳖虫、桃仁、红花、山楂而成。主治少腹瘀血、气滞不舒、少腹积块疼痛，或不痛，或痛而无块，或少腹胀满，或月经不调，色紫有块，或经期腰痛、小腹胀痛等症。

五神藏

五神藏主要论述人体心、肝、脾、肺、肾五脏、五神、五官相使，四时气候、五行属性、解剖等现象，及所病虚实使人发病发梦的不同概说。学中医务必先明此五神藏的不同功能、属性和生理、病理的虚实所出现的不同病象。下面引用《备急千金要方》中的相关论述予以说明。

心藏神

《备急千金要方·卷第十三·心脏》论曰：心主神。神者，五脏专精之本也，为帝王，监领四方，夏王七十二日，位在南方，离宫火也。有生之来谓之精，两精相搏谓之神，所以任物谓之心。神者，心之藏也。舌者，心之官。故心气通于舌，舌和则能审五味矣。心在窍为耳。夫心者，火也；肾者，水也。水火相济。心气通于舌，舌非窍也，其通于窍者，寄见于耳。左耳丙，右耳丁，循环炎宫，上出唇，口知味，荣华于耳，外主血，内主五音，心重十二两，中有三毛七孔，盛精汁三合，神名响响，主藏神，号五神居，随节应会，故云心藏脉，脉舍神。在气为吞，在液为汗。心气虚则悲不已，实则笑不休。心气虚则梦救火，阳物得其时则梦燔灼；心气盛则梦喜笑及恐畏；厥气客于心，则梦丘山烟火。

凡心藏象火，与小肠合为腑。其经手少阴，与太阳为表里。其脉洪，相于春，王于夏。

按：此节言心藏神之生理功能，虚实病象。

脾藏神

论曰：脾主意。脾脏者，意之舍。意者，存意之志也。为谏议大夫，并四脏之所受。心有所忆谓之意，意之所存谓之志，因志而存变谓之思，因思而远慕谓之虑，因虑而处物谓之智。意者，脾之藏也。口唇者，脾之官，脾气通于口，口和则能别五谷味矣。故云：口为戊，舌唇为己，循环中宫，上出颐颊，次候于唇，下回脾中，荣华于舌。外主内，内主味。脾重二斤三两，扁广三寸，长五寸，有散膏半斤。主裹血，温五脏，神名俾俾，主藏营，一作意，号为意脏，随节应会，故曰脾藏营，营舍意，在气为噫，在液为涎。脾气虚则四肢不用，五脏不安；实则腹胀，泾溲不利。脾气虚，则梦食饮不足；得其时，则梦筑垣盖屋。脾气盛，则梦歌乐，体重，手足不举。厥气克于脾，则梦丘陵大泽，坏屋风雨。

　　凡脾藏象土，与胃合为腑，其经足太阴，与阳明为表里，其脉缓，相于夏，王于季夏。

　　按：此节言脾藏神的生理、病理及虚实之象。

肺藏神

　　论曰：肺主魄，魄藏者，任物之精也，为上将军使，在上行，所以肺为五脏之华盖。并精出入谓之魄，魄者，肺之藏也。鼻者，肺之官，肺气通于鼻，鼻和则能知香臭矣，循环紫宫，上出于颊，候于鼻下，回肺中，荣华于发，外主气，内主胸，与乳相当，左乳庚，右乳辛。肺重三斤三两，六叶两耳，凡八叶，有十四童子、七女子守之。神名鸟鸿。主藏魄，号为魄脏，随节应会，故云肺藏气，气舍魄，在气为咳，在液为涕。肺气虚则鼻息利，少气；实则喘喝，胸凭仰息。肺气虚则梦见白物，见人斩血藉藉，得其时则梦见兵战；肺气盛则梦恐惧哭泣。厥气客于肺，则梦飞扬，见金铁之器奇物。

凡肺藏象金，与大肠合为腑，其经手太阴，与阳明为表里。其脉浮，相于夏季，王于秋。

按：此节言肺藏神之生理、病理及虚实之象。

肾藏神

论曰：肾主精。肾者，生来精灵之本也。为后宫内宫，则为女主。所以天之在我者德也，地之在我者气也，德流气薄而生者也。故生之来谓之精，精者，肾之藏也。耳者，肾之官，肾气通于耳，耳和则能闻五音矣。肾在窍为耳。然则肾气上通于耳，下通于阴也。左肾壬，右肾癸，循环玄宫，上出耳门，候闻四远，下回玉海，夹脊左右，与脐相当，经于上焦。荣于中焦，卫于下焦，外主骨，内主膀胱。肾重一斤一两，有两枚。神名溵溵，主藏精，号为精脏，随节应会，故云肾藏精，精舍志。在气为欠，在液为唾。肾气虚则厥逆，实则胀满，四肢正黑。虚则使人梦见舟船溺人，得其时则伏水中，若有畏怖。肾气盛，则梦腰脊两解不相属；厥气客于肾，则梦临渊没居水中。

凡肾藏象水，与膀胱合为腑，其经足少阴，与太阳为表里。其脉沉，相于秋，王于冬。

按：此节言肾藏神之生理、病理及虚实之象。

肝藏神

论曰：肝之魂，为郎官。随神往来谓之魂。魂者，肝之藏也，目者，肝之官，肝气通于目。目和则能辨五色矣。左目甲，右目乙，循环紫宫，荣华于爪，外主筋，内主血。肝重四斤四两，左三叶，右四叶，凡七叶，有六童子、三玉女守之，神名蓝蓝，主藏魂，号为魂脏，随节应会，故云肝藏血，血舍魂，在气为语，在液为泪。肝气虚则恐，实则怒。肝气虚则梦见园苑生草得其时，梦伏树下不敢起；肝气盛则梦怒；厥气客于肝，则梦山林树木。

凡人卧，血归于肝，肝受血而能视，足受血而能步，掌受血而能握，指受血而能摄。凡肝藏象木，与胆合为腑，其经足厥阴，与少阳为表里，其脉弦，相于冬，王于春。

按：此节言肝藏神之生理、病理现象。

五神藏总论

论曰：夫人禀天地而生，故内有五脏、六腑、精气、骨髓、经脉，外有四肢、皮毛、爪齿、咽喉、唇舌、肛门、胞囊，以次总而成躯。故将息得理，则百脉安和；役用非宜，即为五劳七伤六极之患。有方可救，虽病无他；无法可凭，奄然永往。所以此之中帙，卷卷皆备述五脏六腑等血脉根源，循环流注，与九窍应合处所，并论五脏六腑等轻重大小，长短阔狭，受盛多少，仍列对治方法，丸、散、酒、煎、汤、膏、摩、熨及灸针孔穴，并穷于此矣。其能留心于医术者，可考而行之，其冷热虚实风气，准药性而用之，则内外百病无所逃矣。凡五脏在天为五星，在地为五岳，约时为五行，在人为五脏。五脏者，精、神、魂、魄、意也。论阴阳，察虚实，知病源，用补泻，应禀三百六十五节，终会通十二经焉。

　　按：此为调和五脏神之心法，五脏神和，则百疾不发是也。

心与五神藏之关系

　　心与其他四神藏之关系是牢不可破的，是缺一不可的。

　　心之神呴呴，随节应会于其他四神藏。脾之神俾俾，肺之神鸟鸿，肾之神瀄瀄，肝之神蓝蓝，是一个整体，谁也离不开谁，像一架机器，由心神作主轴，带动着其他四藏神来正常运转，不疾不徐，不偏不斜，发挥着各自应起的作用来维持人体内外四肢百骸、脏腑、经络、营卫、气血及上、中、下三焦的正常活动。

　　这和宇宙万物之生、长、化、收、藏，及春、夏、季夏、秋、冬时序更迭之如环无端是一个道理。古人将宇宙中自然中之各种因素高度概括为火、土、金、水、木，其运动的形式是相互克制、相互资生着的。上面说过，它们之间的关系好像一个国家的领导机关，执行着各自的职责和义务。如心主神明、主血脉，像帝王一样领导着其他四藏神。肺之神鸟鸿，在人体任华盖之职，布护着周身上下内外之气流；肝之神蓝蓝，勇猛刚正，在极力执行着将军之职而镇守着周边及四藏神管辖的器官，不使外敌侵入；脾之神俾俾，担当着整个周身的营养来源，使五谷入胃，经其输布之功能将食物之精华变化成卫、气、营、血，敷布于上下、内外、脏腑、经络；肾之神瀄瀄，属北方之真武，管辖着水液之流通和灌溉，使万物不受干旱而枝叶茂盛，在人则肌肤滋润，精神、智慧、伎巧倍增。

人体内科疾病的发生都与心这个主要藏象有着不可分开的关系。外界信息、客观条件反射经过心这个高级主宰藏象所对应的主观表现，产生喜、怒、忧、思、悲、恐、惊的七种情绪。

"怒由心生""惊生于心""忧生于心""喜生于心"等皆是因心主神明，通过神明对外界客观原理的迅速鉴定而产生喜恶心绪表情的。

这是因为"心眼"与"心神"寄见于耳，左耳丙，右耳丁，两耳循环炎宫的原因。"脾主意""心有所忆谓之意""肺气……循环紫宫"。紫宫即紫微宫，皇帝所住之处，实为心神之所居处。"耳者，肾之官，肾气通于耳"，而"心在窍为耳"的诸多相互连接与交叉的关系犹如当今之网络，铸就了心为五脏之主的重要位置。

人体是一个统一的整体，而五神藏既矛盾又统一的关系更不用说，五脏六腑各有不同的生理功能，相互联系而构成一个统一的整体，而心藏神在人体生命活动中起主导作用。故人体有了生命之后，其一切思维、智慧均由心来主宰，五脏六腑皆靠它而生息，执行着"政令"。

养五脏法

已知五神藏的基本功能、属性，就必须知道为何要调养五脏，使其不偏不倚，不过亢、过及，始终保持平和的状态，以达到健康长寿之目的。

养心法

1.心为万法之宗

心为一身之主宰，生息死亡之根本，万病之源头。天人合一，人与天地之气相通，是人精神内在的活动之动力与主轴，决定人体五脏六腑、四肢百骸生病与健康的关键。人的思维活动与心有着密不可分的关系，对事物的发展、变化、转归进行认识、鉴别、归纳、总结皆靠心对外界的反应。思维意识不合乎情理便会出现神识紊乱，与常规格格不入的结果，从而逆于自然之规律，百病缠身。只要心地通达，即时觉悟，反观自己的所作所为，则心安体康，百疾不生。

老子谓："人神好清，而心扰之；人心好静，而欲牵之。常能遣其欲而心自静，澄尘心而神自清，自然六欲不生，三毒消灭。"此言人的精神境界喜好清静，但心却经常被诸欲打扰而不安，有些妄欲妄想常能引动心、肝，使其不安，致心猿意马，朝秦暮楚，日夜思绪杂乱，不能静心。如果能够经常排除非分的欲望，则精神自然安逸而无疾。澄清尘世俗情，则精神自然康泰。妄思妄为之事自然消失。孟子谓："养心莫善于寡欲。"所以妄想一病，神仙莫医，正心之人，神鬼亦惮，养与不养故也。此言告诫人们，胡思乱想之人则妄作妄为，心烦意乱，得意则喜，失意则悲，隐曲原委，其疾缠身，是谁也不能治愈的。这就是养心与不养心的区别之处。自古以来，道家有"目无妄视，耳无妄听，口无妄言，心无妄动，贪嗔痴爱，是非人我，一切放下，未事不可先迎，遇事不宜过扰，既事不可留住，听其自来，应以自然，任其自去，忿怒恐惧，好乐忧患，皆得其正，此养心之法也"。

心为身之主宰，是一个好静而不好动的器官。清静时，精神与气血相融而不偏离，则精、气、神、血四大宝俱充沛而无疾，其身体自然康健，躁动时则四大宝自然精神涣散，情绪过激或惮离，气血炎上而癫狂，使五脏相搏，六腑不宁。

《内经》讲天人合一，言人体五脏皆应随四时气候的自然规律进行调养生息，则身体自然康泰无恙，而心这一重要器官也不例外。心在四时属夏，夏时阳气外发，伏阴在内，是精气神容易散发于外的季节，此时节，应注意精神气血的外耗，尤忌精气的外泄为首务，以防心火炎上，水不制火之患。夏三月，《内经》谓之"蕃秀"，为天地阴阳二气相交之时，故而水火既济，坎离平衡，人与自然中之万物亦自然华秀蓬勃。此时之人在调养生息方面自然应该夜睡早起，不怕日晒，使其心意平衡，无忧无怒，心平气和。其身体之四肢百骸、毛发肌肤、精神面貌亦自然光泽活润。这些皆是夏季之养生方法。顺此者昌，逆此者心伤。所以有道性之人，经常静处安坐，养心调息，喜吃热餐而不食生冷，双目垂闭，反观内照，三省己身，使自己合于生养之规律，不作与心违背的事，静志沉气，使心火将至丹田，达到精气神血相融为目的。所以《太玄养初》中说："藏心于渊，美厥灵根，神不外也。"渊者，深也、静也，与太虚无二意也。也就说心静而不外图，与俗尘之事远离，以出世之心处静却烦，澄心净虑，消除杂念。厥者，隔也，不通也。

内心少想外界自己办不到之事，使精神不妄耗。故而凡遇魂牵梦绕之琐事牵缠于心之人，必火动于中，到夏三月可使心火大旺，此等人晚宜少吃，睡眠时不要睡在过风道之处。余在《养生要言》一书中看到这样一个有关调理心的故事：昔日邝子元有心病，或云有僧不用服药，能治心病，子元造访于僧问时，僧云：该病起于烦恼，烦恼生于妄想；妄想之来，其因有三：谓或追忆几十年前荣辱恩仇，悲欢离合，及种种闲情，此是过去妄想；或事到眼前可以顺其自然，得到解决，但又前怕老虎后怕狼，三番四复，犹豫不定，此为现在妄想；或期望日后荣华富贵，或期望自己事业功成名就，解甲告老归田回乡；或希望子孙登荣，升官发财，光宗耀祖，此为未来妄想，皆可导致心病之发生。世间多少事情，所以一切不可必成、不可必得之事，要强求之而不遂，必病无疑。

在人的意识中，有些事物，忽然而生，忽然而灭。其人之心能看见所要见到或办到之人事和物，谓之幻想。这种虚妄之现象，只要人能够当即斩断念头，禅家谓其为觉心。所以在人，不患念起，唯患觉迟，也就是说，人不怕犯错，但怕不觉悟，或反省的不及时或太迟，其心病也就难以治愈而根深蒂固，病入膏肓了。《养生要言》谓："此心若同太虚，烦恼何处安脚。"《医宗金鉴·运气心法要诀》曰："太虚者，太极也，太极本无极，故名曰太虚。"《素问·天元纪大论》曰："太虚寥廓，肇基化元，万物资始，五运终天，布气真灵，总统坤元，九星悬朗，七耀周旋，曰阴曰阳，曰柔曰刚，幽显既位，寒暑弛张，生生化化，品物咸章。"又引来知德《周易集注》曰："对待者数，流行者气，主宰者理。即此三句，而天地万物，无不包括其中矣。"余谓：太虚者，无边无际，有规有矩，阴阳化生之气，日月轮回之理也。所以心胸开拓之人，烦恼之事是不会沾身染心的。又曰：凡人患心病，亦源于肾水和心火之不交，坎离不济，则贪色思邪，佛学谓之为外感之欲；至夜间，其头在枕上却半夜难眠，心游陌间，花前月下，池旁镜边，对影四人，思个不宁，欲絮万千。通宵达旦，渐染心疾，难以治愈。禅家谓此为内生之欲；此二者之欲，实属藕断丝连，牵之不走，挥之不去，终日默默，消耗元精，若能悟醒，自能脱离烦恼，而肾水自然滋生，可上交于心火，以达阴平阳秘，精神乃治之境界。

至于思索构想、撰写文字、废寝忘食之类，佛家谓为理障；经营事业，不惧怕劬劳之人，佛家谓此名事障；这两者虽不是人欲，但亦可损其性灵。若能遣之，则心火不致上炎，而下交于肾水。所谓："尘不相缘，根无所偶，返流全一，六用不行。"又曰："苦海无边，回头是岸。"子元随后按其僧者说的话语，独处一室，扫尽万缘，坐静一月有余，所患心病自然若失。

新改《寿世青编·林鉴堂安心诗》

我有灵丹一小丸，能医四海心中病。

清水送下体自安，专治心病能延命。

安心之法谁人知，却将无形妙药医。

医得小心成大心，跳入太虚池中淋。

念杂缘因嗜欲多，东来西往为什么？

不图名利常节欲，肯定不服中西药。

人有二心方知念，念无二心始为人。

专心致志无妄想，鹤发童颜百年春。

这也了时那也了，百事切莫分低高。

日出只因云霾散，清风明月乐陶陶。

身游寰宇胸朗然，心饮碧水水连天。

途中常有童子问，神清气爽能永年。

神似明镜不沾尘，心如至水善恶分。

世上浊浊浑浑事，志比青莲一真人。

2.自己心病自己知，心病还需用心医

远古之医神、医圣、医王，皆能医人之心，言传身教，不让百姓黎民有此病疾。今之医者，唯知治人之疾，而不知疗人之心，实属舍本逐末之举。不穷其源而攻其流，欲使心安，只靠中西药物，岂能康复。诸病源心，病由心生，疾因人作。古谓"一切唯心造"，确为实在之语。诸病因心起，心能产生喜、怒、忧、思、悲、恐、惊七情之象，情绪杂乱，心态失控，则百病万疾自然而生。此疾专靠药物，不开心里的铁锁（见图2），其病不能昭然若揭，难以获效。因为药物只能治五行生克制化之形身，却不能治无形之七情。能治七情所伤之气血，不能治七情忽生忽灭、动静无常之变化。古人云："祸福由人自招。"此话一点不假。福有所主，亦就是说幸福是由个人创造的，祸患亦为个人招惹的。种瓜得瓜，种豆得豆，因果报应之事是存在的，而且是很明显的。比如，某人做了伤天害理之事，必然要遭到官府之缉拿或囚禁、丧命，得到应有的惩罚和制裁。如果一个人做了好事，对大家有益之事，便可得到大家和国家之表扬或爱戴。做坏事者，就像平路上的疙瘩，人人想铲；做好事者，人人皆效法。

诸如此类者，在我们面前是时有可见的。病有先天带来的，有自己所思所为造成的。自己造成的皆因风寒暑湿之感，起于外因；酒色性气、六欲七情生于内因，这种病发之于心矣。所以凡思虑必伤心，忧悲必伤肺，愤怒必伤肝，过食必伤脾，淫欲必伤肾，这些病靠药只能治一半，而另一半全在于用心药了。那么，何谓心药呢？这里引《林鉴堂养心诗》曰：

> 自家心病自家知，起念还得把念医；
>
> 只是心生自作病，心安哪有病来时。

也就是说：你自己得的什么病，是由自己心里引起的，所想之事自个不想了，所生的病也就相应好转。像年轻人在恋爱时偶然失恋，便得了相思病；或者高考时落榜，本想能通过高考，能光宗耀祖，但事与愿违，从而引起精神不振，夜间失眠，心肾不交，水火不济之病成矣。所以凡事须当努力，但不能太执着。太执着、太自信则往往容易患得患失，心病丛生。《内经》谓："不治已病治未病，不治已乱治未乱。"治未乱不若治心病，靠别人治自己之心病，那与隔靴搔痒有什么两样？要懂得，自己的病靠别人治，不如自己先自治，这才是上乘之举。如此，一不花钱，二不吃药，又何乐而不为呢？

唐代医学家、药王孙思邈在《孙真人养生铭》中谈道："怒甚偏伤气，思多太损神，神疲心易役，气弱病来侵，勿使悲欢极，常令饮食均，再三防夜醉，第一戒晨嗔，亥寝鸣天鼓，晨兴漱玉津，妖邪难犯己，精气自全身，若要无诸病，常常节五辛，安神则悦乐，惜气保和纯。"此养生法首先谈到的就是强调节怒、节思、节劳，使人的心神不能过于疲劳，过于疲劳则引起气血双虚，百病缠身。于此告诫人们，在日常生活中，情绪要保持平衡，避免过于悲伤、过于欢喜之现象，节制饮食，定时定量，皆是保证人体健康之基本健身法。观今之人，每遇有人心绪杂乱则以酒浇愁，喝得脸面通红，疯疯癫癫，骂人打人，败坏自己和别人的人格。尤其最最重要的一条，便是早晨起床时千万切忌生气，以防情绪终日不稳定。至于鸣天鼓、漱玉津，当为保健之法，是防止心火上炎，让人达到清心寡欲，不致随便耗精之举。再则，辛辣容易动火，五辛者，大茴香、小茴香、花椒、生姜、大蒜、辣椒之类是也，食多必上火，上火必易动怒，动怒则耗心伤肝。经常保持神安理得，心情愉悦快乐，爱惜精气神，使自己有一个纯真和畅之情怀。有一个好的情怀，才能有一个好的身体。

养肺法

肺为五脏之长，心之华盖矣。其藏魄，其主气，统领一身之气矣。《内经》曰："有所失亡，所求不得，则发肺鸣，鸣则肺热叶焦。"充之则耐寒暑，伤之则百邪易侵，随事痿矣。故怒则气上，喜则气缓，悲则气消，恐则气下，惊则气乱，劳则气耗，思则气结。七情之害，皆气主之也，直养无害，而后得其所以浩然者，天地可塞，人之气与天地之气可一也，道气可配人之气，与天地之气可通矣。先王以至日闭关养其微也。慎言语，节饮食，防其耗也。

养生者，必先调息，息调则动患不生，而心火自静。一者下着安心，二者宽中体，三者想气遍毛孔，出入通用，无障而细其心，令息微微，此为真息也。盖息从心起，心静气调，息息归根，金丹之母。

《心印经》曰：回风混合，百日通灵。余曰："风者，在人为息，灵者，心也，神也。"

《内经》曰："秋三月，此谓容平，天气以急，地气以明，早卧早起，与鸡俱兴，使志安宁，以缓秋刑，收敛神气，使秋气平。无外其志，使肺气清……逆之则伤肺。"此当温足凉头，其时清肃之气，与体收敛也。自夏至以来，阴气渐旺，当薄衽席。

《纯阳归空秘法》云：行住坐卧常噤口，呼吸调息空音声，甘津玉液频频咽。水自升兮火自平。

养肝法

经云：肝者，藏魂之处也。其窍在目，其位在震，通于春气，为春生发动之气。但木能动风，故《内经》云："诸风掉眩，皆属于肝。"又说："阳气者，烦劳则张，精绝辟积于夏，使人煎厥。设气方升，而烦劳太过，则气张于外，精绝于内，春日邪辟之气，积久不散，至夏未瘥，则火旺而真阴如煎，火炎而虚气逆上，故曰煎厥。按《素问·脉解》曰："肝气当治而未得，故善怒，善怒者，名曰煎厥。"此当戒怒养阳，使生发之气相生于无穷。又《素问·生气通天论》曰："大怒则形气绝，而血菀于上，使人薄厥。"菀，结也。怒气伤肝，肝为血海，怒则气上，气逆则绝。所以血菀于上焦，相迫曰薄，气逆曰厥，气血俱乱故为薄厥。厥积于上者，势必厥而吐也。薄厥者，气血之多而感者也。所以肝藏血，血活则体泽，血衰则枯槁，故养肝之要，在乎戒忿，为摄生之第一法也。人眠则神藏于肝，故勿昼寝，寝则睡其形而不睡其神，所以睡之精为身之灵，人能少睡，则主翁惺惺，智识明静，不但神气清爽，梦魂亦安。若贪眠则心中血潮，元神离舍，不唯云掩性天，神亦随境昏迷。养生家张三丰有云："捉取梦中之梦，搜求玄上之玄，自从识得娘生面，笑指蓬莱在目前。"此之谓也。谓其生死相随，贵在养摄矣。

养脾法

脾为人身后天之本，是人体水谷营养之仓库。脾为上、中、下三焦中宫之土。土为万物之母，万物从土而生。如婴儿出生，一日不食则饥，七日不食则肠胃枯竭而亡。《经》曰：安谷则昌，绝谷则亡。谷气入胃，洒陈六腑而气至，和调五脏而血生。故依脾而滋生矣。

但土恶湿而喜燥，饮不可过，过则湿而不健，食不可过，过则壅滞而难化，其病由此而生。故饮食所以养生，而贪嚼无厌亦能伤害人之生命。《物理论》曰：谷气胜元气，其人肥而不寿。养生之术，常以少食而病不生，谷气且然，故五味餍饫，为五脏之害矣。甚而广搜珍馐，争尚新奇，与人脏腑之宜忌利害，尤未思晓，故西方如来，要人们戒杀食素，教诲人们戒杀则性慈悲而积善之心生，食素则心清而肠胃厚，不嗔不贪，无犯生灵禽兽，当知肉食伤人，食谷宜人。不可不知、不慎！

宋代大文人、学者、书法家苏东坡重在调养脾土，饮食不过一箪一肉，有邀饮酒者先以此告。一曰安分以养福，二曰宽胃以养气，三曰省肺以养财。故善卫生者养内，不善卫生者养外。养内者安恬脏腑，调顺血脉；养外者极滋味之美，穷饮食之乐，虽肌体充裕，而酷烈之气内烁脏腑矣。

脾者，心之子也。心健脾康，父康子寿，则无病矣。

养肾法

肾为人身先天之本，藏精隐志之处也。《仙经》曰：借问如何是玄牝，婴儿初生先两肾。又曰：玄牝之门是为天地根。所以人未有此身，先生两肾。盖婴儿未成，先结胞胎，其象中空，一茎透起，形似莲蕊。一茎即脐带，莲心即两肾。此为五脏六腑之本，十二经脉之根，呼吸之主，三焦之源，人资以为始，岂非天地之根乎，而命寓焉，故又曰命门。天一为生水，故曰坎水。凡人欲念一起，炽如炎火。水火相克，则水热火寒，而心中之焰则自灭。水先枯涸而木失其养则肝病。心火炎上则土燥而脾败。脾败则肺金无养，咳嗽之症自生。所谓五行受伤，大本已去，想得长生，岂可得乎。庄子曰："人之大可畏者，衽席之间，不知戒者故也，首先寡欲。"

人之可惜，元气有限而情欲无穷。《内经》曰：以酒为浆，以妄为常，醉以入房，以竭其精。这些皆是应当禁戒的不良习惯。人之有欲，如树木之有蠹。蠹者，虫也。蠹多则木断，欲炽则身亡。《仙经》曰：无劳尔行，无摇尔精，无使尔思虑营营，可以长生。智者见之，夫吾固有之真，常为一身之主，则营卫周流，邪无自入。彼风寒暑湿，譬之坚城壁垒。外敌虽重至叠窥，何以得其隙而肆之虐哉，所以，与其求金石之饵而常思不足，不如保重吾身之精而恒自有余。故《黄帝岐伯问答》曰：百体从舍，唯于保太和而泰，天君得之，皆此意也。先贤云：天地之大宝殊玉，人身之大宝精神，男女之大欲存焉。诚能以理制欲，以义驰情，虽美色在前，不过悦目畅志而已。岂可恣情丧精，所谓油尽灯灭，髓竭人亡，添油灯亮，补髓人强也。又曰：冬月天气闭，血气藏，伏阳在内，心膈多热，切忌发汗，以泄肠气。此谓之闭藏，水冰地坼，无搅乎阳，早卧晏起，必待日光，使志若伏若匿，若有私意，若已有得。去寒就温，勿泄皮肤，使气极夺。此冬气之应藏之道也，逆之则伤肾。曾闻曰："湛然诚一守精玄，得象忘言辨道看。好把牝门凭理欲，子前午后用神占。是则以元精炼交感之精，三物混合，与道合真，自然元精固而交感之精不漏，卫生之法，先此而已。""精全不思欲，气全不思食。神全不思睡，斯言尽矣。"

肾以藏精为优。心火盛则不固，人之有欲，如树之蛊，蛊多则木折，欲炽则身亡。此言甚为真切。故养肾必先清心。

五脏有五郁血瘀证

心郁血瘀

心事多，所欲不遂，久郁成积，积则气滞，气滞则血流不通，不通则瘀，瘀则所现叹息、郁郁不乐、心悸、气短、梦多、心烦，甚则左心区刺痛，心痛彻背，背痛彻心，舌尖红，苔略黄，质略紫，脉左沉细涩，甚则结代。宜正心解郁、理气活血法，甘麦大枣逐瘀汤主之。

【方药】甘草24g，小麦30g，大枣12枚，当归尾15g，川芎15g，赤芍15g，生地黄15g，丹参20g，桃仁15g，红花10g，蒲黄、五灵脂各15g，龙眼肉15g，酸枣仁20g，水蛭15g，水煎服。

肝郁血瘀

　　头眩，口苦，或偏头痛，两颊红赤，胸胁胀满，善太息，急躁易怒，心悸、心烦，口唇、眼眶色略紫，月经不调，乳房胀痛、结核，血色紫暗，有小血块，白带多，阴部燥痒，面有血丝，舌边尖红赤，苔略黄，脉沉弦而涩者，宜佛手解郁化瘀汤主之。

　　【方药】佛手24g，枳壳12g，香附18g，川芎15g，当归尾15g，柴胡18g，杭白芍15g，桃仁、红花各15g，蒲黄、五灵脂各20g，水蛭15g，土鳖虫12g，水煎服。

肺郁血瘀

　　咳嗽、痰喘，短气、胸痛，眼睑水肿，面色暗滞，口唇发绀，胸部郁闷不舒，甚则指甲发青或呈淡黑色，久则形体消瘦，或肌肤甲错，舌质淡紫，苔薄白，脉沉弦而涩。宜清肺固本、止咳平喘、理气化瘀为治，处清金止咳化瘀汤。

　　【方药】麻黄6g，黄芪30g，杏仁12g，葶苈子12g，桂心10g，丹参20g，蒲黄、五灵脂各15g，桃仁15g，红花15g，胡桃6枚，蛤蚧1对，川芎15g，水煎服。

脾郁血瘀

面色苍白，或有血丝瘀斑，鼻头血丝显现，口唇多有紫黑色斑，胃部胀痛，腹泻，或便秘，腹胀痛，心悸、气短，四肢乏力，劳则尤甚，舌略紫，苔淡白，脉沉弦涩，治宜补中健脾、活血化瘀，处补中健脾化瘀汤。

【方药】黄芪30g，党参20g，白术18g，云苓15g，当归12g，川芎12g，桃仁12g，红花10g，蒲黄、五灵脂各15g，水蛭15g，土鳖虫12g，炙甘草6g，水煎服。

肾郁血瘀

腰痛，或腰部有囊肿，肾囊肿者，症见腰痛、头眩，小便频数或不利，阳痿早泄，性事不兴，足跟痛，记忆力减退，不任劳役，或举重、久立、房劳伤肾，以致肾气郁结，血精结聚而成该症者，舌淡白，舌底筋青紫，或颊部暗滞者，宜温补肾阳、活血化瘀为主。

【方药】黄芪30g，肉苁蓉（大云）24g，锁阳24g，黄精15g，枸杞子18g，山茱萸15g，桃仁、红花各15g，杜仲20g，续断18g，车前子15g，鸡内金25g，金钱草20g，桂枝15g，鹿角霜20g，水煎服。

诸病源心论图浅解

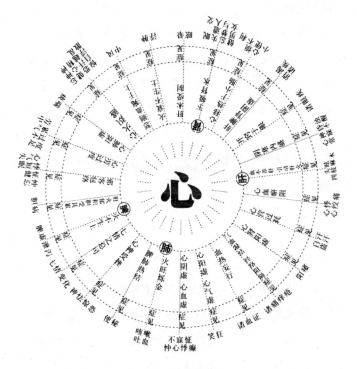

图3　诸病源心

　　此为诸病源心之简图（图3）。心在图之中心，有指心为万法之宗、一身之主、七情之源、生命之本、与天地可通、为神明之主宰、百端皆自心生和百脉一宗之意。心又如自然界中之太阳普照着全身之四肢百骸、五脏六腑。十四经脉犹如大自然中之江河湖海，只有在太阳之照射下才能清澈见底，奔流不息，从而灌溉滋养全身的各个器官。如心气过盛，则肝受其制，出现肝郁化火，头眩眼赤，胸胁胀满，咽中如有物塞或怒气满胸，善太息，在女子则月经不调或为月经先期，甚或肝郁气滞，乳腺增生、子宫肌瘤等症蜂拥而至。

如心血瘀阻，心营过耗，血不养肝，引动肝火内炽，则见头目眩晕、四肢麻木或四肢瘦削、肚腹膨胀、青筋显现的单鼓胀病。

如心劳过度则伤脾，可见中气不足，阳虚恶寒，四肢倦怠，心气阳虚，致火不生土，症见心脾阳虚，心悸、气短、梦多、失眠、四肢无力、饮食无味、大便泄泻、舌苔淡白、脉沉细迟等症。或见七情变化，忧思伤脾，惊恐神怯，便秘或脾虚泄泻或为胆道疾病。

邪客包络者，症见心悸、怔忡、健忘、气短、失眠。心火炽盛者，症见惊恐、健忘、心神浮越、精神散乱，甚或中风，口眼㖞斜，四肢偏废，神志不清。

心火下移小肠者，症见心烦、小便不利。

心下吸肾水者，症见健忘、失眠、男子梦遗、女子梦交。

心为消渴之源。心火亢盛，不能下济，致使下焦肝肾阴虚，燥热伤津，形成多尿、口渴多饮、消瘦、乏力之下消病。

心为诸眼病之源。心为木之子，肝生心，肝为心之父母。心主火，火旺而真阴如煎，火气上炎而虚气逆上。心主血，眼受血能视，血虚则视物模糊不清。治当补气养血，十全大补、补中益气加四物、茺蔚子、木贼自当痊愈；心虚则神不足，神者，心也、火也。火内暗而外明，所谓"内暗"，此乃心阴、肾阴、肾水之谓；"外明"即是心火，是人所看到的红亮而旺的火炎，属阳热，属火。阴阳既济，水火相交，犹如电之阴符、阳符相结则生出电之火花。故心之阴阳气血失去交融之职，则失去外鉴之能，看不见外界事物的形象动态，故治眼必须治心。

心神昏浊，顾名思义，昏即不明，浊即不清，意为神昏意乱，多在少阴阴寒内盛之际出现此种病型。少阴如天之阴云密布，雨意将至，寒气低沉，在人则心神昏浊，不清不明。形成四肢厥逆，神志迷糊，常寐不醒或时醒时迷，神志不清之症。纯属心阳虚而阴寒盛。

心为诸肺病之源。心属火，肺属金，火旺灼金，即火克金也，见咳嗽、吐血，发热痰喘，痰色黄而黏稠。阳盛则肺阴虚，阴虚则吐血，干咳无痰，骨蒸潮热，形体消瘦，舌质红、苔黄，脉沉细数或沉滑，久病肺痨痰喘；或咳或嗽或喘，心烦、心悸、左心区痛，喘悸合病之肺心病；由心之实热，刑于肺肠之痰黄而喘、大便秘结之症；或见手少阴心经的阴寒过胜，导致肺气不宣，形成的麻黄附子细辛汤证；心火刑肺金之痰热内扰，肺失宣降，见失眠、心悸、眩晕、口苦欲呕、舌苔黄腻、脉滑数；心阳不足，形寒怯冷型之喘咳、痰稀、腹泻症等等。

因心气盛、心阳盛形成之狂笑症。重阴则癫，重阳则狂，狂则苦笑不休，詈骂歌唱，不避亲疏，不论河岸、高空、湖泊等处，或弃衣而走、登高而歌等精神失常症。

因心血虚、心阴虚引起之癫病。症见不寐、怔忡、心悸、终日默默无言，或自言自语，时哭时笑，怕见人，终日不乐，形若木鸡。

心为癥瘤发病之源。大凡癥瘤，皆为心气郁结，气滞血瘀而形成。因久思、久忧、久怒、久悲，气久积不行而致气血积结，遂形成肿块。气为血帅，血为气母，气行则血行，气滞血瘀，瘀则结，结而为瘤，化而为癌。其中包括脑瘤、舌癌、肝血管瘤、大肠癌、白血病等二十余种。"重阴则癫，重阳则狂。"人与天时是密切相应的。天时和，十日一雨，五日一风，国泰民安，万事荣盛；反之，则阴雨连绵，阳极则天旱风旋，在人则为狂病。

心为妇女诸病之源。妇女以血为本，以七情之变化为诱因。凡病皆由思、忧、怒、恐、悲所致诸各脏腑为病。有心脾久郁、隐曲不得其畅之月经闭止、咳喘乃至消瘦之二阳病；有思虑忧伤、头眩目花、两胁胀满、口苦、咽中如物阻塞、善太息、乳房胀痛、腰酸腹痛、月经不调、舌苔淡白边红赤、脉弦者之肝气郁结症；又有心火旺而侮木之病，症见心烦、偏头痛、心悸、失眠、两胁疼痛、急躁易怒、赤白带下、月经先期，经血黑紫，质稠有块，舌尖边赤、苔略黄、脉来弦数的肝郁化火症；以及心火郁困不得外发，火不制土而成湿热下注之白带、阴痒症；或见因心气郁滞引起的乳腺增生、乳腺癌症；心气郁结，肝气郁结，郁久而形成的无故悲伤、哀恸，或哭或笑无常的脏躁症；心脾之湿热夹持于肝经，致使肝经疏泄失职，下注为疝，为淋为浊之病；因心欲不遂，怒气伤肝，心主火，肝属木，火侮木，木火借助肝主疏泄之能而下注，故现之阴痒症；更有因心气郁结，七情内伤，冲任损伤，血结成块之子宫肌瘤等。

心为小儿诸病之源。小儿为稚阳之体，脏腑清灵，易虚易实，且热性之疾偏多。心又为小儿发病之主因，口舌生疮、小便黄赤、小儿惊痫、急慢惊风、惊泻等皆由心所引起。

心开窍于耳，耳为肝之窍穴，故耳病之旋耳、流脓、耳衄、耳鸣等属心经之火引起。

医篇

心

四气五味用药式

医之治疾，不外药、针、灸、罐及推拿、熏、洗等法，而用药之途径者最多，其用药之能，唯在四气、五味矣。所谓四气，即寒、热、温、凉四者也；所谓五味，即辛、苦、甘、酸、咸五者也。二者用药，即此气、味二者矣。气属阳，味属阴，其作用在于病情之与药相对立矣。再者，四性之外，尚有平性；五味之外，还有淡、涩。

辛可发散，有发表、祛风湿、行气活血及散结开窍之能；发表，如麻黄、薄荷；祛风湿，如独活、五加皮；解气滞血瘀，如木香、川芎；散结肿、开窍闭，如乳香、麝香。

甘味药可补可缓，可用治虚证，如黄芪补气，熟地黄补血；缓解拘急疼痛，如饴糖；或用以缓和药性的偏盛，如甘草。

淡味药能渗能利，有渗湿利尿作用，主治湿邪为患或小便不利等疾病，如茯苓、薏苡仁。

酸味及涩味药能收能涩，有收敛固涩等作用，主治虚汗，如五味子、五倍子；遗精遗尿，如山茱萸、金樱子；泻利不禁者，如乌梅、赤石脂；喘咳不止者，如诃子、罂粟壳。

苦味药能燥、能泄、能坚，有燥湿、降泄及坚阴等作用，主治湿症，如黄连、苍术；二便不利，如大黄泻下、防己利尿；热邪伤阴，如黄柏、知母。

咸味药能软坚润下，主治癥积，如鳖甲；便秘，如芒硝。

疾病的病机和证候常常表现出向上（如呕吐、咳喘）、向外（如阳气浮越而发热，汗出）、向下（如泻利，内脏下垂）、向内（如表邪向内传变，疹毒内陷）等病势趋向时，就可选择同病势相对立的具有升降浮沉作用的药物进行治疗。

升有上升、升提之意，主治病邪向下者，如内脏脱出下坠者（子宫下坠、脱肛等）；浮有外行、发散之意，主治病情在表者（伤寒、中风、风温、冬温等）；沉者有降之意，主要作用在于向内、向下，可降逆、潜阳、止呕、平喘、清热、利尿、泻下、安神等。

药物的四种作用（升、降、浮、沉）与药物的气味厚薄及质地的轻重有关，植物之花、叶及性温热、味辛甘之药物多主升浮；气薄、味厚、质重（如植物之种子、果实，矿石和动物之壳、骨、角）及性寒凉，味酸、苦、咸的药物，多主沉降。

药物的归经问题是以天象学说为主导的，如桔梗、百合、南沙参、石膏等色白之药物归肺经；酸枣仁、丹参、龙眼肉、大枣、小麦、朱砂等色红者归心经；青蒿、茵陈、芦荟、青黛等青色之药物归肝经；白术、陈皮、黄连等色黄之药物归脾经；女贞子、附片、肉苁蓉（大云）、墨旱莲、桑椹等黑色之药物归肾经。

疗心百药谱

滋补心气药

黄芪　性味：甘，微温。

归经：入心、脾、肺经。

功效：补气升阳，固表止汗，托疮排脓，利尿退肿。

人参 性味：甘、微苦，微温。

归经：入心、脾、肺经。

功效：补气救脱，生津安神。

小麦 性味：甘，平。

归经：入心、脾经。

功效：补脾和中，安神除烦，为养心之要品。

龙眼肉 性味：甘，平。

归经：入心、脾经。

功效：养血，安神。

紫河车 性味：甘、咸，微温不燥。

归经：入心、肺、脾、肾经。

功效：补益阴、阳、气、血。

当归 性味：甘、辛、苦，温。

归经：入肝、心、脾经。

功效：补血调经，活血止痛，润肠通便。

熟地黄 性味：甘，微温。

归经：入心、肝、肾经。

功效：补血滋阴。

滋补心阴药

生地黄 性味：甘、苦，寒。

归经：入心、肝、肾经。

功效：清热，凉血，滋阴。

西瓜 性味：甘、淡，寒。

归经：入心、胃经。

功效：清热解暑，止渴除烦。

莲子心 性味：苦，寒。

归经：入心经。

功效：清心热。

竹叶 性味：辛、淡、甘，寒。

归经：入心、肺、胃经。

功效：清热，利尿。

麦冬 性味：甘、微苦，微寒。

归经：入心、肺、胃经。

功效：养阴润燥，清热除烦。

阿胶 性味：甘，平。

归经：入心、肺、肝、肾经。

功效：补血止血，滋阴润燥。

龟甲 性味：甘、淡，微寒。

归经：入心、肾、肝经。

功效：滋阴潜阳，益肾健骨。

百合 性味：甘、淡，微温。

归经：入心、肺经。

功效：润肺化痰，清心安神，气阴双补。

鸡子黄 性味：甘，微温。

归经：入心、脾、胃经。

功效：补虚养血，息风除烦。

桑椹　性味：甘，平。

归经：入心、肝、肾经。

功效：滋肝肾，补阴血，润肠燥，乌须发。

莲须　性味：甘，平。

归经：入心、肾经。

功效：固肾涩精，清心宁神。

石莲子　性味：苦，寒。

归经：入心、脾经。

功效：清热。

莲子　性味：甘、涩，平。

归经：入心、脾、肾经。

功效：养心益肾，补脾固肠。

温补心阳药

附子　性味：大辛，大热，有毒。

归经：入心、脾、肾经。

功效：回阳救逆，温补脾肾，散寒止痛。

干姜　性味：大辛，大热。

归经：入心、肺、脾、胃、肾经。

功效：回阳救逆，温中止泻，温肺化痰，温经止血。

桂心　性味：辛、甘，大热。

归经：入心、肾、肝、脾经。

功效：补心火以助阳，温中焦能止痛。

细辛　　性味：辛，温。

　　　　归经：入心、肺、肾经。

　　　　功效：发表散寒，祛痰止痛。

柴胡　　性味：苦，平。

　　　　归经：入肝、胆、心包经。

　　　　功效：解热，疏肝，升阳。

镇心安神药

琥珀　　性味：甘，平。

　　　　归经：入心、肝、膀胱经。

　　　　功效：安神，通淋，散瘀。

朱砂　　性味：甘，微寒。

　　　　归经：入心经。

　　　　功效：清镇心神，解毒明目。

龙骨　　性味：甘、涩，平。

　　　　归经：入肝、肾经。

　　　　功效：平肝潜阳，镇惊固涩。

磁石　　性味：辛，寒。

　　　　归经：入心、肝、肾经。

　　　　功效：平肝安神，明目聪耳。

珍珠　　性味：甘、咸，寒。

　　　　归经：入心、肝经。

功效：安神，明目，生肌。

珍珠母 性味：甘、咸，寒。

归经：入心、肝经。

功效：平肝潜阳，安神定志。

酸枣仁 性味：甘、酸，平。

归经：入心、脾、肝、胆经。

功效：养心安眠。

柏子仁 性味：甘，平。

归经：入心、肝、肾经。

功效：养心安神，润肠通便。

远志 性味：苦、辛，温。

归经：入心、肝、肾经。

功效：安神，祛痰。

合欢皮 性味：甘，平。

归经：入心、脾、肺经。

功效：安神解郁，消肿止痛。

缬草 性味：辛、微甘，温。

归经：入心经。

功效：安神、行气、祛风。

夜交藤 性味：甘，平。

归经：入心、肝经。

功效：养心安神。

小麦 性味：甘，平。

归经：入心、脾经。

功效：补脾和中，安神除烦。

大枣　性味：甘，温。

　　　归经：入心、脾经。

　　　功效：补脾益气，养心安神。

活血药

川芎　性味：辛，温。

　　　归经：入肝、胆、心包经。

　　　功效：活血通经，祛风止痛。

乳香　性味：辛、苦，温。

　　　归经：入心、肝、脾经。

　　　功效：活血止痛，排脓生肌。

郁金　性味：辛、苦，寒。

　　　归经：入肺、心、肝经。

　　　功效：行气血，疏肝胆，开心窍。

丹参　性味：苦，微寒。

　　　归经：入心、肝经。

　　　功效：活血通经，凉血消痈。

益母　性味：辛、微苦，微寒。

　　　归经：入肝、心包经。

　　　功效：活血通经。

红花　性味：辛、苦。

　　　归经：入心、肝经。

功效：活血通经，祛瘀止痛。

西红花 性味：甘，寒。

归经：入心、肝经。

功效：与红花同，兼能凉血、活血通经。

牛膝 性味：苦、酸，平。

归经：入肝、肾经。

功效：活血通经，引血下行，补益肝肾。

桃仁 性味：苦、甘，平。

归经：入心、肝、大肠经。

功效：祛瘀止痛。

刘寄奴 性味：苦，寒。

归经：入心、脾经。

功效：活血化瘀，止血止痛。

土鳖虫 性味：咸，寒，有毒。

归经：入肝经。

功效：破血，接骨。

鸡血藤 性味：苦、微甘，温。

归经：入肝、肾经。

功效：活血补血，舒筋活络。

凌霄花 性味：辛，微寒。

归经：入心包、肝经。

功效：活血通经，凉血解毒。

清心热药

山栀子　性味：苦，寒。

　　　　　归经：入心、肝、肺、胃经。

　　　　　功效：清热除烦，理血利湿。

龙胆草　性味：苦，寒。

　　　　　归经：入肝、胆、心经。

　　　　　功效：清热解毒，定惊润燥。

竹叶　　性味：辛、淡、甘，寒。

　　　　　归经：入心、肺、胃经。

　　　　　功效：清热、利尿、除烦。

绿豆　　性味：甘，寒。

　　　　　归经：入心、胃经。

　　　　　功效：清暑热，凉心、解毒。

西瓜　　性味：甘、淡，寒。

　　　　　归经：入心、胃经。

　　　　　功效：清热解暑、止渴除烦。

罗布麻　性味：涩、淡，凉。

　　　　　归经：入心经。

　　　　　功效：清热降压，强心利尿。

清心凉血药

生地黄　性味：甘、苦，寒。

归经：入心、肝、肾经。

功效：强心利尿，止血、护肝，降低血糖。

犀角 性味：苦、咸，寒。

归经：入心。

功效：清热凉血，解毒定惊

牛黄 性味：苦、甘，凉。

归经：入心、肝经。

功效：开窍止痉，清热解毒。

牡丹皮 性味：辛、苦，微寒。

归经：入心、肝、胃经。

功效：凉血活血。

紫草 性味：甘、咸，寒。

归经：入心、肝经。

功效：凉血，透疹。

清热燥湿药

黄连 性味：大苦，大寒。

归经：入心、肝、胆、胃、大肠经。

功效：解毒燥湿，泻肝胃火，清心除烦。

黄芩 性味：苦，寒。

归经：入心、肺、胆、大肠经。

功效：清热燥湿，止血安胎。

苦参 性味：苦，寒。

归经：入心、肝、胃、大小肠经。

功效：清热解毒，利尿除湿。

清热解毒药

金银花　性味：甘，寒。

归经：入心、肺、胃经。

功效：清热毒，散风热。

连翘　性味：苦，寒。

归经：入心、胆经。

功效：清热解毒，消癥散结。

青叶　性味：苦、咸，寒。

归经：入心、肝、胃经。

功效：清热凉血，解毒化斑。

紫花地丁　性味：苦、辛，寒。

归经：入心、肝经。

功效：清热解毒。

马齿苋　性味：酸，寒。

归经：入心、大肠经。

功效：清热止痢。

山豆根　性味：苦，寒。

归经：入心、肺经。

功效：清热解毒，散结利喉。

白敛　性味：苦、辛。

归经：入心、胃经。

功效：清虚热。

木通 性味：苦，寒。

归经：入心、肺、小肠、膀胱经。

功效：清热利尿，通痹下乳。

瞿麦 性味：苦，寒。

归经：入心、小肠经。

功效：清热通淋。

灯心草 性味：甘、淡，微寒。

归经：入心、肺、小肠经。

功效：清热利尿。

半边莲 性味：辛，平。

归经：入心、小肠经。

功效：利尿消肿，杀虫解毒。

麝香 性味：辛，温。

归经：通行十二经，而以心经为主。

功效：开窍通闭，辟秽解毒，活血下胎。

冰片 性味：辛、苦，微寒。

归经：入心经。

功效：内服芳香开窍，外用散热止痛。清热解毒。

养心安神药

茯苓 性味：甘、淡，平。

归经：入心、肺、脾、胃、肾经。

功效：利尿渗湿，补脾宁心。

茯神 性味、归经、功效：同于茯苓，其利水作用弱于茯
苓；安神养心功能强于茯苓。

大黄 性味：苦，寒。

归经：入脾、胃、大肠、心包、肝经。

功效：攻积导滞，清热解毒，逐瘀通经。

常山 性味：苦、辛，寒，有小毒。

归经：入心、肺、肝经。

功效：截疟，催吐。

代赭石 性味：苦，寒。

归经：入肝、心包经。

功效：平肝、止呕、平喘、止血。

钩丁 性味：甘，微寒。

归经：入肝、心包经。

功效：清热、平肝、息风、止痉。

浮小麦 性味：甘、咸，凉。

归经：入心、脾经。

功效：敛汗，养心除烦，退虚热。

硫黄 性味：酸，温，有小毒。

归经：入肾、心包经。

功效：外用杀虫解毒，内服补火通肠。

血竭 性味：甘、咸，平。

归经：入心包、肝经。

功效：敛痔止血，散瘀止痛。

樟脑 性味：辛热，有毒。

归经：入心经。

功效：内服开窍辟秽，外用杀虫止痛。

脏腑病证用药

心与小肠病用药

补心气：黄芪、党参、人参、太子参、茯苓、茯神、炙甘草、小麦、大枣、龙眼肉、酸枣仁等。

温心阳：桂枝、肉桂、附子、干姜、远志、薤白等。

补血滋阴：当归、熟地黄、生地黄、阿胶、枸杞子、丹参、龙眼肉、莲子、麦冬、白芍、酸枣仁、柏仁、鸡子黄、百合、大枣等。

安心神：酸枣仁、柏子仁、茯神、远志、石菖蒲、五味子、夜交藤、合欢皮、龙骨、牡蛎、琥珀、朱砂、磁石等。

清心火：黄连、栀子、石莲子、莲子心、连翘心、丹参、犀角（代）、牛黄、朱砂、木通、竹叶等。

开心窍：石菖蒲、郁金、远志、麝香、冰片、苏合香、安息香等。

温小肠：小茴香、木香、乌药、肉桂等。

利小肠：云苓、猪苓、泽泻、车前子、白茅根、薏苡仁、防己、木通、萹蓄、滑石、茵陈、金钱草、海金沙、石韦。

肝与胆病用药

理肝气：柴胡、郁金、川芎、青皮、香附、木香、香橼、甘松、延胡索、川楝子、橘核、橘络、青蒿、茵陈、薄荷、麦芽、吴茱萸、蒺藜等。

补肝血：当归、白芍、枸杞子、阿胶、制何首乌、熟地黄、桑椹、紫河车、鸡血藤。

滋肝阴：生地黄、熟地黄、枸杞子、女贞子、墨旱莲、山茱萸、制何首乌、龟甲、鳖甲、柏子仁、酸枣仁等。

清肝热：菊花、桑叶、钩丁。

泻肝火：龙胆草、夏枯草、黄连、芦荟、栀子、犀角（代）、羚羊角（代）、猪胆汁、青黛。

清肝明目：青葙子、密蒙花、谷精草、决明子、石决明、夜明砂、菊花、桑叶、夏枯草等。

温肝寒：肉桂、吴茱萸、小茴香、橘核、荔枝核、淫羊藿。

平肝：天麻、钩丁、菊花、白芍、蒺藜等。

潜阳：石决明、生龙骨、生牡蛎、龟甲、鳖甲、磁石、代赭石等。

息风：天麻、钩丁、石决明、羚羊角（代）、玳瑁、地龙、僵蚕、全蝎、蜈蚣等。

泻胆火：龙胆草、栀子、茵陈、青黛等。

利胆：茵陈、郁金、金钱草、栀子、苦参等。

脾与胃病用药

补脾气：黄芪、党参、人参、太子参、白术、山药、黄精、扁豆、薏苡仁、茯苓、蜂蜜、饴糖、大枣、炙甘草等。

温脾阳：干姜、附子、豆蔻、砂仁、益智仁等。

理中气：木香、砂仁、豆蔻、枳壳、陈皮、紫苏梗。

祛脾湿：藿香、佩兰、苍术、厚朴、半夏、草豆蔻、白豆蔻、砂仁、薏苡仁、扁豆、茯苓等。

升中气：升麻、柴胡、葛根、黄芪等。

清胃火：石膏、黄连、知母、黄芩、大青叶、竹叶、芦根、西瓜等。

养胃阴：石斛、玉竹、天花粉、北沙参、山药、生地黄、麦冬等。

散胃寒：吴茱萸、高良姜、干姜、生姜、丁香、川花椒、胡椒、小茴香、山柰、肉桂。

消食积：六神曲、麦芽、谷芽、山楂、鸡内金、莱菔子、陈皮等。

止呃逆：半夏、生姜、高良姜、吴茱萸、灶心土、竹茹、枇杷叶、丁香、柿蒂、扁豆。

肺与大肠病用药

补肺气：黄芪、党参、人参、太子参、紫河车、蛤蚧、核桃仁、蜂蜜、饴糖、炙甘草等。

养肺阴：麦冬、天冬、生地黄、石斛、玉竹、黄精、百合、南沙参、阿胶、蜂蜜等。

清肺热：石膏、知母、黄芩、栀子、桑叶、桑白皮、地骨皮、瓜蒌皮、竹叶、芦根等。

温肺寒：干姜、细辛、紫菀、款冬花等。

止咳化痰平喘：麻黄、杏仁、前胡、款冬花、紫菀、贝母、桔梗、瓜蒌等。

敛肺平喘：五味子、核桃肉、白果、乌梅、诃子等。

涩肠止泻：灶心土、肉豆蔻、赤石脂、诃子、乌梅、椿根皮、石榴皮、五味子、五倍子、金樱子、芡实、莲子等。

泻下通便药：大黄、枳实、厚朴、芒硝、瓜蒌仁、甘遂、蜂蜜、阿胶、何首乌、肉苁蓉等。

清大肠湿热：黄连、黄芩、黄柏、苦参、白头翁、鸦胆子、槐角、秦皮、大黄、败酱草、鱼腥草、蒲公英、胡黄连、椿根皮等。

肾与膀胱病用药

温肾阳：附子、肉桂、鹿茸、仙茅、淫羊藿、菟丝子、巴戟天、锁阳、胡芦巴、肉苁蓉、补骨脂、海狗肾、紫河车、蛤蚧、核桃肉、冬虫夏草、韭菜子、蒺藜、阳起石、益智仁、杜仲、续断、骨碎补、蛇床子、小茴香、丁香、沉香等。

养肾阴：龟甲、鳖甲、枸杞子、制何首乌、女贞子、墨旱莲、玄参、熟地黄、山药、白芍、天冬、阿胶、五味子、山茱苪、胡麻仁、石决明等。

清虚热： 龟甲、鳖甲、银柴胡、胡黄连、知母、黄柏、地骨皮、牡丹皮、青蒿、秦艽、生地黄、玄参、白薇、石决明、栀子、麦冬、天冬等。

壮筋骨： 杜仲、续断、桑寄生、狗脊、怀牛膝、骨碎补、五加皮、龟甲、龙骨、鹿角等。

涩精缩尿： 龙骨、牡蛎、桑螵蛸、益智、覆盆子、金樱子、五味子、何首乌、山药、鸡内金等。

利尿： 茯苓、猪苓、泽泻、车前子、木通、通草、白茅根、赤小豆、防己、冬瓜皮等。

通淋： 滑石、金钱草、海金沙、石韦、瞿麦、萹蓄、萆薢、冬葵子、琥珀、核桃仁、鸡内金、甘草梢等。

精心篇

心为诸阳虚之源的辨证论治

心之为病，脉细涩，心悸，心烦，失眠，健忘者是。

人体各脏腑患阳虚证的原因都是因心而引起的。为什么这样说呢？因为心这个藏象在人的自然体里犹如一轮高空中的太阳，这个自然体中的所有脏腑、四肢百骸皆赖它以生存活动。心在五行中属火，脾在五行中属土，按五行生克制化之学说即火能生土（相克图参看"心与四脏相生图"），亦就是心生脾，心阳充足则脾阳自然充裕，脾之运化功能才会正常，才会将饮食之精微敷布于全身各脏腑与四肢百骸，身体才能健康无恙。

如心阳不足，则脾阳亦受其影响，就会出现食少便溏、倦怠无力、面色萎黄、语言低微、舌淡白、脉沉微之症。在治疗时，就可用补脾健胃之四君子汤治疗。四君子汤有阳和布护、中和之功，脾气健旺，则脾阳自然恢复。说到心阳虚为病，余在《心常不足论》一文中就有：由于心常不足，使其他脏腑互为影响，互为因果，造成诸多疾病。如心阳愈虚则脾阳愈不振，脾阳愈虚则心阳愈不足。其症见乏力，畏寒，面色㿠白，心悸，气短，健忘，腹泻便溏，舌淡苔白，脉微弱，法宜补阳益气、健脾安胃。

【方药】党参20g，白术18g，附子15g，茯苓15g，干姜15g，炙甘草6g，桂心10g，山药15g，黄芪30g。

方中重用黄芪，补气升阳为君；附子大辛大热，入心、脾、肾经，温补心、脾、肾之阳，以散寒止痛为主；干姜温中止泻，党参、白术、茯苓、山药补脾健胃；甘草一助干姜、附子、桂心回阳之力，一助党参、白术、茯苓、山药健脾之功。共奏补气升阳之作用。

大凡脾肺虚寒为痰为饮、为咳为嗽、为痛为泻，皆与心阳不足有关，造成如心、脾、肺阳虚证和脾虚寒证、心肾阳虚证，因阳虚形成之水气凌心证等。大体温通心阳药之代表方为麻黄附子细辛汤，其主治为"心病，畏寒肢冷或有耳热，舌质淡，苔薄白，脉沉迟或结代"。

【方药】麻黄、附子、细辛。

一切内科疾病，皆由六淫外邪而入，心阳不足亦与心之感受外寒有关。太阳经为一身之藩篱，六淫为病，首先犯肺，肺为人体脏腑之外围，故用麻黄一味入肺，发散在肌腠之外寒；附子、细辛温通心肾之阳，发表散寒。成为一帖温通心阳之理想方剂。心阳复，则阴平阳秘，心病可愈。

心阳虚证

【症状】心病，气短，胸胁支满，目眩，便溏，口中和，舌淡水清，脉弦滑者。

【方药】半夏茯苓白术甘草汤。半夏15g，茯苓12g，白术12g，生姜10g，甘草6g，水煎服。

【症状】心病，关节疼痛、水肿者，属风湿性心脏病。

【方药】加味苓桂术甘汤。茯苓12g，焦白术15g，炙远志10g，当归10g，炙甘草6g，炒薏苡仁10g，桂枝尖12g，防己12g，陈皮10g，五加皮10g，半夏10g，水煎服。

【症状】心病，头晕、贫血、水肿。

【方药】联珠饮。茯苓18g，白术15g，桂枝15g，当归10g，川芎10g，白芍10g，熟地黄10g，龙眼肉15g，炙甘草6g。水煎服。

【症状】心病，胸痹喘息，咳唾痰涎，胸背彻痛，短气，舌苔黏白，脉寸口沉而关上紧。

【方药】瓜蒌薤白白酒汤。瓜蒌30g，薤白15g，白酒少许，水煎服。

【症状】心病，气短，梦多，舌淡，脉微。

【方药】自拟酸枣桂枝汤。酸枣仁24g，柏子仁12g，桂枝15g，白芍15g，炙甘草6g，生姜10g，大枣6枚，水煎服。

【症状】心病，畏寒肢冷，或有耳热，舌质淡，苔薄白，脉沉迟或结代。

【方药】麻黄附子细辛汤（《伤寒论》）。麻黄3g，附子10g，细辛3g，水煎服。

【加减】若表邪甚，麻黄量可稍大，附子量应减轻；若阳虚，血中有寒，可配合当归四逆汤服用；阳虚，中气不足，加服补中益气汤；血瘀可加活血化瘀之品；风邪化热，可酌加清热解毒药物。

【症状】心病，畏寒肢冷，食少神倦，便溏溲清，夜尿频多。舌质淡，苔薄白，脉沉迟无力。

【方药】加味麻黄附子细辛汤。麻黄9g，附片30g，细辛3g，桂枝12g，淫羊藿12g，肉苁蓉20g，当归12g，五味子9g，桂心6g。水煎服。

【症状】心病，咳喘，痰多稀白，面肢水肿，小便不利，恶寒发热，舌苔白滑，脉浮而紧。

【方药】小青龙汤加减。麻黄6g，桂枝9g，白芍9g，五味子9g，半夏9g，茯苓15g，陈皮12g，干姜9g，甘草6g，细辛3g，水煎服。

【加减】若血压高，甘草减为3g；热加石膏；倚息不得卧，加紫苏子、葶苈子，大枣10枚；痰稠黏，加海浮石12g；喘息，加瓜蒌、白果10g；水肿甚并有腹水，加木通、滑石、大腹皮20g。

【症状】心病，形寒怕冷，手足不温，肢冷尤以下肢为甚，发病时胸痛加剧，冷汗自出。舌质淡，苔薄白，脉沉细无力，寸脉伏隐。

【方药】当归四逆汤加减。当归10g，桂枝10g，生姜10g，细辛3g，黄芪30g，桂心10g，附片10g，丹参24g，红花6g，大枣10枚，红参6g（另煎冲服），龙骨18g，牡蛎18g，水煎服。

心脾肺阳虚证

【症状】心病，咳嗽，痰多色白，胸膈胀痛，恶心呕吐，不思饮食，头晕心悸，舌苔白润，脉沉滑。

【方药】加味二陈汤（《太平惠民和剂局方》）。藿香15g，陈皮12g，半夏15g，茯苓18g，甘草6g（原方尚有生姜、乌梅、今多不用），水煎服。

本方为化痰和胃的常用方，临床运用常在此方基础上加减变化，广泛治疗各种痰症。如证属风痰者，加制天南星，白附子；寒痰者，加干姜、细辛；热痰者，加礞石、海浮石；气痰者，加香附、枳壳。本方用于一般胃病的胸满呕恶、不思饮食，有和胃止呕之效。若老年支气管炎、肺气肿见咳嗽痰多、气促胸满者，再酌加紫菀、款冬花、砂仁等，以下气化痰止咳。

按：大凡脾肺虚寒，为痰为饮，为咳为嗽，为痛为泻，皆与心阳不足有关。心为阳为火，火不生土，土为脾，脾不能化湿，湿化为痰，痰稀为饮，饮而不化，因见如上诸症，故当责之于心。治痰饮当以茯苓为君，用以养心安神、利湿、化痰逐饮为主；臣以半夏，辅助茯苓开胸化痰；陈皮佐茯苓、半夏和胃化痰，甘草调和诸药。共奏养心安神、燥湿化痰、理气和中之效。加藿香则散寒除湿，促其二陈之力更大。

脾虚积寒证

心阳不足，中焦虚衰。

【症状】心病，脘腹剧痛，呕吐不能食，口不渴，畏冷；或腹中肠鸣有声，舌苔白腻，脉弦迟或沉细。

【方药】大建中汤。人参12g，干姜15g，蜀椒10g，饴糖10g，水煎服。

按：心阳虚则寒气滞，滞则为寒为积，积则痛，故现脾寒之症。人参、饴糖入心、脾二经，干姜、蜀椒辛温助阳，辅佐人参、饴糖以补心脾之阳而祛寒。阳光灿烂，气温和煦，虽三冬之冰块，可化为水矣！

心肾阳虚证

【症状】心病，腰痛脚软，肢体畏寒，少腹拘急，小便不利或频数，梦遗，脉虚弱，以及痰饮咳喘、消渴、水肿、久泄等症见有肾阳虚衰者。

【方药】加味肾气汤。黄芪30g，熟地黄24g，山茱萸12g，山药12g，泽泻10g，茯苓10g，牡丹皮10g，附片3g，肉桂3g，水煎服。

《古今名方》：近代常用于治疗慢性肾炎、肺气肿、糖尿病、尿崩症、神经衰弱、阳痿遗精、慢性腰痛，以及慢性口腔炎等有上述症状者。

按：心如自然界中之太阳，肾乃宇宙之水，阴升阳降，水火既济，如环无端，则作强之官健矣。今心阳不能温煦于水，故肾阳亦相应不足而为病。肉桂得黄芪之力，则温补心肾之阳，收效甚佳。

阳虚阴盛，水气凌心

【症状】心病，阴盛于内，水湿内停，上凌心肺引起的心悸怔忡、尿少水肿、喘肿不得卧、口唇发青之水气病（肺心病、风心病）。

【方药】自拟真武镇心利水汤。炙附子10g，白术25g，茯苓25g，白芍15g，生黄芪30g，五加皮25g，细辛5g，桂枝7.5g，五味子10g，甘草10g，生姜15g，水煎服，每日2次。

按：口唇发青者，恐肝郁气滞，血瘀于肝矣，加水蛭15g，必有效。

三川验案

1.心阳虚导致脾阳不足以致腹泻症之治验

张某，女，23岁，西安市灞桥区长乐坡人。2008年12月15日来诊。自诉脘腹胀痛、腹泻3个月余，曾经多医治疗，无明显效果。观其人颜面萎黄无华，舌苔淡白，脉沉迟。言其饮食无味，大便溏薄，日如厕3～4次，且小便清长。经期推迟，血量涩少，少腹常有冷感如冰。证属心阳不足，导致脾阳虚弱所致，宜补心阳、温中健脾之法调治。

【方药】黄芪30g，人参18g，炒白术15g，干姜15g，丁香10g，藿香15g，延胡索20g，肉桂10g，砂仁12g，小茴香10g，川芎15g，炒三仙各15g，炙甘草6g，水煎服，6剂。

二诊：2008年12月22日，脘腹胀痛减轻，腹泻缓解，日行二次，饮食较前有味，舌淡白，脉沉迟有力，嘱其用上方继服6剂，以获痊愈。

按：心阳者，心火也，火不足则不能化生阳土，阳土不足自然脾胃虚寒，腹部胀痛，且腹泻发作；心为血之主，心阳不足则月经推迟自见；心与小肠相表里，亦当小便清长；火不生土，脾虚自然饮食无味；阳不足则舌淡白；寒冬之水，阳虚之血，故不能鼓动脉搏之跳动，一派沉迟之脉自然应指。欲治脾先治心，心阳充足，则阳和布护，脾阳恢复，而脾胃健运正常，则胀痛、腹泻自愈。此法犹玩弈之隔山炮矣。

方中黄芪、人参、肉桂重在大补心阳；白术、干姜、丁香、藿香、小茴香、砂仁健脾温中，辅延胡索、川芎以止痛；炙甘草健脾温中，则诸症自愈。

2.更年期肝郁血瘀治验

赵某，女，48，志丹县麻花沟人，于2010年11月12日来诊。面有瘀血斑，舌淡白，脉沉弦细涩，属肝气郁结，心脾阳虚，气滞血瘀导致。拟疏肝解郁、养心健脾、理气活血行瘀之法调治。

【方药】黄芪50g，佛手30g，枳壳12g，柴胡24g，陈皮10g，延胡索30g，穿山甲（代）15g，桃仁、红花各15g，蒲黄15g，五灵脂15g，丁香10g，桂心10g，白芷15g，青皮10g，炒酸枣仁20g，炙甘草6g，当归尾15g，水煎服，6剂。

二诊：2010年11月25日，诸症悉减，嘱前药继服10剂，以图巩固。

按：此症未述临床症状，但48岁女性，年届更年期自然无疑，仅从面部有瘀血斑及脉沉弦而细涩便判定为气滞血瘀亦属正确；再则沉弦必是肝郁，肝郁势必伤脾，脾虚更责其心，心阳不足故而火不生土。火为心，土为脾，补脾当先养心，待心阳充足，自然阳回瘀散，百恙自愈。面部瘀血斑，亦显然为是。有其外，必有其内，故气滞血瘀既明，用活血化瘀之药亦顺理成章。

3.心阳不足之胸痹治验

职某，女，60岁，西安市劳动路人。于2011年3月26日来门诊治疗。观其人面部青紫，舌质紫暗而苔白腻，脉沉弦迟而涩，患者心悸、气短，四肢无力，饮食无味，大便溏薄，小便清白，且时有恶寒之感，西医诊为冠心病，治疗无效。辨证属心阳不足之胸痹，法当补心阳以开胸，温通心肺之阳，兼活血化瘀。

【方药】黄芪50g，瓜蒌30g，薤白15g，桂枝30g，枳壳12g，佛手30g，香附24g，川芎15g，桔梗15g，白芍20g，炙甘草6g，水煎服，6剂。

二诊：2011年5月6日，服上药有效，胸闷减轻，心悸趋于消失，故自己又连续服用15剂。

三诊：2011年5月26日，心阳基本恢复，脉沉缓而略涩。原方为基，去桔梗、枳壳，加桂心10g，蒲黄、五灵脂各15g，水蛭15g，云苓18g，丹参20g，6剂，水煎服。

后服15剂而告痊愈。

按：此胸痹纯属心阳不足兼气滞血瘀型。心阳不足，阴气弥漫，势必涉及肺，肺属气，肺气失宣，势必气滞不行，而血瘀自成。在用药方面必以黄芪为君以补阳，臣以瓜蒌、薤白、佛手以宽胸利气；再加水蛭、川芎以活血化瘀，何愁胸痹之不能康复矣！

4.心脾阳虚失眠症治验

吕某，女，50岁，吴起人，2013年12月14日来诊。自诉头眩、恶寒，肢体怕冷，自汗，心悸，水肿。四肢乏力，遇劳则夜不能眠，肠鸣腹泻，舌淡白，脉沉细无力，属心脾阳虚性之失眠，宜补气扶阳、养心安神。

【方药】黄芪50g，党参20g，炒白术18g，朱云神30g，炒酸枣仁30g，远志18g，桂心10g，干姜15g，生姜10g，大枣10枚，水煎服，6剂。

二诊：2013年12月21日，头眩、心悸、夜不成寐均效，唯肠鸣腹泻尚未痊愈。于原方增附子30g，炒白术加至30g，再服6剂。

【方药】黄芪50g，党参20g，炒白术30g，朱云神30g，炒酸枣仁30g，远志18g，桂心10g，干姜15g，炮附子30g，水煎服，6剂。

5.素有心肾阳虚，偶感风寒而致腰背冷痛症治验

2009年11月5日，贾某之夫来电，言说其妻腰背痛，冷感较明显，欲求一方治之。余思之再三，用桂枝汤加黄芪50g，炮附子30g，当归6g，鹿角胶30g，甘草10g，生姜10g，大枣10枚，水煎服，3剂。

其后，来电告知病愈而谢之。

按：治病有三因制宜，谓因人、因地、因时三者也。人有长幼、男女、强弱之殊；地有南北、高低、燥湿之别；时有春、夏、秋、冬之异，治当详察之。考此人久居长安风水宝地，四季分明之处，因事至北京，数日即感腰背冷痛，况其人又有阳虚自汗之痼疾，北京地处北方，时值冬月，北风朔朔，飞沙蒙蒙，阳虚之体岂能适应，寒冷巧遇阳虚自汗之体，腰背能不痛乎。腰背乃是太阳经循行之处，故处以上方剂服之，能不速愈乎！此记。

6.脾肾阳虚，肝郁气滞之治验

郭某，男，34岁，吴起人，于2013年12月16日就诊。患者

素有心悸、气短、恶风寒、腰酸痛，小便频数，胃脘不适，不喜冷饮，且肠鸣腹泻、性事不起半年余。3个月前又与其妻吵嘴，情绪低沉，忧郁寡欢，两胁胀痛，善太息，舌淡白，苔薄，脉沉细无力，属心脾肾阳虚，又兼肝郁气滞而成。

【方药】黄芪50g，丹参30g，川芎15g，赤芍15g，当归尾15g，桃仁15g，西红花2g，枳壳15g，蒲黄、五灵脂各20g，佛手30g，柴胡24g，干姜15g，三棱、莪术各12g，锁阳30g，肉苁蓉30g，水蛭15g，蛤蚧1对，水煎服，6剂。

二诊：2013年12月25日，诸症悉退，情绪较前好转，胃脘不适，均较前好转，但时有胸闷之感，舌脉同前。于原方去桃仁，增瓜蒌、薤白继服之。

【方药】黄芪50g，丹参30g，川芎15g，赤芍15g，当归尾15g，枳壳12g，蒲黄、五灵脂各20g，佛手30g，柴胡18g，干姜15g，三棱、莪术各12g，锁阳30g，肉苁蓉30g，水蛭15g，蛤蚧1对，西红花1.5g，瓜蒌30g，薤白15g，水煎服，8剂。

7.脾阳虚下肢水肿

罗某，女，68岁，西安市田王六街坊人。于2008年10月31日来门诊治疗。自诉有心脏病一年余。近来伴恶寒、腰痛、腹泻、下肢水肿，小便频数，舌淡白，左寸口脉时结时代，右寸口沉细而结代，属心脾阳虚导致。拟苓桂术甘汤和真武汤加味。

【方药】黄芪50g，炒酸枣仁30g，云苓24g，桂枝18g，白术15g，附片3g，杭白芍10g，炙甘草6g，水煎服，5剂。

二诊：心悸、恶寒、腰痛、腹泻、水肿悉减，脉亦沉缓有力。嘱前方继用5剂。

其后，余在公交车上遇一60多岁男性，言说罗某已愈。

8.心脾阳虚，外感温邪，上热下寒案

李某，女，53岁，西安市南门外后地巷人。于2009年2月3日来诊。主诉怕冷，容易感冒5年余，每次感冒体温常在37℃左右，且近2年来伴完谷不化，腹泻肠鸣，咽喉红肿，经多家医院医治无效。治腹泻而咽更肿痛，治咽喉之疾则腹泻愈甚。观其面部苍白无华，似有水肿之感，肌体消瘦，四肢无力，精神倦怠，愁容满面。咽喉红肿，舌淡白，苔薄，脉沉细无力，唯右寸部略浮数。属久劳兼心脾阳虚之体，适感春温病毒，以致上热下寒之疾。法宜温中益气，兼辛凉清解为治。

【方药】黄芪50g，红参20g，白术18g，当归15g，陈皮12g，炮附子30g（先煎），干姜15g，金银花20g，连翘18g，橄榄18g，牛蒡子15g，桔梗20g，升麻3g，柴胡3g，甘草6g，云苓24g，生姜10g，大枣10枚，薄荷10g，水煎服，6剂。

二诊：2009年2月10日，腹泻、肠鸣、咽红肿皆效。须连进击鼓，乘胜追击，嘱前药继服20剂。

三诊：2009年3月2日，苍白之容已渐见红润，腹泻肠鸣好转，咽部红肿消。舌淡白，脉不浮不沉而缓。心脾阳虚，春温之羔又除，嘱前药去清热解毒之品，继服10剂，以图固若金汤之治。

【方药】黄芪50g，红参18g，白术15g，云苓18g，当归12g，陈皮12g，金银花15g，橄榄15g，升麻3g，柴胡3g，炙甘草6g，生姜10g，大枣10枚，水煎服，10剂。

按：久劳必致阳虚、中气不足之象，阳虚不能卫外，故常易感冒，且体温不高而怕冷、恶寒、腹泻多年，适值温邪上受，首先犯咽，以致上热下寒之疾，故用黄芪、红参、白术、当归、炮附子、干姜、升麻、柴胡、生姜、大枣以补中益气，温阳止泻；金银花、连翘、牛蒡子、橄榄、桔梗、薄荷等辛凉清热解毒之品以消咽喉之肿。寒热交错之疾，必得寒热并重之剂治疗，双管齐下，左右逢源，故能得到满意之效果。

心为诸阴虚之源的辨证论治

心为诸阴虚之源，有心阳、心阴之分，犹如火有内暗外明之象。心的阴阳如不足，则其火必然不旺，其炎必然不大，就会失去火的威力，在人则心功能不佳。心阴虚，就会出现虚烦心悸，睡眠不安，精神疲惫，梦遗健忘，大便干燥，舌红少苔，脉细而数，可用滋阴养血、补心安神之天王补心丹治疗；或见头眩，心悸、心烦、难眠，脉来细数，用黄连阿胶汤治疗。

【方药】黄连阿胶汤。黄连12g，阿胶10g，黄芩9g，白芍6g，鸡子黄2枚，水煎服。

黄连阿胶汤出自张仲景之《伤寒论》少阴篇。方中黄连、阿胶滋阴泻火，白芍敛阴补血，黄芩助黄连清心泻火之力，鸡子黄清心。共奏滋补心阴、安神除烦之效。

又如因心虚火旺形成的虚劳证，症见心悸、心烦、失眠、发热、咳嗽、吐痰喘急、盗汗、口干、骨蒸潮热、咳嗽痰中带血、舌红少苔、脉象细数等。

【方药】滋阴降火汤。当归10g，白芍10g，生地黄15g，熟地黄15g，天冬12g，麦冬12g，白术10g，陈皮10g，黄柏6g，知母6g，炙甘草3g，生姜6g，大枣6枚，竹沥10g，童便、姜汁少许，水煎服。

方中四物汤去川芎，意在去其辛燥伤阴之嫌。二冬、二地滋阴，配黄柏、知母泻无根之火，白术、陈皮、炙甘草补土生金、止咳宣肺，竹沥、童便、姜汁止咳化痰滋阴，不忘温散。共奏滋阴润肺之功，以制伏其无根之虚火。

心阴虚证

【症状】心病，梦遗，大便干燥，舌红少苔，脉细数，阴亏血少。

【方药】天王补心丹。人参、玄参、茯苓、远志、石菖蒲、五味子、当归身、天冬、麦冬、酸枣仁、柏子仁、生地黄，为末，炼蜜为丸，朱砂为衣。

天王补心丹（《摄生秘剖》）常用于心肾不足，阴虚血少，症见虚烦不眠，心悸健忘，盗汗，梦遗，精神疲倦，大便干燥，舌红少苔，脉细数。如心悸怔忡，加龙眼肉、夜交藤；梦遗滑泄，加金樱子、芡实；口干咽燥，加石斛；口舌生疮，加莲子心、竹叶。本方常用于神经衰弱、阵发性心动过速等心阴不足，虚火上扰者。

按：余在临床时，每见到患者心悸，失眠，多梦，虚烦，大便干燥，口干，舌红，少苔或无苔，脉虚者，屡用天王补心丹加琥珀数剂，对于属心肾气阴双虚而有以上症状者，疗效颇为神奇。

【**症状**】心病，多汗乏力，指尖震颤，站立眼花。属气阴双虚，筋脉失养所致。

【**方药**】炙甘草汤加减。黄芪30g，炙甘草12g，人参9g，丹参12g，生姜6g，桂枝9g，麦冬12g，生地黄12g，麻子仁9g，阿胶9g，大枣10枚，水煎服。

【**症状**】心病，心烦汗出，咽喉发干，大便秘结，四肢时有冷热，舌质淡红，脉沉而结代者。

【**方药**】炙甘草汤加减。黄芪50g，炙甘草12g，人参6g，生姜6g，桂枝9g，麦冬12g，生地黄24g，麻子仁9g，阿胶9g，大枣10枚，水煎服。

若胸闷甚，加瓜蒌、郁金；心悸失眠甚，加炒酸枣仁、远志、珍珠母；心烦甚，加栀子、淡竹叶；潮热，加地骨皮。

【**症状**】心病，突然昏厥，四肢麻痹，言语难出，卧床不起，胃呆不思，面色苍白，精神萎靡，时有寒栗，舌质淡，脉右弦而左微细。

【**方药**】炙甘草汤加减。炙甘草12g，党参15g，熟酸枣仁9g，阿胶9g，鹿角胶9g，麦冬9g，熟地黄6g，山药3g，黄芪25g，佛手15g，龙眼肉15g，橘红6g。水煎服。

名医经验

1.李中平治心阴虚损型冠心病案

李某，男，60岁，初诊日期1992年6月15日。患者心悸气短、胸闷胸痛有年余。某医院诊为冠心病。诊见心烦、失眠，心悸惕然悸动，形体偏胖。舌红少津，边有齿印，脉虚弦结代。证属心阴虚损，心阳不振，痰湿闭阻。治宜育阴扶阳、化痰利湿。

【方药】玉竹、女贞子各24g，丹参15g，川芎、白术、胆南星、乳香、甘草各10g，茯苓18g，桂枝12g，人参1.8g，朱砂、血竭各1g，苏合香0.3g（后4味同研，冲服），水煎，每日1剂。

5剂后，夜能入睡，心悸气短减轻，胸闷好转，肢冷自汗，脉细数，心阴渐复，心阳不振。

上方加减：麦冬30g，何首乌、丹参各24g，玉竹18g，茯苓20g，桂枝、甘草、川芎各12g，白术、蒲黄、木香、乳香各10g，人参2.4g，血竭1g，苏合香0.3g（后3味同研，冲服）。

服药3周后，诸症消失，身体健康。

2.张瑞华治心肾虚型心绞痛案

张某，女，66岁，初诊日期1983年2月15日。患者因患高血压30年，发作性心前区疼痛向左上肢放散3年，心悸、心律失常2年，间断服硝酸异山梨酯（消心痛）、盐酸美西律（慢心律）疗效欠佳。

查体：血压17.3/10.7kPa，两肺叩诊呈清音，听诊呼吸音清晰，未闻及干湿啰音。心界叩诊向左扩大，心率80次/分，期前收缩7次/分，$A_2>P_2$，各瓣膜听诊区未闻及病理性杂音。腹平软，肝脾未触及；双下肢无水肿。

实验室检查：心电图S-T、V_2-V_6下移超过0.05mV，T波、V_3-V_6低平，室性期前收缩，胸透示心脏向左扩大。

西医诊断：冠心病，心绞痛，室性期前收缩，高血压病。

症见心悸盗汗，头晕耳鸣，五心烦热，失眠多梦，腰酸痛，心前区灼痛阵作，每天发作2～3次，舌质暗红，苔白，脉沉细不齐。辨证为心肾阴虚，心血瘀阻。治当滋养心肾兼以活血通脉。

【方药】生地黄30g，麦冬18g，百合20g，枸杞子18g，女贞子12g，川芎15g，当归12g，丹参18g，苦参15g，鸡血藤30g，沙参24g，檀香15g，红花9g，延胡索15g，墨旱莲15g。

服6剂后期前收缩减少，心前区疼痛减轻，2～3天发作一次。原方加三七粉3g（分冲），改百合30g，生地黄40g，继服15剂后心悸、心前区疼痛等症消失。复查心电图，期前收缩1～2次/分。改服丸药以巩固疗效。

阴虚火旺证

【症状】心病，骨蒸潮热，盗汗、咳嗽、咯血、吐血、烦热、易饥、足膝痛热，舌红少苔，寸关尺脉数而有力。

【方药】滋阴降火汤加减。熟地黄24g，龟甲18g，麦冬12g，牡丹皮10g，黄柏6g，知母6g，水煎服。

虚劳证

【症状】心病，发热咳嗽，吐痰喘急，盗汗口干，骨蒸潮热，咳嗽痰中带血，舌红少苔，脉象细数。

【方药】滋阴降火汤。当归10g，白芍10g，生地黄15g，熟地黄15g，天冬12g，麦冬12g，白术10g，陈皮10g，黄柏6g，知母

6g，炙甘草3g，生姜6g，大枣6枚，临服，入竹沥10g，童便1盅，姜汁少许，水煎服。

按：心阴不足，则阴虚不能制火，虚火自旺，形成骨蒸潮热、盗汗、咳嗽、咯血、吐血、烦热等症。水不胜火，火属心，心火燔灼而炎上，上刑于肺，下刑于肾、肝，导致肾水愈虚，水不能制火，以致杯水车薪之危候，诸脏腑受害于虚火为患，故当用滋阴水以降虚火之法。

眩晕症

【症状】心病，肝风内动，肝阳上亢，脉弦长有力；或上盛下虚，头目眩晕；或脑中常作痛发热；或目胀耳鸣；或心中烦热，时常噫气，或面色如醉，肢体渐觉不利，口眼渐行㖞斜等。

【方药】平心镇肝汤。怀牛膝20g，生代赭石60g，生龙骨30g，生牡蛎30g，生龟甲24g，生杭白芍60g，玄参20g，天冬30g，川楝子15g，生麦芽30g，茵陈蒿30g，甘草6g，水煎服。

本方可用于高血压及脑血管意外见有上述症候者。

在使用时，如心中烦热甚，加生石膏或苦丁茶、龙胆草；痰多，加竹沥、胆南星，两尺脉虚，加熟地黄、山茱萸；头痛目眩甚，加夏枯草。

按：心火暴亢，肾水不足，不能滋养于肝木而生热，热生风，故现眩晕之症。在天则海沸山摇，树倾枝动。在人则目眩肢麻，头重脚轻，欲息此大风，不用滋补心肾之阴以镇肝木，以静神态之志，何能达矣！

肝肾阴虚证

【症状】真阴肾水不足，不能滋养营卫，渐至衰弱，或寒热往来，自汗盗汗，或神不守舍，血不归原，或虚损伤阴，或遗淋不禁，或气虚昏晕，或眼花耳聋，或口燥舌干，或腰酸腿软。

【方药】左归饮加味。大怀熟地黄24g，山药12g，枸杞子12g，山茱萸12g，菟丝子12g，龟甲胶15g，川牛膝9g，鹿角胶10g，五味子15g，黄精15g，朱茯神20g，水煎服。

如真阴失守，虚火炎上者，宜用纯阴至静之剂。于本方去枸杞子、鹿角胶，加女贞子18g、麦冬18g；如火灼肺金，干枯多嗽者，加百合18g；如夜热骨蒸，加地骨皮18g；如小水不利不清，加茯苓18g；如大便燥结，去菟丝子，加肉苁蓉18g；如气虚，加人参20g左右；如血虚微滞，加当归20g；如腰酸痛，加杜仲18g，盐水炒用；如脏平无火而肾气不充者，加补骨脂18g，去莲子肉、核桃肉，龟甲胶不必用。

按：肝肾主属下焦，心属上焦，心为天，肝木属中，肾为水，心火盛，神不守舍，血不归原，肾水自被煎熬，遂现口燥舌干、眼花耳聋之象。火性炎上，上喷于七窍，故斯症俱现。凡精髓内亏、津液枯涸等症，俱宜壮水之主，以培左肾之元阴而精血自充矣。不如此，焉能治伏虚火之为患矣！

三川验案

1.余村刘某，男，60岁。业余秦腔演员，于2012年夏月言其口舌生疮，汤水难下，心烦难眠，大便秘结，曾服西药无效，余诊之，属心阴不足，肺热肠燥，令服天王补心丸3瓶而愈。

2.高某，女，45岁，2010年11月27日来门诊治疗。言其小便不利，溲则涩痛，色赤如血，口舌生疮，脉左浮数，属心阴不足，火性炎上。小肠与心相表里，今心火下涉小肠，故出现如上之证，宜泻心火以滋阴，使心火从小肠、膀胱、尿道而下。处导赤散加黄连灯心汤，三剂而愈。

【方药】黄连15g，灯心草6g，生地黄24g，木通12g，生甘草6g，麦冬15g，玄参15g，3剂，水煎服。

3.夏某，男，62岁，西安市文艺路人，于2011年5月14日来门诊治疗。主诉心悸，气短，口干，四肢无力，舌红无苔，脉来沉细而数，属心阴不足所致，以养心滋阴为法，处补中益气加生脉汤为治。

【方药】生黄芪50g，人参15g，白术15g，当归12g，麦冬15g，生地黄15g，升麻3g，柴胡3g，陈皮10g，生甘草6g，生姜10g，大枣10枚。

二诊：2011年5月21日，精神明显好转，口不干，夜来失眠健忘尚在，宜前方增味，以养心安神、滋阴降火为治。

【方药】生黄芪50g，人参15g，当归12g，白术15g，麦冬15g，生地黄20g，五味子15g，玄参20g，丹参20g，党参15g，升麻3g，柴胡3g，云茯神15g，陈皮12g，天冬15g，炒酸枣仁20g，朱远志18g，生甘草6g，生姜10g，大枣10枚。水煎服，6剂。

三诊：2011年5月28日，睡眠可，用原方增黄精15g，继服6剂。

四诊：2011年6月4日，有头晕之感，前方增代赭石30g，嘱连服18剂。

五诊：2011年6月29日，口干口渴，他症全无。

【方药】生黄芪50g，人参15g，生地黄、熟地黄各20g，天冬、麦冬各20g，五味子15g，丹参20g，玄参15g，云苓20g，陈皮12g，石斛15g，白芍20g，生甘草6g。10剂，水煎服。

2011年7月6日，电告康复。

4.李某，女，60岁。西安市小南门人。于2011年4月3日来门诊治疗。自诉心悸，胸闷，气短，梦多，失眠，便秘，左心区刺痛3年余。曾服中西药无明显效果。望其舌红无苔，脉左寸关结代，尺细而涩，右寸关沉弦而涩，尺部沉涩，证属劳心积虑，心火过旺，以致心阴不足之心悸。法当滋补气阴、养心安神为主，处复脉汤加味，以观后效。

【方药】黄芪50g，生地黄40g，桂枝20g，干姜15g，火麻仁20g，丹参30g，阿胶30g，人参15g，麦冬12g，玄参15g，桃仁20g，蒲黄20g，五灵脂20g，炙甘草30g，玉竹20g，水煎服，6剂。

二诊：2011年4月19日，便秘较前好转，心悸、失眠均有明显好转。但左心区夜间有刺痛之感，且心烦意乱，脉来沉涩。予原方增减投之。

【方药】黄芪30g，生地黄20g，桂枝12g，香附15g，佛手20g，枳壳12g，琥珀20g，麦冬12g，五味子15g，蒲黄15g，五灵脂15g，水煎服，6剂。

三诊：2011年4月27日，睡眠仍不佳，予原方增减用之。

【方药】炙甘草30g，大枣12g，桂心12g，干姜15g，火麻仁15g，生地黄40g，人参15g，丹参30g，阿胶20g，麦冬20g，黄芪

50g，炒酸枣仁30g，琥珀15g，太白茶6g，朱砂3g，黄连10g，水煎服，6剂。

四诊：2011年5月3日，服上药6剂，睡眠好，但醒时心悸仍感明显，予上方增小麦50g，令服15剂。

五诊：2011年5月18日，诸症俱无，嘱其用该方5剂制成丸药继服，以缓图而达治愈之境。2011年8月11日，李姓夫妇上午来门诊，喜谢。

5.傅某，女，82岁，西安市二府街人，于2011年4月2日由女儿及保姆陪同来门诊治疗。主诉失眠、急躁易怒、便秘三年有余，百医无效。舌红无津，脉沉细而数，证属心火过旺、心阴不足为病，治当滋养心阴、清心泻火为治。

【方药】黄芪30g，天冬20g，麦冬20g，生地黄24g，熟地黄24g，丹参30g，党参15g，玄参15g，炒酸枣仁30g，远志15g，柏仁15g，朱茯神30g，桔梗15g，五味子15g，肉苁蓉30g，车前子15g，水煎服，6剂。

二诊：2011年4月9日，睡眠佳，心情平和，大便通畅，舌略有白苔，脉沉缓，效不更方，嘱继服10剂。余书写自撰对联一副，赠予患者，内容为：随缘善任世俗事，无我自消烦恼根。患者口服上方20剂，心悟上联20日，自此急躁易怒、失眠之症逐渐痊愈。

按：傅某年龄八十有二，但身体魁梧，因家道富裕，应有尽有，孤高气傲。其女在某商场任经理，终日不在身边，虽有保姆在旁，心里总觉不悦。又兼年事高迈，眼观不如意事，耳闻不顺心话，与现实生活格格不入。日久天长，本有急躁易怒之性格，渐染失眠、便秘之疾三年有余而百医无效。观其舌红无津，脉沉细而数。证属心阴不足为病，故治当滋养心阴、清心泻火为治，处以天王补心丹化裁。余知其因、施其药，开其心锁，导慰为先，故将素日所撰楹联书赠其人。病由心得，必用心治，由此可愈无疑。

心为诸气虚之源的辨证论治

心主血，血为气之母。无血则无气，而气又为血之帅，气行则血行。气盛则身体轻健，气虚则体弱神疲，气强壮则人体犹如氢气充足的氢气球，能上升至一定的高空，甚至上面能负一定重量的物体，气不足则不能升至一定的高空。在人则诸象蜂起，如脾气虚弱，则现面色萎黄无华，四肢疲倦乏困，动则气喘，甚而无气以动。在妇女则月经不调，白带淋漓或崩漏，舌苔薄白，脉沉细弱等。当补气益血，药用加味十全大补汤调理则愈。若火不生土，脾的运化功能减弱，形成心脾气虚，则用十全大补等补气益血之方，妙在参、芪补阳益气之功矣。

再则，便是临床常见之心、脾、肾气虚证：心在人体如一轮太阳，脾胃如一口锅，肾如炉中之火，这三者之关系犹如家中做饭之锅与炉。胃犹如厨房中做饭盛五谷和水之锅，在炉火上，这炉火便是肾火，饭是靠炉火旺方能熟，如炉中之火不旺，火不大，炉上锅中之饭和水焉能熟乎？故而，这心、脾、肾三者之关系是十分密切的。气为阳、为火，三者之气不足则虚，心、脾、肾气阳两虚之证自然而成。用十九味英雄丸（三补汤）治疗，定能收到一定的效果。

【方药】黄芪30g，党参20g，炒白术12g，云苓12g，当归10g，川芎10g，杭白芍10g，熟地黄15g，龙眼肉12g，升麻3g，柴胡3g，陈皮10g，炒酸枣仁15g，远志12g，木香6g，山茱萸12g，山药12g，枸杞子10g，炙甘草6g，水煎服。

补中益气汤补脾，归脾汤补气养心，熟地黄、山茱萸、山药、枸杞子补肾，共奏心、脾、肾三补之作用，则诸气虚证无不愈矣。

心脾气虚

【症状】腹泻、四肢乏力、饮食不振、面色无华、舌淡白、脉细弱。

【方药】自拟酸枣四君汤。酸枣仁15g，柏子仁15g，党参12g，白术15g，云苓12g，炙甘草6g，水煎服。

按：综观如上诸症，皆为心气不足所致之脾阳虚弱症状，心气愈虚则脾气愈虚，脾气愈虚而心气更虚矣，故以此方调治，自可获效。

积劳伤心

【症状】积劳虚损，呼吸少气，舌咽干燥。

【方药】人参养营汤。人参12g，白术12g，茯苓10g，黄芪30g，桂枝12g，当归10g，生地黄10g，白芍10g，五味子10g，远志10g，陈皮8g，生姜6g，大枣6枚，水煎服。

按：心不任其劳，脾不任其虑，心虚脾自虚，故现如上诸多症情矣，不用补气养血、安神定志之品，何能得康也。

劳伤心脾

【症状】气血虚损，盗汗、发热体倦，以及妇科脾虚气弱、崩中漏下等。

【方药】归脾汤。黄芪30g，人参15g，白术12g，云茯神12g，炒酸枣仁15g，龙眼肉12g，远志15g，木香6g，炙甘草6g，当归10g，水煎服。

按：心脾气血虚损，更兼不得隐曲之状，导致心神不宁、夜难成眠、盗汗健忘之症现，涉及脾失统血之职，以致崩中漏下，血不归脾，心神岂能安哉。

心气阴虚

【症状】气虚血少，脉结代，虚羸少气，舌光少苔或质干而萎，虚热咳嗽，痰中有血丝，心悸虚烦不得眠，自汗或盗汗，咽干舌燥，便秘，脉虚数。

【方药】甘草汤。炙甘草30g，桂枝15g，干姜12g，火麻仁24g，麦冬30g，生地黄40g，人参10g，阿胶20g，大枣10枚，水煎服。

按：心气阴虚，津液不能上达，心属火，肺属金，火来刑金，肺金受制，若炼铁炉之火，火愈旺，金愈炽，铁愈红，故虚热咳嗽、痰中带血、自汗或盗汗、咽干舌燥之症齐涌而出。不用滋养气阴、补津增液之剂，安能无恙矣？

心脾肾气阳两虚

【症状】头晕，四肢无力，易感冒，男子遗精，女子月经不调或先后无定期，冲任损伤，赤白带下，脾虚腹泻，心虚健忘，肾虚腰痛，阳痿等疾。

【方药】自拟十九味英雄丸。黄芪30g，党参20g，炒白术12g，云苓12g，当归10g，川芎10g，杭白芍10g，熟地黄15g，龙眼肉12g，升麻、柴胡各3g，陈皮10g，炒酸枣仁15g，远志12g，木香6g，炙甘草6g，山茱萸12g，山药12g，枸杞子10g，水煎服。

按：余临床四十余载，身经目睹诸多心、脾、肾气阳两虚之症，屡见不鲜，心主血脉，心靠脾之运化而血旺，心阳不足，脾气虚弱，自然阳气不足而有如上之症矣。

心脾气虚

【症状】颜面萎黄无华，四肢乏力，饮食无味，妇女月经不调，白带淋漓或崩漏，舌苔薄白，脉沉细弱等。

【方药】加味十全大补汤。黄芪30g，党参20g，白术15g，云苓18g，川芎15g，杭白芍20g，熟地黄18g，肉桂6g，龙眼肉24g，炒四仙各15g，黄芩12g，炙甘草6g，当归15g。水煎服。

按：心属火，脾属土，火不生土，脾运化之能减弱，不能营养于心，心失所养，自然出现如上之症。方用十全大补汤益其气血，肉桂配黄芪、党参以补阳益气，龙眼肉滋补心脾，以达疗效。

脾虚食滞

【症状】心病，食少便溏，倦怠无力，面色萎黄，语言低微，腹胀食滞，舌淡白，脉沉弱者。

【方药】四君三仙汤。党参18g，白术15g，云苓12g，炙甘草6g，炒麦芽10g，炒山楂10g，炒六曲10g，炒谷芽10g，龙眼肉15g，生姜10g，大枣6枚。水煎服。

按：脾虚失其运化水谷之能，故现诸症。脾虚缘其心血不能滋养于脾而成是症。

劳伤心脾

【症状】心病，因劳役、思虑过度导致的头晕耳鸣、饮食不思、腰酸项强、恶心呕吐等症。

【方药】自拟加味归脾汤。黄芪30g，白术15g，云苓12g，远志15g，党参20g，木香10g，炒酸枣仁30g，龙眼肉20g，磁石18g，六神曲30g，升麻3g，柴胡3g，陈皮12g，当归15g，肉苁蓉15g，炙甘草6g。水煎服。

按：本方为补中益气汤、归脾汤、磁朱丸去朱砂，加肉苁蓉组合而成。余除上班以外，喜伏案撰写诗文、对联，常有朋友登门求书求画，也需应对外地数百里、数千里的患者，每日仅休息五六个小时（包括夏暑天在内），长时间的劳累思虑，每导致食欲不振，四肢乏力，继而头晕目眩，心悸怔忡，甚而睡醒时头略一动，便出现恶心呕吐之症，西医谓为心动过缓，血压偏低（90/60mmHg左右），初诊以颈椎病为治，仪器检查却正常。余思之再三，当属心脾阳虚兼中气不足，宜养心健脾兼补中益气治之，同时服慢性疾病后期调理之有效方药。故处以此方，每服每愈矣！此记。

名医经验

1.吴圣农治心脾阳虚型冠心病案

吴某，女性，52岁。频发胸前闷痛6年，以心悸、出汗、肢冷、呕吐、泛酸、胃痛3小时而入院。心电图示：心肌损害ST-T波变化，不完全右束支传导阻滞。面色㿠白，脉濡细，偶有结代，舌淡胖，苔薄腻。当属心脾阳虚，饮食不化而为痰浊，阴邪内盛则阳气益虚。治以通阳必先化浊，化浊必先运脾，运脾尤须益气。

【方药】炙黄芪12g，党参9g，白术9g，茯苓12g，当归12g，炙甘草6g，路路通9g，广木香6g，檀香1.5g，砂仁（后下）3g，谷芽12g。

投药7剂后，心悸、脘痛、心前闷痛均有好转，夜寐不甚安。原方去路路通、檀香、谷芽，加远志、山药、丹参，再进7剂。纳增神振，诸症渐消，继续巩固治疗1个月，复查心电图，除部分ST-T段稍有压低外，余无异常。

病由思虑过度，劳伤心志，或久病中气受戕，影响生化之源而致气血两亏，心失所养则怔忡不宁，怵惕不安。一般常见心中空虚，心前隐痛，时或心悸，胸闷太息，倦怠乏力，纳胀畏食，面色萎黄不华，苔薄白，舌淡而胖等。常用党参、黄芪、白术、炙甘草、茯苓、山药、当归、白芍、远志、酸枣仁、豆蔻、仙鹤草等益气健脾，补血养心。

按：本例辨证为心脾阳气虚弱，医者取归脾汤意，补益心脾而获效。观其脉证，需与心肾阳虚，心阳不振，浮阳外越之参附汤、四逆汤证相鉴别。本例具有明显的脾胃阳气虚弱表现，因脾虚不运导致了湿浊中阻，故采取益气健脾法治疗，通过健脾达到运化湿浊，继而通胸痹。观其组方，具有四君子汤补气、归脾汤补养心脾、参苓白术散健脾益气渗湿之意。据此分析，本案的心悸是因湿浊阻遏心中阳气所为，心阳不通，故见汗出肢冷；心阳无以推动气血运行，故见脉濡细而结代。由于药证相符，故获良效。

2.蒲辅周治冠心病心绞痛案

张某，男性，74岁，1965年10月4日初诊。心前区疼痛频发2次而住院，心电图异常，确诊为"冠心病"，睡眠欠佳，每晚只睡三四个小时，梦多心烦，醒后又觉疲惫，头痛、心悸、气短，不能久视，稍劳则胸闷隐痛，脉沉迟，舌边干燥，中有裂纹。盖由于操劳过甚，脑力过伤，肝肾渐衰，心肝失调而致，治宜调理心肝。

【方药】酸枣仁五钱，茯神三钱，川芎一钱半，知母一钱半，炙甘草一钱，天麻三钱，桑寄生三钱，菊花一钱，五剂。

二诊：服药后睡眠好转，头痛减。脉微弦，右盛于左，舌同前。原方加肉苁蓉四钱，枸杞子三钱。

三诊：睡眠好，心脏亦稳定，未犯心绞痛，脉两寸和缓，两关有力，两尺弱，舌质红无苔。原方去知母、天麻、桑寄生，加黄精四钱，山萸肉二钱，山药五钱，五剂。桑椹膏，每晚服五钱。并制丸药，滋养肝肾，强心补脑，以资巩固。

【方药】人参三钱，白术三钱，菊花三钱，枸杞子五钱，山药五钱，茯苓三钱，茯神三钱，麦冬三钱，川芎二钱，山萸肉五钱，肉苁蓉五钱，远志二钱，广陈皮三钱，共研细末，炼蜜为丸，每丸重三钱，早晚各服一丸，温开水服。

按：本案病因病机，一则劳倦内伤，以致脾胃虚弱，气血生化之源不足，气虚血滞，不通则痛；二则患者系74岁之高龄，年老体衰，肝肾亏损，肾阳不足，不能鼓舞心阳。心阳不振，血脉失于温运，痹阻不通而发为心痛。

3.李晓治气阳两虚、痰瘀水停型心肌病案

王某，男，45岁，1994年10月24日初诊。患者2年前曾诊为扩张性心肌病，间服中西药治疗，后渐渐加重，现胸闷、憋气、心悸，畏寒肢冷，腰酸乏力，面色苍白，口唇发绀，下肢水肿，舌胖，苔白腻稍黄，脉沉无力，查体：心率80次/分，血压160/90mmHg，颈静脉怒张，心尖搏动弥散，心界扩大，心尖部第1心音减弱，闻及收缩期Ⅲ级杂音，舒张期奔马律，$P_2 > A_2$，呼吸音粗，肺底闻及啰音，肝肋下触及5cm，质软。心电图示：左室肥大，持续房颤；超声心动图示：二尖瓣运动降低，瓣口开放减小，左室后壁矛盾运动，收缩功能、舒张功能重度受损，

LAD42mm，LVD74mm，RAD32mm，RVD37mm，EF23%，RFF30.30%，LVWL222.83。诊为扩张型心肌病，心功能Ⅲ级；中医辨证为气阳两虚，痰瘀水停。

【方药】生黄芪30g，人参10g，麦冬8g，五味子9g，附子12g，淫羊藿20g，桂枝12g，厚朴12g，杜仲12g，五加皮10g，山茱萸9g，玫瑰花12g，全蝎12g，蜈蚣2条，地龙15g，牛膝30g，16剂，水煎服。

1994年11月9日二诊，症状减轻，超声心动图示左房、左室内径缩小，左室功能不同程度改善。效不更方，以上方加减，至1995年3月8日，仅有劳累后感胸闷，偶有心慌，心界左锁骨中线外侧2cm，肝肋下1cm，心电图示：阵发性房颤。超声心动图示：心腔内径明显缩小，LAD 35mm，LVD 62mm，RAD 30mm，RVD 33mm，EF 39%，RFF 48.72%，LVWL 161.58，收缩、舒张功能明显改善。随访至今，未见病情加重。

按：心气不足，宗气运血无力，心脉痹阻，则胸闷、憋气；心失所养，神无所倚则心悸不宁；肾阳不足，失于温煦，则畏寒肢冷；腰失濡养则酸软乏力；阳气不能蒸化，水液趋于下肢则水肿；面色苍白，气虚不养之象；口唇发绀，瘀血滞竭之征；舌、脉为阳气不足，水液停滞之象。此处之气虚乃心气不足，此处之阳虚乃肾阳亏损。故李氏以黄芪、生脉补心气；附子、淫羊藿、杜仲、五加皮、山萸肉、桂枝温通肾阳；玫瑰花、全蝎、蜈蚣、地龙、牛膝活血。俾心气恢复，肾阳振奋，瘀血化解，则水湿痰浊自除，本固邦宁，贼寇自然不成气候。

4.洪子云治心肌炎案

五某，女，41岁，营业员，1983年5月14日初诊。两年前因重感冒后出现心悸气短，脉律不齐，经某医院诊断为病毒性心肌炎。后虽经长期中西药物治疗，但无起色。最近除心慌气急，头昏肢软，睡眠不好，食纳较差之外，尚见小便较少，下肢踝部水肿。X线检查：心脏扩大。西医诊断为心肌病，心功能不全。舌晦暗，舌面有薄白腻苔，脉细促。此病例系余同乡，故由余先治。

【方药】炙甘草10g，黄芪24g，生龙齿、丹参、鸡血藤各15g，川郁金、炒酸枣仁、柏子仁、当归、桂枝、川厚朴各10g，连皮茯苓30g，10剂。

服药后诸症好转，但仍心慌气促、踝肿、纳差，余请洪氏诊治。洪氏于上方减去鸡血藤，易以田三七、桃仁泥各10g，并以白茯苓15g易连皮茯苓，15剂。

6月13日二诊：服药后诸症几近消失。仍守原方服15剂。

按：病毒性心肌炎属中医学"心悸""胸痹"范畴，主要病因为气虚血瘀。中医认为，心气不足，无以保持血脉搏动的正常运行，心体失养，故而心悸；心主血，血液要依赖心气的推动才能运行周身，荣养四肢百骸。故本案在治疗时针对病机，以益气活血法为主，药以保元汤为基础方，另加川郁金、丹参活血化瘀。又因本案患者有水肿，但不严重，故原先所用的连皮茯苓用白茯苓替代，而鸡血藤与当归养血功能强于活血，故易以活血化瘀作用较强的田三七、桃仁泥，15剂后诸症消失。此外，本案患者心悸较突出，故在治疗中用了炒酸枣仁、柏子仁等大量养心安神之品，药证相投，收效较好。

三川验案

1.心劳体役过度，致伤中气不足案

安某，36岁，本村后街吴家巷人。因长期之劳累，身体难支，患子宫下垂，卧则缩入，行则脱出，形如茄子大小，久治不愈，时已一十八年之久。于1964年3月请余诊治。余往之，观其颜面黧黑无华，四肢乏力，不欲言语，舌淡白，脉沉微，属心志劳伤，形倦体衰，中气下陷所致，余处以叶天士先生之加味补中益气汤三十余剂而病告康复。

【方药】黄芪30g，党参15g，白术15g，当归12g，陈皮12g，枳壳12g，益母草20g，白芍18g，升麻3g，柴胡3g，炙甘草6g，水煎服。

配合针刺交信、足三里、中极、关元、百会。艾灸百会、足三里、神阙。

外敷膏方：将蓖麻子捣碎成糊状，外敷百会、神阙二穴。

该人来余家，见母亲坐机上织布，遂与母亲谈话，请求余母把三丈多布让给她织，以示谢意。专此记之。

2.僧人因心脾气虚致伤痔疮红肿难忍案

1995年中秋时节，余于福建厦门市南普陀寺遇一香港僧人挂单该寺诵经讲经，废寝忘食，用心过度，又兼地处湿热，遂患痔如核桃大之两枚肿块，行走不便，求诊于余，观其面色苍白，两颊略红，舌淡白边赤，脉沉滑无力，属心劳耗伤元阳，又兼外受湿热，遂致此疾。余施以白龙散，令其煎汤熏洗，坚持一周，必有效果。十日后，僧人拜访于余，言其用药三日后肿胀疼痛之疾大有好转，今趁早课后专程谢之。

【方药】明矾60g，苦参30g，槐米30g，大黄30g，水煎洗之，每日1剂。

心为诸血虚之源的辨证论治

心主血，脾得血能运化，肺得血可呼吸，肝得血能行其疏泄之职，肾得血可施其伎巧之能，手得血能握，足得血能行，目得血可视，舌得血可辨五味，耳得血能听宫商角徵羽之音。可以调和于五脏，洒陈于六腑。然，血虚则脾不能得其养，运化失司，形成头晕、心悸、怔忡、健忘、失眠、面色苍白、倦怠乏力、消化迟滞、舌淡苔白、脉沉细而弱。治宜龙眼八珍汤。

【方药】龙眼肉30g，当归15g，川芎15g，白芍15g，人参10g，白术15，朱云神15g，炙甘草6g，水煎服。

本方为心脾失其血之所养，致如上诸症。养血首当补其气矣，是治心血不足之良法。如劳心耗血形成的心病，面色惨淡而白，舌淡白，脉细涩，宜用自拟酸枣四物汤治之。

【方药】酸枣仁20g，柏子仁15g，当归12g，川芎12g，熟地黄20g，白芍15g，水煎服。

劳心积虑伤血，血虚不能荣心，则现心悸、气短等证，于补血养血之四物汤中加养心安神定志之酸枣仁、柏子仁，则能收到如意之效果。

更有血分不足，以致手足麻木之病，可见双手指麻木，遇生气则更甚，舌苔淡白，六脉浮大中空，浮大为气虚，中空为血虚，血虚不能濡养其手指稍，故麻木之症现。方用黄芪五物合当归补血汤，调和营卫，补气养血。

【方药】黄芪30g，桂枝24g，炙甘草6g，生姜12g，大枣12g，桑枝15g，当归6g，水煎服。

治血虚，务补气，因血寓于气，气寓于血矣。心血充盈是人体各脏腑、四肢百骸气血旺盛之总源泉。

失眠

【症状】心病，面色惨淡而白，舌淡白，脉细涩。

【方药】自拟酸枣四物汤。酸枣仁20g，柏子仁15g，当归12g，川芎12g，熟地黄20g，白芍15g，水煎服。

按：劳心积虑伤血，血虚不能荣养于心，人谓一瓶不响，半瓶咣当，是故心悸、气短等症现矣。于补血养血之四物汤中加养心安神定志之酸枣仁、柏子仁治之。

脏躁

【症状】心病，脏躁，无故悲伤欲哭，精神恍惚，不能自主，时作呵欠。

【方药】自拟龙凤甘麦大枣汤。龙眼肉20g，鸡子黄2枚，甘草6g，浮小麦15g，大枣10枚，水煎服。

按：情志抑郁，心无所养，六神无主，形成如上诸症，故在平和心气、补养心神之甘麦大枣汤中加入滋补心脾之龙眼肉、鸡子黄服之。

怔忡、健忘

【症状】心病，凡因失血以后，血不荣养心脏，以致神不守舍，舌淡苔白，脉弱者，为心血不足所致，宜补血养血、安神定志之联珠饮为治。

【方药】加味联珠饮。云苓18g，桂枝10g，白术15g，炙甘草6g，当归12g，川芎12g，白芍12g，熟地黄15g，龙眼肉20g，水煎服。

按：本方为心脾血虚，血不养心，以致心悸怔忡、失眠健忘、神失所舍而设。

气血双虚

【症状】心病，凡男子妇女诸不足，五劳七伤，不进饮食，久病虚损，时发潮热，气攻骨脊，拘急疼痛，夜梦遗精，面色萎黄，脚膝无力。

【方药】十全大补汤。党参15g，白术12g，云苓12g，炙甘草6g，当归12g，川芎12g，熟地黄12g，白芍12g，肉桂6g，黄芪20g，生姜10g，大枣6枚，水煎服。

按：劳心则血虚，血虚则心无所养，思虑忧愁则伤脾，脾失运化之力，不能生血，致使心气、心血、肾气三者俱虚，故补气养血用八珍加桂、芪温养肾阳，则诸症自除。一切病后气不如旧，忧愁思虑，伤动气血，喘咳肿满，脾肾气弱，五心烦闷，并皆治之，此药性温不热，平补有效，养气育神，醒脾止渴，顺气辟邪。

心脾血虚

【症状】心病，头晕目眩，颜面苍白，肢乏无力，时而如人将捕之状，舌淡白，脉沉细弱。

【方药】自拟龙眼八珍汤。龙眼肉30g，当归15g，川芎15g，白芍15g，生地黄15g，人参10g，白术15g，朱云神15g，炙甘草6g。水煎服。

按：本方为心脾失其血养致使如上之症而设，因证属思虑伤及心脾，心劳脾伤，运化功能失调，以致心无血养，故拟八珍汤加云神、人参、龙眼肉，久服必见其效。

心脾血虚

【症状】诸病之后，气力衰弱，以致心病，胃肠功能减弱，体瘦，腹软，脉弱，腹部喜温喜按，无热状者，以及心血不足，导致的各种疾病，妇女月经不调、面色萎黄、四肢无力等症。

【方药】十全大补汤。人参15g，黄芪30g，炒白术18g，云苓15g，当归15g，川芎15g，熟地黄15g，白芍15g，桂枝12g，炙甘草6g，生姜10g，大枣12枚，水煎服。

十全大补汤久久服之，必见其效。

三川验案

1.余在2002年9月间，治一护士任某，颜面萎黄无华，饮食不振，月经涩少，白带多，四肢无力，舌质淡苔白，脉沉涩。余认为十全大补汤有大补心血、心气之功。"心主血""心为君主之官""心主神明"。人之智慧、思维皆靠心血而产生，心血旺盛则五脏六腑康泰无恙。脾，统血，主运化。一主运化水湿，二主运化水谷精微。脾的运化功能正常，五谷化变成营养，自然心受其益，心血充盈，下输肝肾，则先天之源旺盛，月事自当正常，女子自然体丰颜美，精力充沛矣。故专用十全大补，以补其气血、阴阳、表里、内外之虚。令其连服30余剂，以期痊愈。任护士服药5剂时，即感遍体舒坦，故又坚持服30剂，颜面逐渐好转，后来令其继服20余剂。诸症痊愈。

2.茂德母，年七十有二，1964年6月，其儿邀余至家中诊治。视其神志恍惚，舌红如血，扪之无津，牙齿干燥，语言謇涩，动则心悸加剧，心烦躁扰，大便数日不行，脉来结代。知其乃心阴不足，气虚血少，不能营养于心所致，宜益气滋阴、补血复脉为治，遂拟炙甘草汤，加生脉饮3剂，服之而安。

3.刘某，女，40岁，韩城市龙亭镇小学教师，于1992年秋来门诊治疗。诉其双手指麻木二年有余，遇生气则更甚，曾经西医诊为末梢神经炎，同时服用中药小活络丹、大活络丹，均无效果。察其舌淡白，诊其六脉浮大中空，饮食二便均佳。三思之，浮大为气虚，中空为血虚，乃气虚不能领其血行至指梢也，故思仲师之意，用黄芪五物汤6剂，送服小活络丹2盒，麻木消失。

【方药】黄芪30g，桂枝24g，炙甘草6g，生姜12g，大枣12枚，桑枝15g，水煎服，6剂。

按：古人谓"十指连心"。心主血，血靠气运而充满全身，今气血双虚，用黄芪五物汤治之，气血、阳气俱顾，顽症自愈。

心为诸阴阳两虚之源的辨证论治

心为诸阴阳两虚之源，阴阳者，天地之道，万物之纲纪，变化之父母，生杀之本始，治病必求于本。心为阴阳之总纲，心有阴、有阳，阴者随阴，阳者随阳，阴不济，阳不交，则阴阳两虚。阴阳两虚者，多是大病久病时，气血、阴阳双虚之症，如冠心病用养心定志汤，方中太子参、麦冬滋补心神，桂枝温补心阳，云神、菖蒲、远志定志宁神，丹参、川芎补血活血专入心经，共奏补气活血、气血双补之效。

又如劳累过度，耗伤气阴，症见头晕、心悸、怔忡、健忘、急躁、气短、四肢倦怠，五心烦热，口舌生疮、舌红少苔，脉浮大无力者，十二味补气汤，益气滋阴为治。

【方药】补中益气汤加麦冬、阿胶、生地黄、五味子。

这里再介绍一帖治疗心阴阳气血双虚型之十全大补汤。

【方药】黄芪30g，人参15g，白术15g，云苓15g，当归15g，川芎15g，白芍30g，熟地黄18g，炙甘草6g，桂枝14g，生姜10g，大枣10枚，水煎服。

阴阳两虚型

【症状】冠心病。

【方药】养心安神汤。人参15g，茯神15g，石菖蒲10g，远志

15g，丹参10g，桂心8g，甘草6g，麦冬12g，川芎15g，水煎服，每日1剂。

按：人参、麦冬滋补心阴；桂心、甘草温补心阳；茯神、石菖蒲、远志定志宁神；丹参、川芎补血活血，专入心经。共奏补血活血、气血双补之效。

气阴两虚型

【症状】病毒性心肌炎，胸痹之气阴两虚兼痰浊瘀滞者。症见舌尖红、舌质瘀紫，苔黄，脉左寸关细数，右寸关弦涩，双尺俱沉细涩。

【方药】养心生脉饮治之。黄芪30g，川黄连3g，人参15g，麦冬15g，丹参30g，北沙参30g，玄参12g，五味子15g，郁金12g，降香9g，瓜蒌皮20g，薤白10g，苦参10g，每日1剂，水煎服。

按：此属气阴两虚型心悸病，系病毒性心肌炎。胸闷属气阳不足，心悸，心烦，舌尖红属心阴不足，舌质瘀紫；苔黄、脉细数，属阴虚内热所致。

脾肾两亏，阴阳双虚，湿瘀内阻心脉型

【症状】形寒烘热，口干咽燥，时见咳喘，发音不扬，口腔溃疡时起，心前区隐痛，头晕肢麻，夜寐久酣，脱发，纳可，便溏，日有多次，舌红苔薄黄，脉形细弦，左手濡滑。

【方药】养心补肾益脾膏。人参、炙黄芪、焦白术、生地黄、熟地黄、砂仁、山茱萸、甘枸杞、菊花、明天麻、麦冬、制半夏、紫丹参、菟丝子、山药、肉苁蓉、黄连、淡竹叶、炙甘草、远志、云茯神、上沉香、莲子肉、胡桃仁、鹿角胶、阿胶、炙龟甲。

按：补脾莫若山药、党参、黄芪；补肾莫若熟地黄、山茱萸、枸杞、肉苁蓉、鹿角胶、阿胶、龟甲胶等。

心气阴双虚型

【症状】本有心病，又因过度耗伤气阴，症见怔忡、急躁、四肢倦怠、五心烦热、口舌生疮、舌红少苔、脉浮大无力。

【方药】自拟十二味补气汤。人参10g，生黄芪30g，白术12g，当归12g，陈皮10g，麦冬30g，生地黄20g，五味子15g，升麻3g，柴胡3g，甘草6g，阿胶15g。水煎服。

按：此即补中益气汤加麦冬、阿胶、生地黄，以益气滋阴。重在治疗因心气阴阳两虚所属的各种症状。

心气血双虚型

【症状】气血双虚，头晕目眩，饮食不振，四肢乏力，腹泻，又兼心病，腰酸腿痛，梦遗带浊，久病不愈或术后创口久难收敛，舌苔淡白，六脉沉细而弱。

【方药】十全大补汤（《医学发明》）。黄芪30g，人参

15g，云苓15g，白术15g，当归15g，川芎15g，白芍15g，熟地黄18g，炙甘草6g，桂枝10g，生姜10g，大枣10枚。水煎服。

按：如健忘、失眠、梦多、怔忡、惊悸等，皆源于心之阴阳双虚而引起。在世事浮躁、节奏紧张之社会，人们早起晚归，心君郁闷、劳筋损骨之现象和战争劳役之环境是不相上下的，这就需要人们努力随缘，尽情无我地生活，有规律地生活，恬淡虚无，劳役结合，忧乐有节，心君何能染疾耶。

三川验案

1.张某，男，60岁，东曹人。素因劳役过度，又兼饮食维艰，1967年3月8日，更因女儿婚事不遂，思虑恼怒过甚，遂颜面苍白，头晕目眩，心悸、气短，梦多，休息不佳，四肢乏力，饮食无味，健忘，舌淡白，脉沉细如丝。证属心劳过度，气血双虚。宜补气养血，待气血充足，则如上诸症自然康复。

【方药】黄芪30g，党参15g，白术15g，云苓18g，当归12g，川芎12g，白芍12g，熟地黄18g，龙眼肉15g，酸枣仁15g，生姜10g，大枣6枚，水煎服，10剂。

二诊：1967年4月1日，自觉诸症减轻，脉象缓和，嘱前药继服10剂，病当告愈。

2.刘某，女，32岁，西安市西大街人，于2002年6月18日来院求诊。自诉头晕、体乏，食无味，睡不着，爱做梦，梦则飞天升官，自28岁生一子后，经水经常不调，忽多忽少，血压低，观其面苍白无华，舌淡、苔薄白，脉微细，为气血双虚形成是疾。法当双补气血，则诸症自愈。

【方药】党参15g，白术12g，云苓12g，当归15g，川芎15g，杭白芍15g，熟地黄20g，桂枝6g，黄芪30g，阿胶12g，水煎服，10剂。

二诊：2002年6月30日，头晕、乏力明显获效，饮食亦增，脉似有缓象。嘱前药继服10剂，以期痊愈。

心为诸气滞血瘀证之源的辨证论治

人之手太阴寸口者，脉之大会也。一呼脉行三寸，一吸脉行三寸，呼吸定息，一昼夜行一万三千五百息。息者，气也。荣卫行阳二十五度，行阴亦二十五度，为一周。五十度复会于寸口，如此周而复始，如环无端，则五脏六腑、四肢百骸、上下三焦得灌而无疾也。若滞行则气滞，气滞于何处则病在何处。然，心为血府，荣卫二气不行，首当滞于心脏，是故，心为气滞血瘀之源而无疑矣。

血瘀血府型

【症状】心病，瘀血内阻，头痛胸闷，内热烦闷，呃逆干呕，急躁易怒等。

【方药】加味血府逐瘀汤。黄芪50g，当归尾15g，生地黄15g，川芎15g，赤芍15g，桃仁9g，红花9g，桔梗9g，枳壳9g，柴胡12g，牛膝9g，桂心10g，水蛭15g，甘草6g，水煎服。

按：心主血管，血瘀于血管，心失其滋养之源，心脑同源，故现头痛、失眠、多梦之症；心血瘀内，故心悸怔忡、内热烦闷之象生；心血瘀阻则生火，火动刑木，故急躁易怒。

心血瘀阻型

【症状】心病，头晕，心前区刺痛，口干，舌红少苔，脉沉弦细涩。

【方药】自拟加味丹参汤。黄芪50g，水蛭15g，桂心10g，丹参12g，琥珀30g，麦冬15g，山楂15g，川楝子（金铃子）12g。水煎服。

按：心气郁滞则血瘀，瘀则难通，形成血虚血瘀，拟此汤以黄芪补气，用丹参补血，水蛭养血、活血；桂心温心阳以通血脉，琥珀镇心安神，佐麦冬、川楝子滋阴凉血；山楂消积化瘀，共奏活血化瘀、凉血滋阴之效。

血瘀气滞心痛

【症状】心病，心痛甚，脉结代，肝区刺痛及肾绞痛。

【方药】加味四妙勇安汤（郑惠伯方）。当归30g，玄参30g，金银花30g，丹参30g，甘草30g。

上方加瓜蒌、薤白、蒲黄、五灵脂、山楂，其效尤佳。

按：当归、丹参活血止痛入心经；金银花、甘草清热通络入肺经；冠心病多源于心肺之疾，若加瓜蒌、薤白开胸宣痹，蒲黄、五灵脂活血化瘀止痛，何愁因血虚热痹引起之心痛、肝刺痛、肾绞痛不能康复矣。单只后四味，足以愈此疾也。

气虚血瘀型

【**症状**】心病，元气虚衰，倦怠纳呆，头痛恶心，小便短少，出现尿毒症状或心绞痛、心肌梗死者。

【**方药**】补气宁心丸。黄芪20g，西洋参10g，川三七10g，鸡内金10g，琥珀12g，珍珠母12g，麝香0.3g，研末调匀，每次2g，每日2～3次。

按：此案属久病元气大伤，不能充盈于心脾，致使气虚血瘀于上、中、下三焦，故现如上诸症。方用黄芪、西洋参大补元气以益阴；臣以珍珠母、琥珀、鸡内金养心安神而开胃；佐以麝香、三七、琥珀活血化瘀，止痛以开窍利水。共奏补气、活血、安神、止痛之效。

忧郁血积型

【**症状**】心病，妇女心事繁杂，郁而为火。心火胜，克肝，肝气郁怒，不能随时发泄，遂忧思久而气滞。气滞则血瘀，血瘀则现月经闭止，小腹疼痛，癥瘕积聚，卵巢囊肿，既而子嗣艰涩，现代医学的子宫肌瘤（癌）等症是矣。

【**方药**】奇效逐瘀止痛消积方。赤芍10g，当归尾10g，川芎10g，小茴香6g，干姜10g，延胡索10g，五灵脂20g，生蒲黄20g，桂心6g，乳香、没药各10g，丹参10g，海螵蛸10g，黄芪50g，三棱、莪术各10g，山楂10g，云苓10g，牡丹皮10g，桃仁10g，红花10g，水煎服。

加减：气虚加红芪50～240g，视病情轻重酌用。有热加黄芩10g，便秘加大黄10g，失眠加炒酸枣仁30g。

余用此方治疗20余例子宫肌瘤，均收到满意之效果。

本方有活血化瘀、顺气止痛、温经种子、调节冲任之功用。

按：心为万病之源。心劳成火，火刑于肝，肝郁即使血失其条达之能，此近似于二阳之病发心脾之病。脾受肝克，其源则一。忧思积劳，久而伤及心、肝、脾三脏，三脏气郁，郁则成结，冲任之脉闭阻，癥瘕积聚、卵巢囊肿、子嗣艰涩诸病蜂起。不用大剂补气之黄芪及众多之活血化瘀消积散结之品，安能制矣。

气滞血瘀引起心痛病

气滞血瘀病证诗

不眠口干远冷饮，口唇青紫眼眶黑；

粪头干焦后软溏，闷短急怒悸怔随；

甚或舌质紫瘀斑，定是气滞血瘀塞；

有的痣瘊星罗布，有的鼻面青紫围；

左心区部痛如刺，牵引后心喜暖背；

手指脚趾灰甲陋，气滞血瘀是准则；

如此诸病皆可治，理气祛瘀活血特。

症见心悸、气短、健忘，左心区刺痛，牵引后背心痛，甚或心痛彻背，背痛彻心；大便秘结，或粪头硬而后溏；口唇青紫，舌质色紫，脉左沉细而涩，右沉细无力，经服西药、中药无明显效果。余经详细辨证，认为属气滞血瘀为患，气滞为肝郁气结形成，血瘀由血凝滞涩不通引起，气结亦罢，血瘀亦罢，二者均可见到心绞痛，甚者牵引后背心痛。

如有以上诸象者，皆属气滞血瘀为患，治法自然当以理气活血化瘀为主，用药当以膈下逐瘀汤为主，加减灵活变通，自可获效。

三川验案

1.王某，女，59岁，西安市西高新人，于2012年8月2日来门诊治疗。观其人颜面青黄，白睛黄，头目眩晕，口唇青紫，心悸，胸闷，气短，梦多，心烦，失眠，左心区时有刺痛之感，且体左侧上肢麻木。有脂肪肝史，曾在多家医院诊治，均无明显效果。脉左沉弦而涩，右沉弦且微。断其为气滞血瘀导致。宜疏肝解郁，活血化瘀为治。处补气活血化瘀之方。

【方药】黄芪50g，柴胡18g，佛手24g，炒枳壳12g，香附18g，蒲黄15g，五灵脂15g，丹参20g，檀香15g，桃仁15g，红花15g，郁金15g，茵陈20g，山茱萸15g，水蛭20g，土鳖虫12g，太白茶10g，鸡血藤10g，葛根20g，炒酸枣仁24g，天麻20g，麦冬30g，当归尾15g，川芎15g，全蝎15g，水煎服，6剂。

二诊：2012年9月8日，诸症明显减轻，前药继服12剂。

三诊：2012年9月21日，气色、颜面、精神均正常，夫妇二人来门诊谢之。

2.杨某，男，71岁，西安市长安区人，于2009年9月3日来门诊治疗。久因思虑过度，又兼气滞血瘀，形成心脾阳虚之失眠，心悸，健忘，胸闷，胁胀，口干欲呕，舌淡白，质略紫，脉沉细而弦涩，先用归脾加温胆汤治疗，以观后效。

【方药】黄芪50g，党参20g，白术15g，龙眼肉20g，木香10g，远志15g，炒酸枣仁30g，当归15g，朱茯神20g，竹茹15g，半夏15g，枳壳12g，佛手30g，阿胶20g，炙甘草6g，水煎服，7剂。

二诊：2009年11月12日，自觉效果明显，又自己在当地药店先后取该方药20剂，自觉睡眠、心悸皆有好转，阳虚之症已除，唯气滞血瘀之象尚未明显获效，又兼商场残酷，情绪不佳，遂现口唇青紫，眼眶周围色青，口干不欲饮水，左心区常有刺痛或抽掣之感，且叹息、两胁胀痛、气憋耳鸣时有发生，胸闷，脉沉弦细涩，舌质略紫，纯属气虚血瘀之症，宜补气活血化瘀为主。

【方药】黄芪60g，川芎20g，赤芍20g，生地黄40g，竹茹15g，桃仁15g，红花25g，香附24g，枳壳12g，水蛭50g，木香10g，佛手30g，丹参15g，郁金15g，沉香10g，瓜蒌30g，薤白15g，龟甲30g，炒三仙各30g，生甘草6g，水煎服，7剂。

三诊：2009年11月19日，胸闷、心烦、气短皆效。口唇仍青紫，眼眶四周亦仍紫，左心区之痛有所减轻，前方继服12剂。

四诊：2009年12月5日，心区刺痛大减，口唇眼眶之色有好转，仍有耳鸣，守方继服。

【方药】黄芪60g，川芎20g，赤芍20g，生地黄30g，桃仁15g，红花25g，香附24g，枳壳12g，水蛭50g，木香10g，佛手30g，丹参15g，蒲黄20g，五灵脂20g，龟甲15g，郁金15g，生甘草6g，水煎服，10剂。

五诊：2009年12月25日，诸症好转，颜面基本正常，老人以肾为本，故以前方增味继服，以善其后。

【方药】黄芪80g，川芎15g，赤芍15g，熟地黄24g，桃仁15g，红花25g，香附24g，枳壳12g，水蛭50g，木香10g，佛手30g，丹参15g，蒲黄20g，五灵脂20g，龟甲15g，鹿胶20g，山茱萸15g，小茴香15g，水煎服，14剂。

2010年1月，病人电告康复。

3.毛某，男，32岁，西安人。于2012年7月26日来门诊治疗。自诉脾略大，西医诊为生理性脾大。时有口苦、心烦，食欲不佳，精神不振，小便略黄，舌淡白，边有齿痕，脉左沉细而弦，右弦数。属肝强脾虚、气滞血瘀，应理气活血、软坚散结为治。

【方药】生黄芪50g，鳖甲15g，土鳖虫12g，水蛭20g，桃仁、红花各15g，枳壳12g，香附20g，丹参20g，当归尾15g，赤芍15g，生地黄20g，杭白芍30g，柴胡15g，白术15g，麦冬15g，五味子15g，瞿麦15g，石韦12g，云苓24g，人参18g，太白花6g，茵陈20g，水煎服，6剂。

二诊：2012年8月30日，口苦、心烦等症基本消失。舌淡白，脉沉缓且弦，前方增减用之。

【方药】生黄芪60g，杭白芍50g，鳖甲15g，水蛭30g，土鳖虫12g，香附24g，丹参30g，桃仁、红花各15g，枳壳12g，当归尾15g，赤芍15g，生地黄24g，柴胡15g，白术18g，麦冬20g，佛手30g，五味子25g，瞿麦15g，石韦12g，云苓24g，人参18g，太白花6g，茵陈20g，水煎服，6剂。

经检查，脾大有所好转，嘱以丸剂缓图之，以收全功。

4.关某，男，50岁，长安区大兆人。于2010年6月来门诊治疗。自诉右胁下痛3个月，经西医诊断为肝囊肿。颜面青紫晦暗，四肢无力，心悸、气短、失眠、梦多，口干不欲饮冷水，精神萎靡不振，右胁下疼痛难忍，舌淡白，边有齿痕，脉来沉弦而涩。属肝气郁结、心气不舒导致的气滞血瘀症，法宜疏肝理气、活血化瘀、扶正祛邪。

【方药】黄芪50g，川芎15g，赤芍15g，生地黄20g，香附24g，桃仁15g，红花15g，丹参20g，牛膝12g，代赭石30g，蒲黄20g，五灵脂20g，佛手24g，炒枳壳10g，白术15g，水蛭15g，土鳖虫15g，木香10g，党参15g，水煎服，20剂。

二诊：2010年8月16日，精神明显好转，饮食、二便亦转正常，颜面气色较前有光泽，唯时有恍惚之象，舌边缘略有齿痕，苔淡白而薄，脉仍沉弦而涩。效不更方，稍微加减。

【方药】黄芪50g，川芎15g，赤芍15g，生地黄20g，香附24g，桃仁15g，红花15g，丹参20g，牛膝12g，蒲黄20g，五灵脂20g，佛手24g，炒枳壳12g，土鳖虫15g，茵陈30g，木香10g，党参15g，白术18g，代赭石30g，水煎服，15剂。

5.刘某，女，47岁，某公司经理，西安市雁塔路人。于2010年4月28日来诊。有乳腺增生史。颜面两颊糜红，有瘀斑，事业心重，日夜操劳，事略不遂则急躁易怒，胸闷、气短、失眠、梦多，两胁胀痛，口苦，五心烦热，咽中如有物塞，乳房胀痛，且有如李如杏大之结核状物，生气则愈胀痛，月经甚而每月2次，每次7～9日，色黑、量多、有血块，腰酸痛，便秘，舌质紫，苔淡略黄厚，脉沉细而弦数，左脉尤甚。属肝郁气滞血瘀，劳累过度，冲任亏损之症。宜滋补气阴、疏肝解郁、调理冲任为治。

【方药】黄芪50g，佛手30g，牡丹皮12g，山栀子15g，杭白芍20g，当归15g，柴胡15g，陈皮12g，香附24g，鹿角胶30g，枳壳12g，苏叶20g，牡蛎20g，夏枯草30g，贝母20g，麦冬20g，瓜蒌30g，黄连15g，黄芩15g，薤白15g，二丑10g，炒酸枣仁30g，杜仲30g，肉苁蓉20g，山茱萸15g，水煎服，6剂。

二诊：2010年5月4日，服药6剂，患者电告适值经来，问其药尚可服乎？余答曰："继续服用，勿怕，待黑血块行完，就好了！"药尽，黑血块已几乎消除，只有红色之血。后腰痛、腹痛消失，乳房胀痛亦有明显减轻，故在此方基础上增减，继服6剂以调理之。

【方药】黄芪50g，红参20g，白术18g，杭白芍18g，当归10g，柴胡24g，陈皮12g，香附18g，炒枳壳12g，苏叶15g，夏枯草30g，鹿角霜30g，贝母15g，甘草6g，生地黄40g，佛手30g，水煎服，10剂。

三诊：2010年5月21日，乳房疼痛而胀明显缓解，如李如杏之核均缩小。嘱素日少劳少怒，戒辛辣食物。

6.朱某，女，48岁，延安市志丹县二道河人，于2013年12月21日来诊。患者有贫血史。近来头眩、心悸、气短，睡眠欠佳，腰酸痛，面部有瘀斑，眼眶、唇部均现紫暗色泽。子宫出血，有黑血块少许。舌淡白质紫，脉沉细涩，左寸结代，属心脾气郁，气滞血瘀于胞宫所致。宜疏解心脾之气郁，活血祛瘀为治。

【方药】黄芪50g，红参20g，白术18g，川芎15g，赤芍15g，熟地黄24g，当归尾15g，龙眼肉24g，土鳖虫24g，蒲黄、五灵脂各20g，枳壳10g，焦杜仲30g，续断24g，墨旱莲30g，茜草15g，鹿角胶15g，阿胶15g，桃仁15g，西红花1.5g，水煎服，6剂。

7.尚某，女，52岁，吴起人，于2014年2月24日来诊。自诉阴道出血1周余，经治无效。于2014年2月20日在延大附属医院确诊为子宫肌瘤。询其在2012年有子宫出血过多，经治后，月经未来，一年后月经复来，每次7～8天，量多，势不急，色黑有块，且伴少阳实证，舌质淡紫，苔薄白，脉沉细而涩。属冲任损伤，气滞血瘀为病。宜调理冲任、活血化瘀为治。

【方药】黄芪50g，川芎20g，赤芍18g，生地黄20g，桃仁15g，红花15g，蒲黄20g，五灵脂20g，香附24g，枳壳12g，水蛭15g，土鳖虫12g，鹿角霜30g，桂心10g，白花蛇舌草20g，半枝莲20g，柴胡24g，黄芩15g，水煎服，10剂。

二诊：2014年3月5日，月经色紫黑，块状大小如核桃、李子大者十几块。遂腹痛减轻，诸症如失。于前方去水蛭、土鳖虫，令再服10剂，以收全功。

8.郭某，女，48岁，西安市长安区人。于2008年4月18日来研究所诊治。自诉因与人吵嘴、动怒，遂子宫出血半年余，多则不能坐、立，只能平卧床上，方可缓解。且有瘀血黑色血块，经诸多医院治疗无效，遂慕名前来治疗。面部有血瘀斑，终日头晕、心悸、五心烦热，动则气短、梦多、失眠、腰酸、腿软，其性格愈来愈躁。便秘，舌色紫暗，苔略黄。脉左寸沉细而结代，关上弦数无力，尺细涩；右寸沉细而数，关弦而无力，尺部沉涩。属心气郁结，怒气伤肝，冲任不调，"太冲脉衰少，天癸竭"，七七之节，地道枯竭而衰极之岁时，此乃虚中有实、实中有虚之疾，当补其虚，逐其实。治当调理冲任为本，劝慰其心，疏导其肝、活血逐瘀为标。

【方药】黄芪50g，当归15g，川芎15g，杭白芍20g，生地黄40g，红参15g，白术15g，云茯神15g，陈皮12g，龙眼肉15g，炒酸枣仁20g，鹿角胶15g，阿胶15g，焦杜仲30g，墨旱莲20g，水蛭15g，土鳖虫12g，香附24g，桃仁15g，红花12g，黄芩12g，生甘草6g，焦芥穗30g，水煎服，6剂。

嘱其服此汤药，当下血块，勿惊。

二诊：2008年4月25日，服药3剂，其黑血块愈多。患者惊之，电告其情，余告曰："此效也，继服上药，待黑血块下净，方好。"6剂服完，果然瘀去，诸痛如消。今来门诊，诊其六脉沉细如丝，一派虚象，此当补气养血，是为正理。处以归脾、保元、十全大补三剂合一加减，令其服之。

【方药】炙黄芪50g，红参20g，炒白术18g，朱云神30g，当归15g，川芎15g，白芍18g，熟地黄24g，桂枝15g，炙甘草6g，阿胶15g，大枣12枚，升麻3g，柴胡3g，陈皮12g，水煎服，10剂。

三诊：2008年5月6日，患者喜形于色，病告痊愈。

心为诸气虚血瘀证之源的辨证论治

心气虚弱则无力鼓动血脉之流动，不流动则滞停。心为脾、肝、肾脏之首，心气通则四脏六腑之血脉亦通。今心气虚，其他脏器受其影响，则相应出现多种病症。如心气虚，则现脾胃之气虚诸症；心气滞阻于肝，则现肝郁化火；滞于心脏，则心脑失于濡养；滞于肝脾，则肝脾失调；滞于经络者，又外受风寒的则可见络脉不通、关节疼痛、腰腿痛、半身不遂、肢体不能屈伸，以及遍体麻木不仁等。

气虚血瘀型之脑木

【**症状**】心病，高血压、脑血栓形成、脑动脉硬化，以及心律失常、高血脂等心脑血管疾病。

【**方药**】益气补脑汤。黄芪50g，葛根20g，丹参30g，生山楂15g，桑寄生20g，水煎，每日1剂，服2次。

按：年过四旬，将息失宜，积劳成疾，心失所养，不能上滋于脑，故一派头晕、脑木、心悸等中风先兆或中风诸象现矣。

气虚血瘀型之胸痛

【**症状**】心病，反复发作胸痛，稍动即发，动则气短，痛处如刺，舌暗红，脉细。

【**方药**】当归、川芎、赤芍、桃仁、红花、田三七末（冲服）、党参各10g，黄芪30g，甘草6g，每日1剂，水煎，分2次服。

按：本证属气虚血瘀，治当以益气活血。桃红四物加减可治疗硝酸甘油依赖性心肌缺血（属中医真心痛范畴）。气虚血瘀是导致"心痛"的一个最常见的病因，故必用黄芪为君药。《素问·脉要精微论》云："脉者，血之府也……涩则心痛。"由于血脉瘀涩所引起的心痛多为"刺痛"，且部位固定不移，舌质紫暗且有瘀斑，舌下络脉迂曲紫暗。再者，心主血脉，"心痹者，脉不通"（《素问·脉要精微论》），故心痛的发作总和"心脉痹阻"的病机有关，故用桃红四物汤加减。

气虚血瘀型之胸痹

【症状】心病，胸闷，心慌，夜间心前区痛甚，头晕，双下肢轻度水肿，舌质淡，苔薄白，脉沉弦。

【方药】黄芪50g，桂枝10g，当归10g，川芎10g，红花10g，地龙10g，山楂15g，丹参12g，炙甘草6g，瓜蒌10g，薤白12g，水煎服。

按：冠心病属中医学胸痹、心悸、怔忡范畴，表现为一种缓慢的发病过程。久病正虚，血运无力，多虚多瘀，故治疗本病，张学文常以补阳还五汤为主，根据人、地、时的不同情况而辨证加减。他常强调"只有定主，没有定病"。

本方可酌加丹参、山楂。丹参味苦、入血、归心，祛瘀生新，行而不破，前人有"丹参一味，功同四物"的美称。山楂既有活血、消食、降脂之力，又有防过补而腻胃滞脾之功。药无贵贱之分，皆在应用得法。

此外，在冠心病的治疗过程中可酌加滋阴养血安神之品，如酸枣仁、柏子仁、麦冬、夜交藤、鹿衔草（鹿寿草）。张氏强调：心主血脉是以心主神志的功能活动为前提条件，才能使气血环周不休，发挥其正常的生理功能，酌加安神之品，有利于心脏功能的恢复和改善。

痰壅气虚血瘀型之痰喘

【症状】心悸，咳嗽，时有水肿，气喘，纳差；面色晦暗无华，口唇紫绀，舌淡紫，苔厚浊微黄，脉细。

【方药】黄芩、厚朴、法半夏、陈皮、泽泻、丹参各10g，鱼腥草、茯苓各15g，苍术、白术各6g，黄芪30g，水煎服，每日2次。

按：本属痰浊壅盛，气虚血瘀之证。因痰浊蕴中，故现肺胃不和而纳差，舌淡、苔厚浊之象；脾气虚不能化湿，故时有水肿；气虚则无力行血致血瘀，故见面色晦暗，口唇紫绀，颈静脉充盈。治当清肺化痰降浊，佐以益气活血为良策。

心血瘀滞，肝郁化火型

【症状】心病，胸闷，急躁易怒，头晕头痛，舌质紫暗，苔薄白，脉沉细涩。

【方药】开胸化瘀汤（《刘氏家藏秘方》）。当归尾10g，生地黄10g，红花10g，桔梗6g，川芎10g，赤芍10g，枳壳10g，柴胡10g，丹参10g，代赭石12g，檀香10g，琥珀10g，磁石10g，炙甘草3g，朱砂3g，水煎服。

按：此方乃余家藏之方，专为因心血瘀滞、肝郁化火所致之胸胁部诸症而设。本证属气滞血瘀，肝郁化火，心血阻滞不通。法宜活血化瘀，通络止通，醒神定志。

心血瘀阻，经脉不通导致之胸痹型

【症状】心病，头痛如刺，胸痛，心绞痛，咳嗽，潮热，心胸烦闷，舌质紫暗，苔白，脉沉涩。

【方药】活血蠲痹汤（《刘氏家藏秘方》）。丹参10g，檀香10g，红花10g，琥珀15g，蒲黄10g，五灵脂10g，山楂10g，川芎10g，珍珠母15g，磁石15g，炒酸枣仁30g，瓜蒌30g，薤白15g，黄芪30g，水煎服。

按：心主血脉，心气通畅，则血流无阻，阻则为病。阻于上则头痛如刺；阻于胸则胸痛、心悸、气短、失眠、健忘、心绞痛、咳嗽、潮热、心烦。五脏六腑皆如田地之禾苗，缺水之灌溉，苗自枯萎矣。本证属心血瘀阻，络脉不通。正应活血化瘀，通络止痛。

血瘀心脑型

【症状】心病，头痛，头晕，心胸刺痛，瘫痪昏厥，语言障碍，幻听昏睡，口眼㖞斜，肢体麻木，舌质紫，苔薄白，脉沉涩。

【方药】化瘀通脑汤（《刘氏家藏秘方》）。黄芪30g，赤芍10g，川芎10g，桃仁10g，红花10g，生姜3片，老葱1节，冰片

3g，丹参10g，磁石15g，水蛭15g，蜈蚣2条，麝香少许。

按：血瘀于心脑，心脑相通。心血瘀阻，脑失所养，故现头痛，头晕，心胸刺痛；心君有病，五脏不安，遍体不宁，故有肢瘫、语謇、口眼㖞斜、肢体麻木等症。用补气活血化瘀通脑之法，则诸症自除。

心血瘀阻，肝脾气郁型

【**症状**】心病，肝脾大，胸腹有肿块，腹痛有定处，久泻不止，以及肝癌兼有心悸等症。

【**方药**】疏肝活血汤（《刘氏家藏秘方》）。赤芍10g，乌药6g，枳壳10g，香附15g，延胡索10g，五灵脂10g，当归尾10g，牡丹皮10g，桃仁、红花各10g，乳香、没药各10g，三棱、莪术各10g，佛手15g。水煎服。

按：血瘀肝脾，二脏失于条达运化之能，自当肿大，如癥如积，痛有定处或久泻不止。血本属心，故心悸之症亦现，是心、肝、脾相互制约为病之象。故用佛手、香附、枳壳、延胡索、五灵脂、三棱、莪术疏肝解郁以散结除癥；当归尾、赤芍、桃仁、红花、乳香、没药以活血行气止痛；乌药辛温，寒冰得之，能化能行。诸药一心，共奏活血化瘀、疏肝散结、顺气止痛之功。

血瘀经络，外受风寒型

【**症状**】心病，素体气血双虚，经络不通，外受风寒，或因气滞血瘀引起的关节炎、腰腿痛、半身不遂，肢体不能屈伸者，以及遍体麻木不仁等心脑血管疾病。或因风寒湿气所致的关节炎、颈椎病、腰椎间盘突出、坐骨神经痛。骨质增生，腰肌劳损所致的局部疼痛病。法宜补肾养血，活血化瘀，通络止痛，舒筋壮骨。

【方药】活血通络丸（《刘氏家藏秘方》）。红芪50g，当归尾15g，川芎15g，赤芍10g，生地黄10g，桃仁10g，红花30g，丹参10g，秦艽10g，羌活12g，独活12g，桂枝20g，钻地风10g，葛根30g，天麻15g，乳香、没药各15g，川乌、草乌各3g，鸡血藤10g，牛膝6g，全蝎10g，蜈蚣2条，地龙10g，水蛭20g，白花蛇1条，共研末蜜丸，每丸6g，每日2次。

按：本症当为气阳双虚导致之血瘀脉络，见关节、腰椎四肢疼痛麻木诸症。冬日天寒地冻，冰封枝折，皆源心阳之虚，无力祛散阴霾之邪，故经脉被阻，诸症蜂起。用大剂之红芪大补气阳之虚；羌活、独活、桂枝、钻地风、秦艽、川乌、草乌祛风散寒；当归尾、赤芍、川芎、生地黄、丹参、鸡血藤、乳香活血化瘀，行气止痛；地龙、全蝎、蜈蚣、水蛭、白花蛇通经活络。共奏补气益阳、活血化瘀、行气止痛、通经活络之功。

三川验案

1.气虚血瘀之一

（1）房某，女，45岁，安塞县人，2013年12月17日来馆就诊。头眩、心悸、动则气短、四肢乏力、精神萎靡不振、急躁易怒、胁肋胀痛、睡眠不佳、梦多三年余，小便清长，诸医无效。大便先硬后溏，口干不欲饮冷，腰酸腿软，月经先后不定期，甚则两三个月闭止而复来，量少，色紫暗，少腹时而有刺痛感，舌质紫暗，苔薄白，脉沉细而涩，右沉弦而结。证属气虚血瘀型，应补气化瘀为治。

【方药】黄芪50g，丹参30g，川芎15g，赤芍15g，生地黄20g，桃仁15g，水蛭15g，西红花1.5g，蒲黄、五灵脂各20g，佛手24g，柴胡24g，黄芩15g，枳壳12g，香附24g，桂枝30g，独活15g，当归尾15g，水煎服，5剂。

（2）郭某，女，33岁，吴堡人。于2013年12月17日来诊。头晕、心悸4个月余，四肢乏力，胃脘胀痛，遇生冷、寒食则加剧，胸胁胀痛、少腹拘急，脱发近感益甚，月经推迟十余日，经至腹痛，血量少，二日则净，色黑有块，舌质紫，苔薄白，脉沉弦细涩。属气虚血瘀证，宜补气活血化瘀为治。

【方药】黄芪50g，丹参20g，川芎15g，赤芍15g，生地黄20g，桃仁15g，西红花1.5g，水蛭15g，土鳖虫10g，香附24g，三棱、莪术各12g，桂心10g，何首乌30g，蒲黄、五灵脂各20g，云苓15g，丁香10g，水煎服，10剂。

2.气虚血瘀之二

王某，女，30岁，王南沟居民，于2014年1月23日来馆就诊。颜面略有㖞斜之象，手指麻木，月经涩少，色黑，有血块，舌质紫暗，脉浮弦而涩，小便正常，大便先硬后溏，属气虚血瘀，将发中风之兆，宜补气通络、活血化瘀为治。

【方药】黄芪50g，桂枝30g，赤芍30g，地龙20g，桃仁15g，西红花1.5g，牛膝12g，全蝎15g，蜈蚣3条，当归尾15g，水蛭15g，炒酸枣仁30g，白花蛇1条，水煎服，10剂。

3.气阴双虚型血瘀

徐某，女，27岁，山西五台人。2007年5月20日来诊。自诉月经先期，且经来两次，色紫暗，有小黑血块，五心烦热，急躁易怒，少腹拘急，腰酸腿软，咳嗽时痰中有血，饮食、二便正常，舌质红，苔薄白略黄，脉沉弦细数，属气阴双虚引起之月经量多兼气滞血瘀，冲任损伤而成。宜清经汤合少腹逐瘀汤加减治疗，以观后效。

【方药】黄芪50g，当归尾24g，川芎24g，赤芍18g，三棱、莪术各15g，生地黄40g，玄参18g，麦冬20g，知母10g，牡丹皮15g，地骨皮18g，鹿角胶30g，桃仁15g，西红花2g，黄芩15g，桂心10g，鳖甲20g，小茴香15g，生甘草6g，水煎服，7剂。

7月3日来电告愈。

4.气阳两虚型血瘀

谭某，女，36岁，江苏人。2006年8月30日来诊。患者于8月18日因阴道出血行清宫术后血未止，25日第二次清宫，26、27、28、29四日无血，29日晚又开始出血，色红，无黑血块及黑血丝，下腹部时感腹痛，时而隐痛。28日在市北方医院B超查为"子宫大小正常，图像所见为不全流产，双附件区图像未见异常"，经门诊妇科大夫介绍至中医科诊治。

患者颜面萎黄无华，少腹胀痛，时或隐痛，后腰肾俞及命门部位有胀痛感，心悸，心烦，头晕，两胁胀痛，胃部不适，心情有压抑感，时而口苦，舌淡白，无苔，脉沉细弱而涩。本属脾不统血，又兼术后气血双虚，气滞血瘀，冲任损伤导致。宜补气养血、滋补冲任、活血化瘀为治。拟归脾汤加固冲汤增减，以观后效。

【**方药**】黄芪50g，西洋参8g，炒白术15g，当归15g，杭白芍24g，云苓15g，熟地黄15g，鹿角胶20g，山茱萸15g，山药15g，阿胶20g，酸枣仁15g，焦芥穗20g，升麻3g，柴胡3g，炙甘草6g，龙眼肉15g，三棱、莪术各15g，炒蒲黄20g，水煎服，6剂。

二诊：2006年9月7日，诸症悉除，前方继服10剂。

三诊：2006年9月18日，腰腹仍有胀痛感，时有红色少量血液，中极穴有压痛感，系任督损伤所致。

【**方药**】黄芪50g，西洋参10g，杭白芍10g，当归30g，炒白术15g，云苓24g，熟地黄24g，山茱萸15g，鹿角胶20g，阿胶20g，木香10g，荔枝核20g，龟甲20g，延胡索30g，升麻、柴胡各3g，水煎服，6剂。

5.肝郁血瘀

尚某，女，41岁，靖边人，于2013年12月9日来诊。自诉口苦，头眩，心烦，急躁易怒，胸胁胀满，善太息，经来前后不调，白带多，经色紫黑，有小血块，经来二天，少腹拘痛，舌苔淡白、质淡紫，脉沉弦而涩，属肝郁血瘀为病。宜疏肝解郁、活血化瘀为治。

【**方药**】黄芪50g，丹参20g，川芎20g，赤芍20g，当归尾20g，生地黄20g，土鳖虫15g，桃仁15g，西红花2g，佛手30g，蒲黄、五灵脂各24g，水蛭20g，川楝子15g，水煎服，6剂。

6.阳气虚型气滞血瘀

沙某，女，33岁，志丹县钻采公司职工，于2013年10月17日来诊。头晕，心悸，气短，梦多，失眠，怕冷，腹泻，胃部胀痛，月经推后，量少、色黑、质稠有血块，且少腹拘痛而胀，舌苔淡白而薄、质略紫，脉沉弦细涩。属阳虚气滞血瘀为患，宜补阳温中、疏肝化瘀为治。

【方药】黄芪50g，佛手30g，苏叶20g，香附18g，桂心12g，桂枝30g，炮附子20g，干姜15g，当归尾15g，川芎15g，水蛭15g，鹿角胶20g，桃仁15g，西红花2g，蒲黄、五灵脂各15g，水煎服，6剂。

心为神怯惊恐之源的辨证论治

心正则神正，佛正不怕香炉歪，愁忧恐惧生于心亦可伤于心。神受挫则志弱，心虚不能下济于肾，水火不济则心虚易惊之证见，可用甘麦大枣汤。小麦30g，大枣6枚，甘草10g，水煎常服。心生忧思悲恐惧，过度之忧思悲恐惧谓之"情劳"，"情劳"则伤其心。伤其心则忧思不解，忧思不解则伤其脾，脾伤则传至肺而变悲，悲愤过度则伤肺，肺伤则为恐为惧，恐惧惊又伤及肾。这个"情劳"按五行生克关系讲，就是火（心）受其伤传土（脾），土受其伤则传金（肺），金又传水，而水之过耗，定伤及至肾，肾又传至肝，是故神怯惊恐之源属心。

神怯惊恐

【症状】因惊恐或其他精神因素所致的神志不安，如人将捕，心惊怔忡，神不守舍者。

【方药】自拟加味磁朱丸。磁石20g，龙骨18g，牡蛎18g，琥珀15g，珍珠母15g，六神曲12g，鸡内金12g，朱砂6g，黄连10g，麦冬10g，共研细末，蜜丸。

按：心气、心血双虚不足以养神，神无所依，故症见如人将捕，心惊怔忡之症自当显现。

心志劳伤过度

【症状】心病，神不守舍，头眩脑晕，善太息，精神抑郁者。

【方药】加味甘麦大枣汤。甘草30g，小麦30g，大枣10枚，琥珀24g，龙齿20g，朱砂6g，磁石20g，代赭石60g，麦芽20g，水煎服。

按：心志不达，血气郁滞，滞而不畅，不畅则愈不达，愈不达则愈劳，愈劳则愈虚，愈虚则愈见此症，不用养心安神之药何能见效矣！

惊烦谵语型便秘

【症状】心病，头眩，口苦，胸胁痞满，惊烦谵语，大便秘结，舌苔黄，脉沉弦者。

【方药】柴胡加龙骨牡蛎汤（《伤寒论》）。柴胡15g，龙骨30g，牡蛎30g，黄芩9g，生姜3g，人参3g，桂枝6g，云苓15g，半夏9g，大黄9g，大枣3枚，水煎服。

按：头眩口苦、胸胁痞满、大便秘结、舌苔黄、脉沉弦者，皆为少阳实证之象。少阳为肝木主气，今肝火旺而生风，故风火相扇，热积于心，惊烦自然生矣。法宜和解少阳，镇惊安神。用是方疏肝泻实，心惊、心烦、谵语可消，加龙骨、牡蛎，则诸症自除矣。

三川验案

1.1976年春，好友之妻张某在去秦镇时，路经本村下头梢之地，当地有一坟墓，绿草茂密，树叶丛生，她一眨眼看见两条约一米长的蛇互相缠绕，翻滚不停，顿时惊吓的不知所措，扯腿跑回家。从此，那两条蛇影始终出现在眼前，白天、夜里喊个不停，惊恐不知所向，时而昏昏蒙蒙，不吃不喝，当地乡医除了打镇静药之外，亦无良法可施。其姐邀余诊治，余知其因，因思《黄帝内经素问》中有"惊者平之"之明训，思之再三，令其用小麦30g，大枣10枚，炙甘草20g，水煎服之。又回家中，用彩笔画了她所看见之两条蛇翻滚之像，拿到患者面前，患者先是露出惊吓之状，后引导她仔细看过之后，用火点燃那张纸，两条蛇不见了，她也逐渐地安静下来。此事至今在我的心里念念难忘，余深信"惊者平之"的治疗方法是极其正确的。

按：此条即《内经》之谓"惊者平之"，似属略带唯心色彩，因思唐宋时代之祝由科，实属心理疗法之一端矣。

2.宁某，女，32岁，西安人，以夜梦常惊醒为由，于2011年3月9日来馆就诊。

自诉其自幼胆小怕鼠、蛇、坟墓等。2008年地震受惊后，半夜做梦常惊醒，全身发抖，想事多，且常生闷气。1998年，呼吸道常不好，晨起吐痰多，且时有黄痰而难吐出。2005年鼻部手术后，对烟尘、异味敏感，性情急躁，被医院诊为焦虑症伴躯体症状，到处求医，共住院2次。3月7日突然全身出汗，全身发软无力，说话亦无力，卧床一天，胸闷。3月8日稍好，自觉发热，体温不高，腰困腿软，右少腹困痛。月经推后，舌苔薄白，脉现沉细。证属心气不足，脾胃不振，故用补中益气汤加味调理之。

【方药】黄芪50g，人参18g，当归15g，陈皮12g，桂枝18g，香附24g，高良姜15g，枳壳12g，川芎15g，熟地黄24g，朱云神24g，炒白术15g，瓜蒌15g，桂心15g，炙甘草6g，杭白芍20g，生姜10g，大枣10枚，水煎服，6剂。

二诊：3月23日，四肢有力，热退神清，易惊之象大有好转，脉象沉缓。按原方继服12剂，可望痊愈。

按：恐为有备之相，有提前防御之心，症现心神怯弱；惊为无意识之突然发现，使人心惊肉跳。恐与惊是有轻重之别的。此人自幼胆怯，又遇地震，心惊胆战，惊者易躁，必致焦虑之疾。又惊而伤肾，因现腰困腿软等脾肾阳虚之症，故处上方以镇惊安神、健脾益气，自见其效。

3.王某，3岁，小南门人，屈腰而眠，易醒易哭，腹泻清稀绿便，印堂色青紫，指纹青紫，证属心经热烦。心属火，火克木，火旺则生惊；木旺则生风，导致木旺克土，故腹泻绿便。宜泻心镇惊，惊去泻自止，方用钩丁四君汤。

【方药】钩丁四君汤。钩丁10g，党参8g，白术8g，云苓6g，黄连6g，炙甘草3g，水煎服。

4.刘某，女，24岁，黄龙县红石崖乡十亩地人，于1994年10月26日求诊。

患者自诉其失眠、心慌、梦多，心中有惧怕之感已半年有余，且口苦、心烦、头晕、善太息。月经约20天来一次，且量多色紫，曾服西药镇静剂，未效。诊其脉左沉弦结代，右沉弦而数，舌苔黄薄，尖边俱赤，属肝郁化火，以致神志有狂乱之势，宜镇心安神、清肝泻火。前医予天王补心丹、柏子养心丸，愈加严重。经云：诸躁狂越，皆属于火；诸风掉眩，皆属于肝。故处以下方疏肝解郁，滋阴泻火。

【方药】柴胡18g，条芩12g，丹参20g，生地黄30g，阿胶10g，龙骨、牡蛎各35g，磁石30g，朱砂6g，六神曲30g，麦冬15g，龙眼肉15g，黄连10g，炒酸枣仁15g，珍珠母30g，代赭石15g，甘草6g，小麦30g，大枣10枚，3剂，水煎服。

另外：针百会、神门、外关、三里、间使、四神聪。

2周，服药10剂而愈。

心为七情变化致病之源的辨证论治

精神致病的因素源于心，精神致病的因素主要指"七情内伤"，七情即喜、怒、忧、思、悲、恐、惊七种情绪，"内伤"即因七种情绪之太过，导致人体脏腑、四肢百骸为病之所伤。这七种情绪的变化主要是来源与"君主之官"的心对外界客观事理的不同反应而借助、指令它所主辖的五脏所具功能表现出来的。在一般正常情况下，精神活动范围是不会导致疾病的，只有在长期或强烈而突然的情况下感受的精神刺激，超过了人体本身的生理调节范围，使人体气机紊乱，脏腑功能失调，以致七种不同的情绪在不同的环境内表现出来，皆源于心的内在变化。

前面在总论中已经述及"心主神明，是表现喜、怒、忧、思、悲、恐、惊的总司"，而喜、怒、忧、思、悲、恐、惊七种情绪皆由心而产生。

大凡喜生于心。《素问·举痛论》曰："喜则气和志达，营卫通利。"外界客观条件对人体的条件反射顺利与不顺利、太过与不及都会影响人的心态平衡，如夜有所思、日有所慕，加之客观事态的意外吻合，"心"主神明的功能过亢，则使人喜笑不休，神惮散而不藏。

怒生于心。人体内心境界不平和，或嗜好，或厌恶，或随遇不安，或慕心不已，或崇拜他人；或忌妒名利，妄思妄为，忧乐无常，追求奔波，无有宁时；或屡受欺凌，压抑情怀，以致忧郁积虑。郁久成火，夜里难眠，日间心烦，烦字从火，火急伤肝，肝伤则怒，怒从心生。心属火，肝属木，母令子行，故怒从心生。

忧由心生。或贤达，或商贾，争分夺秒，案牍劳形，处心积虑，追逐事功名利，日诵夜读，忧思过度，以致劳伤心脾。心因经营之久而衰，脾因意虑之郁而败，则母病必传其子，子又能令母虚，互为因果，母病子亦病，故《内经》有云："二阳之病发心脾，有不得隐曲，女子不月，其传为风消。"

悲生于心。大凡表现在人之贪图财务，急功近利，慕高恶下，日无宁时，夜少息歇，肺气受损。谋事欲速则不达，欲达愈贪，愈贪愈不达，悲从心而生，化而为火，火来刑金，形成心肺阴虚之症。

惊心动魄，形成人体脏腑气血阴阳的不平衡。例如人之处事接物，皆以平安稳重为宜，偶遇意外，如风雷电闪、异色异物、奇人奇事、虫兽突袭、海沸山摇、房舍崩塌、车飞马腾等突发异象，皆可使人防不胜防，惊恐异常，遂致心神惊悸、神不守舍、心烦志狂、失眠多梦等症。心藏神，受挫则志弱，心虚不能下济于肾，水火不济，心虚易惊之症成。

七情致病的特点主要有两个方面，一是直接伤及五脏，如"怒伤肝""喜伤心""思伤脾""忧伤肺""恐伤肾"等；二是心可使其他藏象发生其本能的变化，亦可受到其他藏象本能的表现而受其克制。如过度的惊喜和恐惧，可使心的功能失常，临床表现为心悸、怔忡、失眠多梦、心神不安、精神恍惚，或哭笑无常，或狂躁妄动、精神错乱等症；由于人体心主对外界事理的不平或难以达到意志所不能容忍的事理，使人郁怒不解，肝失疏泄，则出现精神抑郁或急躁易怒，胁肋胀痛，嗳气太息，咽中梗阻，在妇女症见月经不调或崩中，或乳房胀痛、结块，甚或形成乳癌疾患。这是由于心气过盛，火盛伤木，以致肝气郁火形成。再则，由于心气不足，火不生土，以致脾失健运，可出现食欲不振、脘腹胀痛、大便不调，或妇女闭经、漏下不止等症。

【症状】心病，善忧思，郁郁寡欢，闷闷不乐，失眠多梦，心悸怔忡，精神乏困，饮食无味，脉搏细者。

【方药】归脾汤加味。黄芪50g，红参18g，白术15g，茯苓18g，远志18g，木香10g，炒酸枣仁30g，龙眼肉15g，当归12g，炙甘草6g，萱草花20g，水煎服。

【症状】心病，因怒而胸胁胀满，头眩目晕者。

【方药】加减小柴胡汤。柴胡24g，枳壳12g，黄芩18g，竹茹

18g，陈皮12g，麦冬15g，磁石20g，水煎服。

【症状】心病，因悲而气短，胸闷者。

【方药】苏枳甘麦大枣汤。苏叶30g，枳壳12g，甘草30g，小麦15g，大枣10枚，水煎服。

【症状】心病，因惊而心悸动，神不守舍者，或为惊，昏厥不省人事者。

【方药】柴胡24g，黄芩18g，丹参30g，龙骨、牡蛎各20g，竹茹15g，炙甘草6g，大枣10枚，水煎服。

【症状】心病，因大喜而怔忡、不安者。

【方药】小麦蜂蜜竹茹汤。小麦30g，蜂蜜30g，竹茹20g，炙甘草6g，水煎服。

【症状】心病，因大喜而血冲上逆者。

【方药】赭连泻心汤。代赭石30g，黄连15g，大黄10g，黄芩15g，生甘草6g，水煎服。

【症状】心病，凡火、气、痰、湿、燥、食诸郁者。

【方药】加味越鞠丸。苍术、川芎、香附、神曲、栀子各等份，为细末，水丸绿豆大，每服五七十丸，温水下。一方各120g，外加陈皮、白术、山楂各60g，黄芩（酒炒）45g。

【症状】心病，气、湿、热、痰、血、食六郁者。

【方药】六郁汤。陈皮、半夏、苍术、川芎、赤茯苓、栀子、香附各等份，上细切，作一服，加生姜三片，水二盏，煎至一盏，温服。如气郁，加乌药、木香、槟榔、紫苏、干姜，倍香附、砂仁；如湿郁，加白术，倍苍术；如热郁，加黄连，倍栀子；如痰郁，加天南星、枳壳、小皂荚；如血郁，加桃仁、红花、丹皮；如食郁，加炒三仙。

【症状】心病，恼怒思虑，气滞血瘀，一服即效。

【方药】香附、贝母、苍术、川芎、栀子、神曲、陈皮、茯苓、枳壳、紫苏梗、甘草各等份，生姜三片，水煎，食后服。气加木香、槟榔；湿加白术、羌活；热加黄芩、黄连、柴胡；痰加半夏、天南星；血加桃仁、红花；食积加神曲、山楂、砂仁。

【症状】心病，痰郁火邪在下焦，大小便不利。

【方药】陈皮、半夏、茯苓、甘草、川芎、升麻、防风、柴胡各等份，细切，作一服，加生姜三片，水煎温服。

【症状】心病，湿、热、食积诸郁。

【方药】木香、槟榔、陈皮、青皮、蓬术、黄连、枳壳、黄柏、大黄、香附、牵牛子各等份。上为末，水丸桐子大，每服百丸，空心白汤下。

【症状】心病，一切名利失意、抑郁、烦恼、七情而伤、不思饮食、面黄形羸、胸膈诸症。

【方药】香附、茯神各等份，上为末，炼蜜为丸，如弹子大，每服一丸，空心细嚼，白滚烫或降气汤下。

名医经验

1.路志正治肝气郁结型冠心病案

张某，女，56岁。1990年3月20日就诊。主诉：胸闷胸痛半年，近日因其爱人病故，悲痛而致胸痛发作，经服速效救心丸好转。刻下症状：胸痛胸闷，食少纳呆，口中乏味，心悸、心烦、不寐，悲伤欲哭，胸胁胀痛，善太息，头晕，恶心，舌淡红、苔白微腻，脉弦。心电图诊断：ST-T改变。中医诊断为心痹，证属肝气郁结，心络不畅。治以疏肝理气，通络止痛，并加以劝导。处方如下。

【方药】柴胡、旋覆花各12g，赤芍、白芍、炒枳壳、郁金、川楝子、延胡索、香附各10g，远志6g，珍珠母、生龙骨、生牡蛎各20g。

7剂后，自觉胸痛大减，食纳增，睡眠转好，守方连服1个月后，胸痛胸闷消失。

《古今专科专病医案》按：本案患者因七情过激而致心痹。心主血藏神，肝主疏泄，藏血舍魂，体阴而用阳，心肝共同调和血脉，协调情志。患者原本有胸闷胸痛之宿恙，今又过度悲伤而致肝胆疏泄失职，气机郁滞，血脉不畅，肝郁扰心，心络不和而发病。治疗重在疏肝理气，使气机条达、心脉流畅，则病可愈。药以柴胡、香附、川楝子、枳壳疏肝解郁，调畅气机；延胡索、郁金、赤芍、白芍活血通络，行血之中兼行气滞；远志、珍珠母、生龙骨、生牡蛎、旋覆花镇肝养心安神。全方疏肝理气、通络止痛，药证相符，故收效较好。

按：此因悲从心生，证属肝气郁结，致使心络不畅，当从心论治。

2.黄一峰肝火痰夜游案

姜某，男，42岁。病经四载，1974年因每夜外游，家人务必锁门，经治后夜游已不发作，近作夜寐惊叫吵闹。辨证为肝火夹痰，蒙闭清窍。治法宜豁痰、平肝、通窍。

【方药】藿香9g，龙胆草2g，陈胆南星9g，远志6g，僵蚕9g，制半夏9g，陈皮6g，竹茹9g，茯苓12g，代赭石30g，桔梗5g，生紫菀5g，石菖蒲5g。另服白金丸90g，每晚3g；礞石滚痰丸45g，每晨1.5g。

上药加减连服3个月，夜游已3年未再发，一度稍觉头晕，续服温胆汤加枸杞、菊花、珍珠母、牡蛎、白芍、桑椹等调治而释。

该案述症甚简。若仅根据夜游及夜寐惊叫吵闹，很难辨其证型。从黄氏辨证属肝火夹痰，蒙闭清窍来看，当有急躁易怒、口干舌燥、神志或昏蒙、舌红苔黄腻、便结尿赤、脉滑数诸症。分析处方，乃以温胆汤为主化痰热，白金丸、礞石滚痰丸豁痰开窍，藿香醒胃化湿，桔梗、紫菀宣肺疏通三焦水道，石菖蒲安神而化心中之痰，龙胆草清泻肝火，僵蚕平肝镇惊。以后之治与此法同，然稍有侧重。前者重在化痰开窍，而后者化痰与平肝并举。此例提示我们，临床病症虽同，然必须根据邪之多寡，是否兼夹为患，来决定遣方用药。

按：肝火夹痰，蒙闭心窍，故现口干舌燥、神志昏蒙、急躁易怒诸症。肝病泻其心，实则泻其子矣，于上方增黄连、竹茹则其效尤甚。或问肝火从何而起？痰由何脏而生，清窍又为何窍？何以蒙闭其窍，应当三思之。余曰：肝火自心而生，痰由肺而起，肺属金，今木火相益，心肝之火益旺，火生风，风自生痰，肺为贮痰之器，金器被火烧灼，痰液沸腾溢窜于邻脏，因心肺同属上焦，故受蒙闭之最易矣。心藏神，神清则识明，故心为清窍。清窍被蒙，天真失灵，故当现急躁易怒，口干舌燥，神志昏蒙等症。神志昏迷，痰火相扇，六神无主，心君失守，任其所动，故夜游之症现矣。

3.杨作栋治心血不足夜游案

刘某，男，27岁，1976年秋初诊。其母代诉：十几年来，患者不断在夜晚入睡之后突然起床，不论冬夏都穿好鞋袜，不言不语，也不开灯，便下床活动。有时扫地，有时擦擦桌椅，别人叫他，他也不答，10～20分钟，又脱衣而睡，次日问他，他说未曾起床，日子久了，习以为常，曾诊为梦游症。患者住在二楼，一人独居一室，半夜起床后，常常先生炉，然后开门，拿上桶担，下楼挑水，回来又把门关好，将水倒入缸里，又把铁壶灌满，放在火上。有时随即复睡，有时把水烧开，灌满水瓶，从未发现他进食，干起活来轻手轻脚，从不碰撞。所以别人很难发觉，有时问他，仍一无所知。

患者自诉，除感经常头晕、有时心烦外，别无不适。察其神色似有萎靡，表情略淡漠，寡言少语，目光无神。无癫痫发作及癔病史，历经治疗效果不著。舌尖红而少苔，脉细弦而稍数。

辨证属肝阴不足，肾气上逆，火扰心神，伤阴生痰，以致魂不随神而动。治宜养血安神，清热祛痰。

【方药】以酸枣仁汤加减。炒酸枣仁30g，柏子仁15g，合欢皮12g，夜交藤12g，川芎10g，知母12g，茯神12g，生龙骨12g，生牡蛎12g，朱砂末1.5g（分2次冲），水煎服，5剂。

药后复诊，症、脉似无改变，原方再进5剂，嘱其家人细为观察。

按：此当属癫病。其因必由事不遂心，郁久伤心，心血虚，火气炎上，不能下交于肾水，形成水火不济、突然起床等一系列之心肾不交的病来。世间物各有象，由于患者水火不济，故有醒后生炉、挑水之举。心情与现实不合，故终日表情淡漠，寡言少语，目光无神，舌尖红而少苔，实由心火盛而心阴不足；脉细弦而数，属肝木郁而化火所致。故直取酸枣仁汤加养心安神之柏子仁、合欢皮、夜交藤、生龙骨、生牡蛎等味，使心肾交，水火济，自然神归于舍，诸症悉除矣。

4.施小墨治急性广泛前壁心肌梗死案

金某，男，51岁。患者入院前4天咳嗽，继而感胸疼，半小时自行缓解。来诊前晚胸痛时间延长，于1988年1月25日来院急诊，入院诊断：急性广泛前壁心肌梗死，心功能不全I级。患者有精神分裂症史，曾于1974年、1979年两次住院。1988年1月28日中医会诊：患者精神差，左胸痛，口唇轻度发绀，面红口干，咳嗽痰不易出，大便5天未行，体温37.4℃，苔黄腻舌尖红，脉沉滑。证属痰热痹阻，心脉失畅，腑气不通。

【方药】瓜蒌皮15g，旋覆花10g，北沙参20g，桔梗6g，瓜蒌子30g，天竺黄10g，紫丹参20g，杏仁10g，金银花15g，炒枳壳10g，生大黄5g，玄参20g，赤芍15g，大生地黄20g，生甘草5g。

患者服上药后，大便通畅，咳嗽、胸痛减轻，体温恢复正常，中医会诊后第5天转入普通病房，于2月15日出院。急则治标，本案法当通腑化痰清热；但由于心脉不畅，心之气血阴阳俱已受损，又要考虑顾护心脏正气问题，通不可伤正，清不得损阳，化不能损阴，如何掌握分寸，乃是本案治疗成败之关键。方中轻投大黄通腑不伤正；瓜蒌皮宽胸散结，瓜蒌子涤痰润便；桔梗、枳壳一升一降，舒展气机；旋覆花、杏仁降逆化痰；丹参、赤芍养血通络；沙参、生地、玄参滋养心肾；更用金银花清热解毒，以防温热成势。

《古今专科专病医案·心脏病·评按》：本案患者因长期精神失调，木郁不达，以致肝郁气滞，克伐脾土，形成脾虚气结，气结则津成痰，痰热互结，阻滞于心脉，以致心脉失畅。医者针对病人咳嗽痰不易出、大便5日未行的标病，从痰从肺与大肠进行辨治，使主要矛盾迎刃而解。其特点一是胸痹病从痰从肺论治，辟胸痹治法又一蹊径，区别于常规的通阳化浊、豁痰开窍之法，因而不用瓜蒌薤白半夏汤，实有曲径通幽之妙；二是治痰注重调气，痰之所聚，全在气机升降失常，而本案组方恰当地把握了气机升降出入的生理病理机制。如宣肺与通腑并用、提气与降气同施都说明了这一点。

5.张乃修治肝胃不和郁证案

金　（右），情怀郁结，肝木失疏，以致肝阳冲侮脾土，中脘有形，不时呕吐，眩晕不寐，脉细弦，苔白质红。证属风木干土之象，拟两和肝胃法。

【方药】川楝子（金铃子）一钱五分（切），制半夏一钱五分（炒），炒枳壳一钱，川黄连五分，白芍一钱五分（土炒），制香附二钱（研），延胡索一钱五分（酒炒），代赭石四钱，白蒺藜三钱（去刺，炒），淡吴萸二分（与黄连同炒），旋覆花二钱（绢包）。

转方，去川黄连、吴萸，加茯苓、竹茹。

再诊：气分攻撑稍平，中脘聚形亦化，呕吐亦减，寐亦渐安，略能安谷，但胸中有时微痛，所进水谷顷刻作酸，眩晕，带下，脉两关俱弦。肝胃欲和未和，再从厥阴阳明主治。

【方药】制半夏一钱五分，广皮一钱，青皮四钱（醋炒），白芍一钱五分（土炒），茯苓三钱，制香附二钱（研），川楝子一钱五分（切），白蒺藜三钱（去刺，炒），干姜二分，川黄连五分，代赭石四钱，炒竹茹一钱。

三诊：呕吐已定，攻撑亦平，渐能安谷，肝胃渐和之象也，但少腹仍觉有形攻撑，心悸眩晕，小溲之后，辄觉酸胀，肾气已虚，不能涵养肝木。再从肝肾主治。

【方药】制半夏一钱五分，青皮、陈皮各一钱，当归身一钱五分（酒炒），白蒺藜三钱，煅石决明四钱，川楝子（金铃子）一钱五分，杭白芍一钱五分（酒炒），阿胶珠一钱五分，朱茯神三钱，煅牡蛎四钱，炒酸枣仁一钱。

四诊：呕吐已定，而少腹攻撑，似觉有形，每至溲便，气觉酸坠，眩晕汗出。肝体渐虚，平肝。

【方药】川楝子（金铃子）一钱五分，香附二钱（醋炒），朱茯神三钱，生牡蛎五钱，白芍二钱，甘杞子三钱，当归炭二钱，炒枣仁二钱，阿胶珠二钱，淮小麦五钱。

《古今专科专病医案·心脏病·评按》：金氏所患，有两种病机共存，一为木乘中土，肝胃不和；一乃水不涵木，肝阳上亢。前者情志怫郁为主因，后者肝气郁滞仅为诱发因素；前者病急，后者病缓；前者后发，后者先病；先病为本，后病为标。故张氏先以疏肝和胃治之，佐以平肝潜阳。待胃气稍和，中土好转，则主用补益肝肾、滋潜肝阳之法，而以理气和胃为佐。医界所谓治分标本缓急，方随证转，该案即是典型之例。本案在辨证和治则方面并未提及有关"心"字，但整篇医案最终用药却明显用了有关入心经之品，如朱茯神、炒酸枣仁、阿胶、淮小麦等养心安神、滋阴补血之类，足以证明张氏对此从"心"治疗的秘诀。

6.孙允中治郁证案

孙景祥治李长沙学士，年二十九，时患脾病，其症能食而不能化，因节不多食，渐节渐寡，几至废食，气渐蕑，形日就惫，医咸谓瘵也，以药补之，病弥剧。时岁暮，医曰：吾技穷矣。若春木旺，则脾必伤重。会孙来视曰：及春而解。因怪问之，孙曰：病在心火，故得木而解，彼谓脾病者，不揣基本，故也。公得非有忧郁之事乎？曰：噫，是也。盖是时，丧妻亡弟，悲怆过伤，积久成病，非唯医之莫识而自亦忘之矣。于是尽弃旧药，悉听孙言。三日而一药，不过四五剂，乃春果愈。李因叹曰：医不识病，而欲拯人之危，难矣哉。世之躯命托之庸人之手，往往而是。如不遇孙，不当补而补，至于瘵而莫之悟也。

《古今专科专病医案·心脏病·评按》：情志郁结，气机阻滞，肝失疏达。肝木伐土，脾气虚弱，以致食而不能化。庸者不知，"以药补之"，困脾呆胃，故"病弥剧"，形体日渐消瘦。治疗原则自当以疏肝健脾为要，其药也当为此类。至于前医言"春木旺，脾必伤重"，而孙氏却言"得木而解"者，前者只知木能乘土，而不晓该病乃忧郁气结。春日一来，肝木条达，气机畅利，加之服药调理，岂有不减轻甚至痊愈的道理。此案典型处在于其"丧妻亡弟，悲怆过伤，积久成病"之病因，人遇此境，谁不伤心，心伤日久，自成痼疾，心自有病，辐射肝、脾，其症自当显现。

7.李元明治肝郁气滞型心律失常案

陈某，男58岁，工人，1988年11月16日初诊。心悸、胸闷、气短6年，近1个月反复发作。患者此病缘于情志不遂，时常心悸气短，胸闷不舒，嗳气频作。伴有脘腹胀满，两胁窜痛，胃纳呆滞，曾到某医院就诊，做心电图、Holter检查均提示频发性室性期前收缩。经抗心律失常治疗，心悸、胸闷略缓解，但停药后时有发作，故求余以中医药治疗。现症状同上，舌苔薄黄，舌质略红，脉沉弦，时有结代。脉证合参，此乃肝郁气滞，郁久化火，相火偏炽，扰动心神而致心悸。治宜疏肝解郁、泻火镇惊安神，佐以健脾和胃。

【方药】醋柴胡10g，枳壳10g，制香附10g，牡丹皮10g，瓜蒌15g，茯神10g，珍珠母15g，磁石15g，黄连9g，大腹皮10g，炒白术10g，炒酸枣仁30g，炙甘草6g。

14剂后心悸易惊、两胁胀满、胸闷不舒等证均减，但仍觉食欲欠佳，故于上方去大腹皮，加炒山楂15g，炒麦芽15g，健脾和胃，以助生化之源。再服10剂，心悸、胸闷等症皆平。嘱患者合理膳食，切忌情绪激动。再继以疏肝健脾、养血安神法调治月余，做心电图检查正常，随访半年，病症未再发作。

《古今专科专病医案·心脏病·评按》：临床凡治疗心脏疾病，多从"心""脉"着眼，而论及他脏者较少。该案之治却从诱因入手，以疏肝解郁、健脾和胃立法，确实新颖。肝属木，脾为土，肝气郁结，日久可郁而化火，扰动心神；也可横逆克犯中焦。心神不宁则心悸，气机不畅则胸闷；脾胃失职则纳呆，郁火于内则舌红、苔黄而脉沉弦。故以柴胡、枳壳、香附、疏肝理气；牡丹皮、黄连清泄肝火；瓜蒌宽胸化痰和中，大腹皮行气和胃，炒白术益气健脾；珍珠母、磁石、茯神、酸枣仁镇安心神。李氏之治法，妙在以疏肝和中之品而收安神定悸之效。仲景有以理中丸（人参汤）治胸痹之法，李氏活用其法，虽同为治疗中焦，然一补一和，形同霄壤。可见辨证施治，没有常法，因人制宜，更当掌握一"活"字，方能达得心应手之境。

8.岑长所治痰浊血瘀型冠心病心绞痛

陈某，男，76岁，渔民，1998年5月13日初诊。患冠心病16年，常觉左胸闷痛，长期服复方丹参片、双嘧达莫（潘生丁）等药。本次突然胸骨后疼痛加重。心电图示：ST段V_5导联下降0.05mV，Ⅰ、Ⅱ导联T波倒置1.5mV，V_4-V_6导联T波倒置6mV。诊断为冠心病心绞痛。诊见：胸痛彻背，气短喘促，心悸，头晕目眩，舌暗红、苔白腻，脉弦细。中医诊为胸痹，证属痰浊中阻，气滞血瘀。治宜通阳散结，活血祛瘀。

【**方药**】瓜蒌皮20g，薤白、桂枝、郁金、酸枣仁、赤芍、法半夏、桃仁、三七、炙甘草各10g，丹参30g。每天1剂，煎服法同上。

二诊：5月15日，胸痛消失，胸闷气短减轻，舌暗红，苔微黄，脉弦细。药已见效，守上方加党参30g，茯苓20g，煎服法同上。

三诊：5月21日，胸痛、胸闷已消失，舌淡红、苔薄白，脉弦滑。心电图复查，ST段回升至电位线，V_4-V_6导联T波直立，心电图大致正常，后以上方加减化裁善后。

《古今专科专病医案·心脏病·评按》：本案病因病机是痰浊闭阻。因痰为湿邪，其性黏滞，停于心胸，则滞塞阳气，脉络阻滞，酿成该证。基于本证的病因病机，岑氏采用张仲景《金匮要略》瓜蒌薤白桂枝汤加味治疗，方中瓜蒌、薤白、桂枝化痰通阳；半夏辛温，性体滑利，一可辛温通阳散结，二可涤痰化饮；桃仁、三七、赤芍、丹参、郁金活血化瘀，理气止痛；甘草调和诸药。全方有通阳散结、活血化瘀之功。待胸痛消失、胸闷气短减轻，守原方而另加党参、茯苓，旨在健脾益气，脾气健旺，运化转输正常，寒饮痰浊自消。故而"岑氏治疗心绞痛以通为先导，以补而收功矣"。

9.张瑞华治肝郁血瘀型心绞痛案

王某，男，48岁，初诊日期为1987年4月14日。患者发作性心前区疼痛3年，每日发作1～2次，每次发病多与情绪不佳有关。近2年经常心悸失眠、脉搏不齐。间断服硝苯地平（心痛定）、硝酸异山梨酯（消心痛）治疗，未服过抗心律失常药。

查体：血压17.3/10.7kPa；两肺呼吸音清晰，未闻及干湿啰音；心界叩诊不大，心率82次/分，期前收缩5～6次/分，各瓣膜听诊区未闻及病理性杂音。肝脾不大。双下肢无水肿。

实验室检查：心脏不大。心电图为频发房性期前收缩。运动实验示阳性。

西医诊断为冠心病、心绞痛，房性期前收缩。症见心悸失眠，心前区疼痛，每日发作1～2次。两胁胀满，善太息，舌暗红，苔白，脉弦不齐。辨证为肝气不舒、心血瘀阻。治当行气活血、养心通脉。

【方药】柴胡12g，桔梗9g，牛膝9g，当归15g，枳壳9g，丹参8g，川芎15g，红花12g，桃仁9g，川楝子12g，炒酸枣仁18g，生龙骨、生牡蛎各30g，甘草6g。

服7剂后心悸、两胁胀满、心前区疼痛明显减轻，心率78次/分，期前收缩3次/分。原方改丹参24g，加苦参18g，继服18剂后，心悸、心前区疼痛消失，查心率78次/分，律齐。2个月后到我院复查，病未复发。

《古今专科专病医案·心脏病·评按》：中医学认为，气为血帅，气行则血行。肝主疏泄，喜条达。若情志不舒，肝气郁结，气机运行失常，则气滞血瘀；心脉不通，不通则痛。本案患者心前区疼痛，两胁胀满，善太息，舌暗红，苔白，脉弦不齐，辨证为肝气不舒、心血瘀阻。故张氏采用血府逐瘀汤加减以行气活血、养心通脉。方中柴胡、枳壳、桔梗、川楝子疏肝理气散结；当归、川芎、丹参活血祛瘀，牛膝使胸中瘀血下行，甘草调和诸药。从而使气机条达、瘀血消散，诸症皆除。

10.卢灿辉治冠心病心绞痛案

林某，女，54岁，1997年10月22日诊。病者患冠心病3年，每年发生心绞痛8~12次。平素畏寒、肢冷、易感冒、纳少、便溏。近1个月来由于情绪不佳，每天发作数次，一周前在某医院住院。经西医治疗，仍一天发作数次，遂请会诊。会诊时正逢病者心绞痛发作，舌下含服硝酸甘油片稍缓解，面色㿠白，气急，乏力，语声低微，汗出，肢冷，唇舌淡，舌尖布满瘀点，苔薄白，脉迟、结；心率54次/分，期前收缩每分钟6~8次，血压13/6kPa。查阅病历，实验室检查全血黏度、血浆黏度明显增高。

【方药】①10%葡萄糖注射液200mL，加复方丹参注射液12mL、参附注射液20mL，每天静脉滴注1次。

②高丽参（另炖）10g，黄芪30g，田七20g，川芎8g，桂枝5g，炙甘草20g，每日煎服2剂。

2天后巡诊，病情明显减轻，每天心绞痛发作1次，时间缩短，症状减轻，面色红润，无气急、汗出、肢冷之症，心率66次/分，血压15/8kPa。前方中药每天服1剂，余同。用药4天，均未发生心绞痛，心率、血压正常，要求出院。

【方药】新开河参5g，黄芪30g，炙甘草20g，丹参20g，田七15g，川芎8g，桂枝5g。

嘱每天煎服1剂。连服50剂，至今未曾发作心绞痛，检查心电图、血压均正常。

平素气阳两虚之躯，心脏鼓动力不足，寒凝血瘀，应温阳益气活血。危重急证，急用参附注射液、丹参注射液滴注，并立即煎服中药。病情危重，中药煎服，可每天2剂，才能挽救危脱。

二方中人参、黄芪、附子、桂枝、炙甘草益心气，温经通脉；丹参、田七、川芎活血化瘀。共奏益气温通止痛之效。

《古今专科专病医案·心脏病·评按》：本案患者面色㿠白、气急乏力、语声低微、汗出、肢冷，唇舌淡，舌尖布满瘀点、苔薄白、脉迟结等，一切表现显系心肾阳虚兼心气不足。气虚则无力鼓动血行，寒凝则血瘀不行。"虚则补之""寒则温之""菀陈则除之"，故治宜温阳益气活血，气血流通，则壅患自解，在人则病体自康矣。

11.高濯风治气滞血瘀型心律失常案

汤某，男，47岁。1992年12月22日初诊。发作性心前区疼痛7年，每遇精神紧张、气候寒冷诱发，曾在某医院诊为冠心病、心绞痛，常用心血康、速效救心丸，病情尚稳定。近5天来，由于气温下降，患者心前区疼痛发作频繁，且持续时间延长，伴有头晕，舌质暗，脉沉弦而结，12月21日动态心电图示：①频繁室性期前收缩；②偶发房性期前收缩；③ST-T有动态改变。证系气滞血瘀，治拟活血祛瘀、宣痹止痛法。

【方药】丹参30g，川芎10g，当归10g，赤芍10g，瓜蒌20g，薤白10g，川牛膝30g，桃仁10g，红花9g，罗布麻30g，枳壳10g，三七粉1.5g（冲），水煎服，每日1剂。

服药2周，1993年1月5日复诊，复查心电图示：①窦性心律；②可疑冠状动脉供血不足。脉沉缓，无结象，胸痛眩晕消除，继服前方7剂。1月19日做动态心电图示：①窦性心律；②偶发房性期前收缩（2/23小时）。胸痛未发作，但感乏力，改用益气活血法巩固治疗2周停药。随访1个月，心绞痛及心律失常无复发。

《古今专科专病医案·心脏病·评按》：胸痹的病因与寒邪内侵、饮食不当、情志失调、年迈体虚等有关，其病位在心，但与脾、肾有关。其病机总属本虚标实，本虚为阴阳气血的亏虚，标实为阴寒、痰浊、血瘀交互为患。该病例患者感受寒邪，因诸阳受气于胸中而转行于背，若寒邪内侵则使阳气不运，气机阻痹，故见心前区疼痛，感寒则痛甚。胸阳不振、气机受阻，故见头晕、心悸。舌质暗、脉沉弦均为血瘀气滞寒凝之象。治疗当以活血祛瘀、宣痹止痛为法。余在《心血管病的辨证论治》中曾论及：引起心血管病的七大原因，其中便有情绪波动、外受寒冷。不论人之有无疾病，对于心脏病，皆宜强调"心态"二字。只有心态平衡，气血和谐，才是减少因情绪波动引起的心脏病的最好绝招。

三川验案

1.产后精神病案

乔某，女，25岁，合阳县同家庄白家沟村人。1992年12月5日晚8点初诊。其家人主诉该患者产后因闻听计划生育做节育手术之消息，精神受到刺激，遂郁郁寡欢，终日不乐，后即骂人，时哭时笑，甚或跳墙外出，晚间不能入睡，经用西药镇静，无明显效果。因余在此村看望朋友，其亲友邀余诊治。观其病态，患者误呼我为鲁迅，时而又迷糊，似睡非睡样。诊其脉沉弦而滑实，舌苔黄厚而燥，属热入血室，三焦郁火暴胜所致，处以柴胡加龙骨牡蛎汤化裁。

【方药】柴胡24g，黄连20g，生地黄20g，当归10g，川芎10g，杭白芍15g，桂枝10g，生龙骨、生牡蛎各30g，苦参30g，血丹参20g，大黄15g（后下），桃仁20g，芒硝10g（包），酸枣根皮30g，甘草30g，小麦30g，鸡子清2枚，水煎服，3剂。

二诊：12月7日，服前药得大便数次，睡眠较前好转，神志略见清醒。遵前方加减继服。

【方药】柴胡24g，黄连20g，生地黄20g，当归10g，川芎10g，桂枝10g，生龙骨、生牡蛎各30g，苦参30g，血丹参20g，大黄15g（包），桃仁20g，党参10g，黄芪30g，木通10g，芒硝10g（包），酸枣根皮30g，甘草30g，小麦30g，大枣10枚，鸡子清2枚，水煎服，3剂。

三诊：12月10日，服上药3剂后，神志较前愈加清楚，能正常睡眠，不外出，不骂人，不哭不笑。唯大便一日数次，粪便呈稀水样，有疲乏之感，脉象沉滑，舌苔淡白。思之再三，仍嘱原方继服，以制其心、肝、脾、胃、三焦炎炎之火。虽有腹泻，属药力之功，不足畏也，故予原方继服2剂。

四诊：12月12日，神志一切正常，能自理，并能用语言向医生表示感谢，六脉沉弦而缓，舌淡白，宜原方化裁服之，以图痊愈。

【方药】柴胡24g，黄芪30g，党参15g，白术10g，生地黄20g，当归10g，川芎10g，桂枝15g，生龙骨、生牡蛎各25g，苦参30g，血丹参20g，木香10g，熟地黄20g，酸枣根皮30g，小麦30g，水煎服，5剂。

又用酸枣树根皮100g，丹参100g，共研细末，每次10g，每日2次。

经走访，患者至今神志正常。

按：癫与狂都是精神失常的疾病，俗谓"文癫武狂"。癫为久病，狂为暴病；癫者多喜，狂者多怒。癫久则狂，狂久则癫，其因多由志愿不遂，气郁生痰，痰迷心窍，或因惊恐，神不守舍而成。癫则如痴如醉，言语无序，哭笑无时，甚而不知秽洁。其证候多静而昏倦；狂则人不能制，气力逾常，多怒不饥，声音壮厉，骂詈不避亲疏，不畏水火，甚者登高逾垣，其候则躁而少卧。治疗时，癫以清心涤痰、安神为主；狂则立夺其食，或降其火，或下腑实。认真辨认，临证自有主张。

　　观此人当属产后气血双虚，因惊恐致癫，且为癫狂相兼之正虚邪实病。缘由肝火郁积，热入血室，三焦郁火暴盛，故"遂郁郁寡欢，终日不乐，后即骂人，时哭时笑，甚或跳墙外出，晚间不能入睡"之证现。余以为，欲制肝火，必泻其心，故用柴胡加龙牡汤，易黄芩为黄连，以达实则泻其子的目的。心火除，肝自宁，火得熄，人自安。故用酸枣根皮、血丹参、生龙骨、生牡蛎、小麦、鸡子清养心安神，则神志自清；苦参、大黄、芒硝，苦寒使火从下而降；党参、黄芪、桂枝、甘草，保元益气；四物汤养血活血而补血，使心肝之气血得充，气血充则心肝之阴阳平衡，其跳墙外出之象自除；用桃仁承气汤者，意在专医热入血室之疾，舌苔黄厚而燥自然而去，神清心爽，则诸疾自愈矣。至于服药成泻者，无须畏惧，腹泻则火从下降也。临床除用桃仁承气汤泻下蓄血积滞之外，每当用苦参时，患者往往有腹泻之象，因苦参有寒苦之味，服后自有致泻之用。待泻下后，其阳明之火自当消失而病愈。此法正暗合于"治狂则先夺其食，或降其火"之意。

此虚中有实，属虚羸之证有实状，补虚则更实，心肝之火愈炽，攻实则体愈虚之疑难杂病，由于既审慎而又大胆施治，故能收到事半功倍之效果。

2.经来终日游走，喜笑若狂案

杜某，女，43岁，长安大兆中村人，其夫代诉患者于1985年12月20日始，终日游走，喜笑若狂2个月余，经他医诊治无效，延余诊之。诊得六脉弦细而数，每至经期，症如癫痴，心烦、不寐，如见鬼状，神志恍惚。辨证属忧愁郁怒伤肝，郁而化火，为癫为狂。因思仲圣《伤寒论》中"昼日明了，暮则谵语，如见鬼状者，此为热入血室"，故处小柴胡汤加味，试图获效。

【**方药**】炒酸枣仁30g，柴胡24g，黄芩12g，法半夏15g，生甘草6g，竹茹18g，嫩钩丁18g，龙骨、牡蛎各15g，柏子仁20g，水煎服，4剂。

针刺：内关、百会、劳宫、神门、合谷。

二诊：1985年12月24日，服上药4剂后，睡眠较前安静，但虑其人神志烦躁，如癫如狂，头脑麻木，耳边如有人声时，则阴道出血。病家述其每月前见红，则有上证，缘由思虑过度，以致血不归原，应引血归原为治，故于原方化裁加磁朱丸治疗。

【**方药**】炒酸枣仁30g，朱麦冬20g，朱茯神15g，软柴胡24g，条黄芩15g，法半夏15g，嫩钩丁30g，柏子仁20g，龙眼肉15g，淡竹茹30g，生龙骨、生牡蛎各15g，生甘草6g，灵磁石30g，炒六神曲30g，朱砂3g，水煎服，3剂。

三诊：1985年12月27日，神志清，睡眠好，能听半导体放的音乐，脉象缓和，舌淡白，用扶正祛邪法，以期永得康宁。

【方药】黄芪60g，白术15g，云茯神20g，党参30g，远志10g，木香10g，炒酸枣仁30g，当归10g，灵磁石30g，朱砂3g，钩丁30g，麦冬20g，生龙骨、生牡蛎各15g，炙甘草6g，柏子仁30g，六神曲30g，百合30g，水煎服，3剂（注：后两剂黄芪增至90g）。

四诊：1986年1月4日，诸症若失。因思仲师意，仍用小柴胡加减，以善其后。

【方药】炒酸枣仁30g，党参20g，柴胡18g，黄芩15g，半夏10g，灵磁石30g，朱砂3g，炙甘草6g，六神曲30g，水煎服，2剂。

按：杜某忧思惊恐致经期如狂病，其肝郁化火，脉必弦细而数，热主血，主心，今经来热入血室，上为心，下为胞宫也。血室沸腾，故如癫如狂，心烦、不寐，如见鬼状，神志恍惚之症现矣，此皆为心经有热所致。故用柴胡、黄芩、竹茹、生甘草疏肝凉血；酸枣仁、麦冬、朱茯神、朱砂滋补心阴安神；龙眼肉、磁石、龙骨、牡蛎、党参、黄芪、百合补中气以定志。共奏补气养血、疏肝凉血、安神定志之妙用。

心为劳虑过度致伤中气不足之源的辨证论治

劳虑过度，中气不足皆因劳心所致。李东垣所谓"喜怒不节，起居不时，有所劳倦，皆损其气；气衰则火旺，火旺则乘脾土，脾主四肢，故困热无气以动，懒于言语，动作喘乏，表热自汗，心烦不安……"，可见喜怒源于心，喜怒不节则伤于心，以致中气不足之症频频而现。

劳伤中气

【**症状**】心为火，主血，主神志，心事繁杂，操持过久，力不胜任，渐现力不从心之感。遂成头晕，耳鸣，心悸怔忡，梦多失眠，饮食不思，大便溏薄，腰酸项强，恶心呕吐，舌淡白，脉沉缓无力等症。

【**方药**】二补汤（即补中益气、归脾汤加味）。黄芪30g，白术15g，云苓12g，远志15g，党参20g，木香10g，炒酸枣仁30g，龙眼肉20g，磁石18g，六神曲30g，升麻3g，柴胡3g，陈皮12g，当归15g，肉苁蓉15g，炙甘草6g，大枣10枚，水煎服，3剂。

宗气不足

【**症状**】上气不足，脑为之不满，耳为之苦鸣，头为之苦倾，目为之眩。（《灵枢·口问》）

【**方药**】生脉散加四君子汤。人参15g，麦冬12g，五味子12g，白术10g，茯苓10g，甘草6g，水煎服。

中气不足

【**症状**】中气不足，溲便为之变，肠为之苦鸣。（《灵枢·口问》）

【**方药**】补中益气汤。人参15g，黄芪30g，白术15g，当归12g，陈皮10g，升麻3g，柴胡3g，甘草6g，生姜3片，大枣10枚，水煎服。

补中益气汤加减歌

东垣补中益气汤，形神劳役效验彰；

头痛恶寒汗无力，气高而喘投之良。

汗多须去升麻柴，增入枣仁功力强；

头痛蔓荆同川芎，善嚏白芷川芎尝；

脑痛连顶藁细辛，口干或渴葛根商。

有痰贝母与前胡，泄泻白芍泽茯酿。

胸闷去芪与升柴，加入枳实黄连姜；

额痛入芷葛升麻，若嗽桑皮五味当。

心劳过度忡且悸，柏枣远志茯苓良。

伤食枳实炒三仙，口干舌燥连栀尝；

虚火上炎玄知柏，梦遗龙骨牡蛎当。

下肢无力膝杜仲，脚弱木瓜防己藏；

脾胃不和麦芽夏，痰火贝母花粉良。

有热枯苓与黄连，热壅眼赤龙胆酿；

身热头痛芎芷防，眼痛菊花熟地黄。

元气未复橘枳芍，加减临时须细详。

劳倦过度

【**症状**】劳倦辛苦，用力过多，饮食无味，心悸气短，五心烦热，腰酸腿软，动则汗出，浑身乏困无力，不任劳役，脉浮而无力。

【**方药**】补气汤。黄芪（蜜炙）30g，人参、白术各18g，陈皮10g，麦冬、五味子各12g，甘草6g，生姜10g，大枣6枚，水煎，食前服。劳倦甚，加熟附子10g。

即服此二三剂，免生内伤发热之病。

思虑过度

【**症状**】遇劳心思虑，损伤精神，头眩目晕，心虚气短，惊悸烦热，不思饮食，四肢无力。

【**方药**】补血汤。当归10g，川芎10g，白芍10g，生地黄15g，人参15g，白茯神20g，酸枣仁（炒）24g，陈皮10g，麦冬10g，五味子10g，栀子（炒）10g，炙甘草6g，水煎温服。

脾胃虚弱

【**症状**】脾胃虚弱，元气不足，气短心悸，饮食无味，四肢沉重，食后昏沉，头脑不清。

【**方药**】参芪汤。蜜炙黄芪30g，人参15g，炙甘草6g，当归10g，柴胡3g，升麻3g，苍术10g，青皮10g，神曲12g，黄柏6g，水煎服。

肾气不足

【**症状**】肾气不足，则为痿厥，心慌，腰痠腿软，小便短少，舌淡白，脉沉细。

【方药】肾气丸。熟地黄24g，山茱萸12g，山药12g，云苓10g，泽泻10g，牡丹皮10g，附片3g，肉桂3g，水煎服。

气脱精散

【症状】气脱身，目不明，畏光羞明，多泪，眼生翳膜，头昏眩晕，视物昏花。

【方药】益气聪明汤。黄芪30g，党参18g，白术18g，当归12g，陈皮12g，茺蔚子20g，谷精草20g，木贼15g，炙甘草6g，水煎服。

短气

【症状】短气，息短不属，动作气索，上气不接下气，头晕乏力，动作无力。

【方药】保元汤。黄芪30g，人参15g，甘草6g，肉桂3g，当归6g，水煎服。

脾胃气虚

【症状】肺及脾胃虚，则怠惰嗜卧，四肢不收，时值秋燥令行，湿热少退，体重节痛，口燥舌干，饮食无味，大便不调，小便频数，不欲食，食不消，兼见肺病，淅淅恶寒，惨惨不乐，面色恶而不和，乃阳气不伸故也。

【方药】 升阳益胃汤。黄芪30g，人参15g，白术12g，半夏10g，橘红10g，炙甘草6g，白芍10g，黄连6g，茯苓6g，柴胡3g，防风6g，羌活10g，泽泻10g，生姜10g，大枣6枚，水煎服。

名医经验

1.万密斋治董氏子，年十七，病请治，诊其脉浮大无力，问其症无恶寒头痛，但身热口渴，四肢倦怠。曰："似白虎症而脉虚，乃饥渴劳力得之。"黄芪（炙）、当归（酒洗）各一两，作汤服之而愈。

2.薛立斋云：余性爱静坐观书，久则倦怠，必用补中益气汤加麦冬、五味、酒炒黑黄柏少许，方觉精神清妥。否则夜间少寐，足内酸热，若再良久不寐，腿内亦然，且兼腿内筋自有抽缩意，至两腿左右，五十一岁齿缝中有如物塞，作胀不安，甚则口舌如有疮然，日晡益甚，若睡良久，或服前药始安。至辛丑时五十有五，昼间齿缝中作胀，服补中益气一剂，夜间得寐。至壬寅内艰之变，日间虽服前剂，夜间齿缝亦胀，每至午前诸齿并肢体方得稍健，午后仍胀。观此可知气血日衰，治法不同。

身热，手心热，少力神倦，溏利脉濡；此脾阳下陷，阴火上乘，甘温能除大热，正为此等证设也。

补中益气汤加鳖甲

诒按：此脾虚内热证也，用东垣法最合。（《柳选四家医案·继志堂医案》）

夜凉昼热，热在上午，此东垣所谓劳倦伤脾之证也。上午热属气虚，用补中益气汤，补气升阳。

补中益气汤加神曲、茯苓。

诒按：论证立方，如开门见山，心目俱朗。

按：综观如上四例，看来东垣补气法实属至高无上之法矣。

三川验案

1.心劳累致眩晕证治案

余2011年10月因外界环境所迫，又因医务之事所累，中午休息不足，至晚8点上床略坐即感困倦欲睡，欲暂睡以养气息，每每却连衣睡至10点半始醒，后又睡至4：20醒来，早8点上班总觉头眩不清，精神疲惫不堪，饮食乏味，舌淡白略厚腻，脉浮而细迟微涩，且有面部如虫行之感，是风耶，是虚耶。自身之痛自知晓，良由将息失宜，郁怒难伸，属中气不足导致之肝风内动。三思之，遂用补阳还五汤加味，先服3剂，确有起色，继服补中益气、八珍汤、苓桂术甘汤三方合剂，3剂，身体渐复康健。是为记。

2.心劳累过度致伤肝胃气虚证治案

职某，女，51岁，西安市西门人。素因工厂上班，又累家务琐碎事宜，且郁怒成疾，遂感四肢乏力，饮食不思，头眩且痛，气短，口苦，胁胀，检查示谷丙转氨酶指数较高。近感前症加重，舌淡白边略红，脉沉弦，属劳伤中气、肝郁胃寒导致。宜疏肝健脾、补中益气、温胃降酶为治。拟以补中益气汤加味。

【方药】 黄芪50g，人参15g，白术18g，云苓15g，当归12g，陈皮12g，柴胡3g，垂盆草30g，升麻3g，葛根20g，炙甘草6g，丁香10g，水煎服，6剂。

6剂显效，后又服12剂痊愈。

3.心劳过度致伤脾肾双虚治验

毛某，女，38岁，金华路人。2011年7月29日来门诊治疗。因长期在职工食堂上班，起早贪黑，又因家庭长期亲友来往不断，且兼孩子上学，必得辅导。久而久之，自感肢体乏困，气短心悸，失眠，性欲减退，月经后期，且涩少，腰膝酸痛，形神萎靡不振，舌苔淡而薄白，脉沉细无力，属心志劳伤、累及肝肾之气。拟补中益气、健脾养心、补肾且活血化瘀之剂。

【**方药**】黄芪50g，人参15g，白术15g，当归15g，陈皮12g，龙眼肉25g，远志15g，炒酸枣仁20g，杜仲20g，续断18g，太白花6g，阳起石20g，菟丝子15g，桂枝20g，川芎15g，桃仁、红花各15g，丹参20g，水煎服，令连服10剂，后随访病愈。

4.心劳过度致伤脾肾阳虚治验案

左川某，男，62岁，日本人。2011年2月22日来门诊治疗，素因工作繁杂，又兼旅途劳顿，遂感心悸、健忘、失眠、腰膝酸软，小便频数，阳事不兴，舌淡白，脉沉细，属心劳累过度，致伤脾肾阳虚所致。宜养心气、补脾肾为治。

【**方药**】黄芪50g，人参15g，白术18g，当归12g，柴胡3g，升麻3g，陈皮12g，云苓24g，山茱萸12g，泽泻12g，龙眼肉15g，炙甘草6g，鹿角胶20g，生姜10g，大枣10枚，水煎服，7剂。

5.心劳致使脾肾阳虚之腹泻案例

雷某，男，51岁，合阳县人，2012年4月28日来门诊治疗。自诉腹泻3年余，经友人介绍来西安诊治。其人面色苍白，精神萎靡不振，腹鸣喜暖，日腹泻3次以上，完谷不化，不喜冷食、冷饮，每遇劳累过度则加重，曾多家治疗，均无明显效果。舌淡白，边有齿痕，两寸口脉沉迟而无力，属心阳不足导致脾肾双虚。

【**方药**】黄芪50g，人参18g，炒白术20g，云苓18g，藿香20g，丁香10g，桂心10g，干葛10g，白芍30g，肉桂12g，干姜10g，炮附子15g，吴茱萸6g，黄连2g，肉豆蔻15g，生姜10g，水煎服，10剂。

服药3剂，即有明显效果，10剂服完遂愈。二诊来时，嘱其用原方继服6剂，病必痊愈。

6.心劳致伤自汗症治验

张某，男，43岁。于2011年5月9日来门诊治疗。自诉自汗半年有余，诊脉时手亦出汗，且感神疲气衰，观其上眼睑常有下沉之感，二便正常，舌淡白无苔，脉沉细微，缘由晚间夜静更深，绘画作业用心过度，以致劳伤中气，阳气不足，性事衰退，遂现汗出淋漓，故用十全大补汤加龙眼肉、酸枣仁、肉苁蓉，6剂而愈。

【**方药**】黄芪50g，人参15g，云苓24g，炒白术15g，当归15g，川芎15g，熟地黄24g，杭白芍30g，桂枝30g，龙眼肉20g，炒酸枣仁20g，肉苁蓉30g，炙甘草6g，水煎服，6剂。

7.案牍劳形以致中气不足型

李某，女，37岁，西安市桥梓口人，画家。2011年3月16日来门诊治疗。言其近感肢体无力，气短，疲乏，手不欲动，足不欲行，不欲言，不欲食，终想睡而睡不着，且时有咽部不利，如物阻塞之感半个月余，月经不调，并伴夫妻生活不如意。观其舌淡白，脉沉细无力，证属心劳伤及肝气所致，宜以补中益气汤加味调理。

【方药】黄芪30g，红参18g，炒白术15g，当归10g，陈皮12g，升麻3g，柴胡3g，苏叶15g，夜交藤20g，云茯神18g，炙甘草6g，生姜10g，大枣10枚，水煎服，10剂。

二诊：2011年3月27日来诊，言其服上药10剂，精神倍增，身轻有力。脉毕，嘱其继服10剂，以补心脾之气。

心为火热炽盛之源的辨证论治

凡各种疼痛、疮疡、瘙痒病的发生，均因心引起之火热导致；发热、昏瞀、视物模糊、瘛疭抽搐者；诸大小便闭塞不通的便秘，淋病、鼓胀；叩之有声，不转矢气的阳明腑实证；多种气上冲心、冲脑；以及热郁于内，急躁易怒、烦躁不寐等，皆属于火热所引起，而这些病机皆与心这个君主之官有着一定的因果关系。

心火下移引起之口舌生疮，小便不利症

【症状】心病，口渴，口舌生疮或心热下移小肠，小便赤涩尿痛等。

【方药】导赤散。生地黄18g，木通12g，甘草梢6g，竹叶15g，水煎服。

按：口为脾之外窍，舌为心之外窍，心火旺，自然波及脾，心与小肠相表里，故小便赤涩而痛；脾与胃相表里，故在外口唇生疮，在内必有便秘之症。治宜清心火、利小便，方用导赤散。

心火上炎形成之吐血、衄血症

【症状】心病，邪火内炽、迫血妄行，形成吐血、衄血、便血、溲赤，或三焦积热，眼目赤痛，以及外科疮痒，见有心胸烦热、大便秘结者。

【方药】（三黄）泻心汤。黄连、黄芩、大黄，水煎服。

按：上焦心肺，中焦胃肠，下焦膀胱，全赖心君之平衡和谐，方令三焦上下安宁，若心移热于胃肠则见吐血、便血，移热于肺则见衄血，移热于下焦则见溲血等诸出血之病。治宜苦寒泄降，清泻湿热。

气阴两虚，心火上炎症

【症状】心病，又因气阴两虚，心火上炎，口舌干燥，遗精淋浊，遇劳辄发，以及正气不足，热扰营血，血崩、烦躁发热及气虚，湿热下注，白浊带下。

【方药】清心莲子饮。黄芩12g，麦冬15g，地骨皮12g，车前子12g，炙甘草6g，茯苓18g，炙黄芪24g，人参15g，石莲子10g，水煎服。

按：心火上炎，则形成气阴不足，故口舌干燥；心火旺不能下济于肝肾，故遗精淋浊；肾为作强之官，肾既失职，不能任劳，故遇劳辄发，以致正气不足。心火内扰伤血，故现血崩，烦躁发热之症；心火过旺，伤及阴气，阴虚不能生脾土，脾失去运化之职，复侮其肝而湿热下注，白浊带下成矣。故用益气阴、清心火、止淋浊之清心莲子饮治之。

胁痛吞酸症

【症状】心病，肝脏火实，左胁作痛，吞酸，呕吐泛恶，嘈杂嗳气，口苦舌红，脉弦数。

【方药】左金丸。黄连6g，吴茱萸1g，共为细末，炼蜜为丸。

按：心火大，致使肝木过盛，郁怒化火，属实火为患。此当"实则泻其子"，一派肝气郁结化火之病，不用泻其木之子法，岂能安哉！

心火刑金之心悸

【症状】心病，咳嗽口干，咳痰不爽，动则汗出，不思饮食，大便干，小便黄，舌质红，舌苔微腻，脉数而时有竭止。

【方药】栀子豉汤加味。山栀子9g，淡豆豉9g，黄芩9g，半夏6g，黄连6g，干姜1.2g，莱菔子6g，远志9g，生石膏30g（先煎），蚤休（重楼）15g，炙枇杷叶9g，珠黄散1瓶。

三川验案

1.高某，女45岁，志丹县人，因口舌生疮，久治不愈，前来就诊，查其脉左寸沉数，关弦而数，尺部细数；右寸脉沉弦而细，证属心火炎上，引动肝经实火，火灼于肝，肝肾同源，肾与膀胱相表里，心与小肠为表里，故小便不利，遂处以清泻心火之导赤散，兼清泻无根肾火之知柏二味，水煎，6剂而愈。

【方药】生地黄24g，木通10g，竹叶15g，黄柏6g，知母6g，甘草梢3g，阿胶20g，灯心15g，水煎服，6剂。

二诊：患者介绍其亲友来诊，言其服上6剂药时，2剂知，4剂症状消失，6剂痊愈，翘指赞其神奇。

2.郝某，女，46岁，西安市西后地人。面赤如醉酒色，时而赤如胭脂，时而又红如桃花，尤以鼻翼两旁为甚。伴便秘，三两天如厕一次，月经每有提前之时，曾经多方医治无效。于2011年3月25日前来门诊治疗。观其舌边尖红，苔薄黄，脉左沉细而数，右沉弦而数。属心火上炎，烧灼肺金导致。宜清心泻肺、宣通大肠为治。

【方药】地骨皮30g，桑白皮24g，生地黄30g，金银花30g，玄参18g，麦冬25g，粉丹皮18g，石膏20g，白芍60g，二丑15g，黄芩18g，白紫菀15g，生甘草6g，薄荷15g，水煎服，6剂。

二诊：2011年4月2日，服上药后便秘略有好转，面色赤相继好转，舌、脉亦较前良好，嘱以前药继服12剂。

三诊：2011年4月15日，颜面红色基本正常，舌苔薄白，脉沉缓，以前方继服6剂，以图痊愈。

按：面为阳明胃经所属，鼻为手太阴肺经所辖，赤为心色，面赤必是心火上炎，心火生土子之象，经云："实则泻其子。"故用二丑泻其阳明胃经之热；鼻属手太阴肺经，鼻周围红，肯定为肺经之火外露于表，肺与大肠相表里，故又以二丑泻足阳明大肠之实火，兼以清热解毒之金银花、黄芩、白紫菀、生甘草和清泻肺经之地骨皮、桑白皮、麦冬之类的要药，又以生地黄、玄参增水滋阴，石膏引药上行于阳明之经脉，何愁肺胃之火不灭，面赤之症不愈矣！

3.吕某，男，51岁，陕西省政协机关干部。于2010年9月2日来门诊治疗。舌边尖红赤，左寸口弦数，右弱于左而无力。属心肝之火。法宜清心泻肝经之火，处三黄泻心汤加减。

【方药】黄连15g，黄芩12g，大黄6g，灯心10g，竹叶10g，车前子15g（另包），水煎服，3剂。

其后，电话告知痊愈。

按：心火盛，必急躁，心烦，且失眠；心火盛必引动肝火旺盛，故急躁。心与小肠相表里，故小便必黄。余以脉论证，有是脉，必有是证，用药从心与小肠之关系着手，故以三黄汤加灯心、竹叶、车前子而获明显之效。

心为肝阳上亢之源的辨证论治

肝阳上亢之症源于积劳恼怒，心气郁结，引动肝风，形成头目眩晕、四肢麻木为病。

心阴不足，肝阳上亢

【症状】头痛，眩晕，四肢麻木，心悸，失眠，心烦躁扰，泛泛欲呕，舌质红绛，苔少，脉弦而数等。治宜滋养心阴，镇肝潜阳。

【方药】加味镇肝熄风汤。怀牛膝15g，生代赭石30g，生龙骨20g，生牡蛎20g，生龟甲15g，生杭白芍30g，玄参15g，天冬15g，川楝子10g，生麦芽15g，茵陈蒿15g，甘草6g，臭梧桐20g，水煎服。

按：该方系张锡纯先生治疗肝阳上亢之第一方，由大剂滋阴镇纳浮阳之品兼滋养心阴之药加臭梧桐组成，其效如桴鼓，余屡用屡效。

心阴不足，肝风内动

【症状】症见头晕目眩，甚则头痛且胀，每因烦劳恼怒而加剧，严重时手足麻木，脉象弦数有力者。

【方药】调络饮。天麻30g，桑寄生15g，生地黄15g，牡丹皮15g，白芍15g，黄芩15g，菊花15g，夏枯草30g，杜仲15g，桑枝15g，桂枝15g，生石决明30g，甘草15g，水煎服。

按：每见肝阳上亢之头目眩晕，均因烦劳恼怒而加剧，火可刑木，木能生火，相得益彰，虚虚实实，心为之源矣。

【症状】头晕目眩，心悸，烦躁，五心烦热，小便短赤，舌红少苔，脉沉弦而数者。

【方药】生脉柴四汤。玄参15g，麦冬15g，五味子15g，柴胡18g，黄芩12g，代赭石30g，天麻15g，牛膝10g，甘草6g，龙骨、牡蛎各15g，水煎服。

按：此方所拟出于张锡纯先生之镇肝熄风汤，肝风内动，即源于心阴之不足，阴不足则不能滋养肝木而为病。此方意在滋水以涵木，木得水则风自止，眩晕则愈。

三川验案

1.何某，男，62岁，于2009年6月24日来门诊治疗。主诉头痛、眩晕、胸闷胀、心悸、失眠、气短，时而欲呕，急躁易怒，面红耳赤，舌质红、尖赤，苔少，脉弦而数。属肝阳上亢，心火暴盛形成，法宜滋养心阴、镇肝潜阳为治。

【方药】生黄芪30g，川芎15g，赤芍15g，生地黄20g，瓜蒌24g，薤白15g，半夏12g，生代赭石50g，阿胶15g，龙骨、牡蛎各20g，龙齿18g，丹参15g，夏枯草20g，天麻20g，水煎服，3剂。

二诊：2009年7月2日，头痛、眩晕、心悸、失眠等症已失，嘱其按原方继服6剂，以图痊愈。

2.郭某，女，56岁，1967年8月中秋，素有中风史，经余治疗已恢复。其丈夫登门谢之，余予之曰：切戒生气嗔怒。其夫曰：好。不数月，一青年骑自行车急告速请，予往之，方知其与对门乡党吵嘴打架，遂又昏眩倒下，迷不知人，发直如麻。诊其脉，双手寸口弦大而数。两目上吊，视舌口不张，察舌验齿之技难以行之。余断为怒气上冲头脑，肝阳上亢导致，不治也，遂吩咐预备后事，无可救药之。三日后果然死亡，此记。

心为便秘之源的辨证论治

心火盛则伤肺金，肺金被灼，肺与大肠相表里，肺移热于大肠，形成阴津不足，江河无水，舟岂能行矣！故现便秘之症。

肠燥便秘

【症状】大便燥结，心烦易怒，头晕目赤，睡眠不安。

【方药】更衣丸。朱砂15g，芦荟21g，研末混合，滴好酒少许，调和为丸，如梧子大。每次3~6g，用好酒或米汤送下。

按：心火盛，引动肝木旺，肝火愈旺则心火愈盛。火气刑金，肺与大肠相表里，火灼津伤，肠燥便秘之症自然出现矣。故用芦荟、朱砂清热凉肝，清心除烦，热去火自熄，火熄津自生，津生便自通。

肺热便秘

【症状】心火旺盛，灼伤肺阴，形成脘腹痞满，按则痛，或有气急，咳嗽痰黏，口苦，大便秘结。舌苔黄腻，脉滑数。

【方药】小陷胸汤（《伤寒论》）。黄连3g，半夏9g，瓜蒌仁15g。水煎服，每日2次（原方以水六升，先煮瓜蒌，取三升，去滓，内诸药，煮取二升，去滓分温三服）。

按：心火旺，肺金灼，传道之官缺水，不足以行船，故咳嗽、口苦、便秘之症俱现，用瓜蒌以润肺生津，黄连泻心火，半夏止咳降心火于下，则自愈。

痰热互阻型便秘

【症状】心血瘀阻，痰热内阻于心，心热传于肺，肺与大肠相表里，故现胸闷心痛，心悸气短，口干口苦，舌燥少津，大便干结，舌质紫暗，舌苔黄腻，脉弦劲或滞涩。

【方药】加味小陷胸汤。瓜蒌15g，半夏9g，黄连6g，枳实9g，没药9g，当归9g，石菖蒲9g，琥珀末6g，水煎服。

按：痰血内阻于心，心热内传肺与大肠，形成胸闷心痛、心悸气短、舌质紫暗、脉滞涩等心血郁滞之症，以及口干口苦、舌燥少津、便秘苔黄诸状。治宜清心肺之热，兼涤痰通络。用没药、当归、琥珀活血化瘀以止痛安神；黄连泻心火，佐半夏以消痰热；瓜蒌、枳实润燥通肠，直达病所。

心、脾、肺热结型便秘

【症状】上中二焦热邪炽盛，烦躁口渴，面赤唇焦，口舌生疮，咽痛吐衄，便秘尿赤，舌红，苔黄，脉滑数。

【方药】凉膈散（《太平惠民和剂局方》）。黄连15g，大黄15g（后下），芒硝10g（另包），炙甘草15g，栀子8g，黄芩8g，薄荷8g，连翘15g。共研细末，每服6g，加竹叶7片，蜂蜜少许。水煎服。

按：由心火引动脾肺之火，导致上焦口舌生疮、中、下焦便秘、尿赤诸症蜂起，锅内之汤煎沸，久而水涸粥焦，不从釜底抽薪，锅中之火岂能熄哉！故用清泻心、脾、肺上、中二焦之实热的凉膈散治之。

心肺阴虚型便秘

【症状】心气阴虚，血脉瘀滞。症见心悸，气短，脉结代，舌光，少苔；或虚劳肺痿，咳嗽痰少，身体瘦弱，盗汗，失眠，咽干舌燥，大便干，脉虚数等。

【方药】加味炙甘草汤。炙甘草50g，生地黄30g，人参、阿胶、水蛭各15g，桂枝、火麻仁各30g，麦冬、生姜各12g，大枣6枚，水煎服。

按：心阴不足，影响肺与大肠，肠燥便秘之症成矣。用麦冬、生地黄、阿胶、麻仁滋补心阴以通便，生姜、桂枝佐麦冬不使其过寒，人参、大枣、麦冬补气滋阴，水液生而船自行矣。

心阴虚型便秘

【症状】心肾不足，阴虚血少。症见虚烦失眠，心悸，健忘，盗汗，梦遗，精神疲倦，大便干燥，舌红，少苔，脉细而数。

【方药】加味天王补心汤。生地黄24g，五味子10g，麦冬10g，当归身10g，天冬10g，酸枣仁30g，党参15g，云苓15g，丹参15g，水蛭12g，白茯苓15g，桔梗15g。水煎服。作丸剂，可炼蜜为丸，朱砂9～15g为衣，每服1丸（9g），温开水送下。

按：心肾阴虚，水火不济，肺津不足以润大肠，故现如上诸症。法宜滋阴清热，补心安神。

三川验案

1.安某，女，52岁，2001年6月27日就诊。便秘20余年，曾服过番泻叶、果导片、麻仁丸等药，过则无效。近感便秘加甚，面部有瘀血丝，舌黄腻，经停半年余。口苦，心烦，脉沉弦而实，属少阳实证，兼血瘀肠燥，津液不足所致，宜和解少阳，兼滋阴养血、祛瘀润肠通便为主。

【方药】瓜蒌30g，薤白15g，柴胡10g，枳实12g，黄芩15g，番泻叶6g，麦冬30g，生地黄30g，玄参15g，大黄6g，川厚朴15g，炙甘草6g，牡丹皮15g，水煎服，5剂。

【针刺】内关，足三里，中极，中脘。

二诊：7月2日，服药5剂后，便畅，腹胀减，但梦多，于前方减番泻叶，增当归15g，炒酸枣仁30g，5剂，水煎服。

三诊：7月11日，口苦、心烦、舌黄腻、脉沉弦皆除。于上方去柴胡、枳实，增当归10g，白芍12g，阿胶15g，肉苁蓉15g，炒三仙各10g，何首乌15g，诸症悉退，精力充沛，食欲增加。

令其继服增液汤，更衣丸改散剂服用，以图康复。

2.邹某，女，64岁。2012年5月24日来门诊治疗。自诉便秘多年，多法医治，全然无效，甚而有医用大黄、芒硝泻下者，当时形成腹泻，3次左右，其后便秘依旧。余查其舌边缘有齿痕，苔白腻，脉沉滑，属血虚而成，宜补血滋阴以润肠通便。

【方药】生地黄40g，当归尾15g，川芎15g，赤芍15g，桃仁30g，郁李仁30g，水蛭15g，芦荟10g，麦冬15g，五味子15g，玄参20g，龙胆草12g，水煎服，6剂。

二诊：服药2剂，腹泻如注。患者电话告知，要求去掉芦荟一味，余允之。余药服尽，效果明显，日行一便，无便秘之苦。

按：本例所用之方乃余以四物汤、生脉汤合剂，以赤芍易白芍，加桃仁、水蛭活血逐瘀以生津养液，润肠通便。入龙胆草以泻肝经之火，助其疏泄之职。"心主血"，心血不足，必然阴虚火旺，故重用生地黄、桃仁滋阴以润肠，辅以郁李仁、芦荟则润肠通便之力愈加；四物汤为血证之圣方，水蛭有除癥利便之能，又以麦冬、五味子、玄参共助增水行舟之力，便秘之疾能不愈乎。

3.尚某，女，40岁。于2012年2月9日来门诊治疗。主诉便秘十年有余，经营店面较为劳累，又兼切除子宫伤正之体，患此便秘之疾。舌淡白，脉虚浮无力，尺部涩，精神终日疲惫，腰痛乏力，当属劳伤脾肾。

试想，冰寒之河，又值无力之东风，岂能鼓帆而前行。人体亦如此，不温补其肾阳，不补其已伤之中气，肠中之便秘塞何能通矣！故用补中益气化裁治之，以观其效。

【方药】黄芪50g，人参15g，生白术20g，当归15g，陈皮12g，甘草6g，肉苁蓉20g，火麻仁20g，枳实12g，水蛭20g，丁香10g，水煎服，6剂。

2个月后，介绍其亲友来门诊治疗，言其服上药后，便秘遂愈。并表示感谢之。

按：脾肾阳虚，不能化津，又因劳伤中气，气不能鼓催其帆，静水无波，则船停不行，故在人则成便秘也。今用补中益气易白术为生白术，加补肾之肉苁蓉，荡气之枳实，逐瘀活血之水蛭，更兼补脾通气温阳之丁香，何愁脾肾阳虚之便秘不能愈矣。

4.徐某，女，23岁。数日不大便，则便燥而难解，粪如羊矢，且月经先期，色红紫，有块，量多，急躁易怒半年余。舌质

176 诸病源心论（修订本）

红，苔黄，边尖红，多方医治，均无好转之象。辨其属心火炎上，肝木被灼，脾土被约，故用解毒凉血、生津润肠为治。

【方药】杭白芍30g，当归15g，生白术15g，云苓15g，肉苁蓉30g，人参15g，金银花30g，连翘24g，荆芥15g，桂心12g，防风20g，生地黄30g，芦荟15g，火麻仁30g，生甘草6g，水煎服，6剂。

心为痰喘之源的辨证论治

心为火，肺为金，火为阳，阳虚则恶寒、痰涎清稀而白；阳盛则发热痰喘、色黄而黏稠。余谓心火刑于肺金，则肺金受克而肺津不足，肺津不足则痰黄而喘，甚则痰中带血，或咳而无痰，大便秘结，舌质红苔黄，脉沉数或沉滑。或变生诸症，以致痰热内扰、胃失和降，出现失眠、心悸、眩晕、口苦欲呕、苔黄腻、脉滑数等临床症状。如心阳不足，则可导致形寒怯冷、咳喘痰稀、大便泄泻等症。

【症状】心为火，肺属金。火为阳，阳虚则恶寒，咳喘，痰涎清稀而白，舌淡白，脉浮紧，右寸尤甚。

【方药】小青龙汤（《伤寒论》）。桂枝15g，麻黄10g，干姜12g，杭白芍12，细辛9g，半夏15g，五味子9g，炙甘草6g，水煎服，每日3次。

【症状】心火炎上则生痰，阳盛发热则痰喘，痰黄而稠黏，甚则痰中带血，或咳无痰，大便秘结，舌质红苔黄，脉沉实或沉滑。

【方药】加味凉膈散。黄芩12g，薄荷12g，大黄10g，芒硝

6g，栀子12g，连翘12g，甘草6g，五味子9g，百部6g，竹叶6g，水煎服，每日3次。

心火刑肺金

【症状】痰热内扰，肺失宣降，症见失眠、心悸、眩晕、口苦、欲呕、舌苔黄腻、脉滑数。

【方药】竹沥清肺汤。竹沥30g，半夏15g，云苓18g，五味子15g，金银花18g，黄芩15g，前胡12g，生甘草6g，水煎服，每日3次。

心肺阴虚

【症状】心阴不足，干咳而喘，舌质红，大便秘结，脉沉细而数。

【方药】沙参15g，麦冬20g，五味子15g，阿胶12g，竹叶10g，生甘草6g，水煎服，每日3次。

心阳不足，形寒怯冷

【症状】咳喘怯冷，痰稀腹泻。

【方药】小青龙加干姜汤。炙麻黄10g，桂枝20g，干姜30g，杭白芍15g，北细辛9g，半夏15g，五味子15g，炙甘草60g，水煎服，每日3次。

心阳虚弱，痰湿不化

【症状】咳嗽气喘，胸闷，欲呕，心悸，眩晕又兼外感风寒，形寒饮冷，喘息不得卧者，舌淡白，脉沉弦。

【方药】自拟二陈麻黄汤。半夏15g，陈皮12g，茯苓18g，麻黄60g，桂枝15g，杏仁10g，炙甘草6g，生姜10g，水煎服，每日3次。

血瘀型哮喘

【症状】症见面色暗滞，口唇发绀，胸部郁闷不畅，呼吸困难，气短胸痛，甚则指甲发青或淡黑色，若患病日久不愈，则见形体消瘦或肌肤甲错，舌质淡紫，苔薄白，指纹深紫，脉象沉弦。

【方药】活血理气汤。桃仁3g，三棱4.5g，莪术4.5g，炙麻黄6g，杏仁12g，水煎服，每日3次。

心肾阳虚，肾不纳气

【症状】胸中痰壅，上气喘促，四肢寒冷，冷汗不止，舌淡，苔白，脉沉微等；或寒疝腹痛，肠鸣泄泻，男子阳痿，腰膝无力；女子血海虚寒，带下清稀。

【方药】黑锡丹（《太平惠民和剂局方》）。黑锡（即铅）、硫黄、川楝子、胡芦巴、木香、附子、肉豆蔻、补骨脂、阳起石、茴香、沉香各30g，肉桂15g，按常规作丹药。

注意：孕妇及下焦阴亏者禁用。本方为急救之剂，非久病缓治之方。一般连服二三次，不能久服多服。以防中毒。

内有水饮，外感风温

【症状】咳喘，无汗，脉浮紧。

【方药】青龙升清汤。桂枝9g，麻黄6g，杭白芍9g，生甘草6g，半夏15g，五味子15g，金银花30g，连翘24g，水煎服，每日3次。

肺热肠燥

【症状】咳嗽、气喘、痰多、便秘。

【方药】青龙降气汤（自拟）。桂枝9g，麻黄6g，杭白芍9g，生甘草6g，半夏12g，五味子15g，瓜蒌20g，大黄10g，水煎服，每日3次。

按：青龙降气汤是余之自拟方，由《伤寒论》小青龙汤加减化裁而来，主治小儿、成人因感受风寒、肺郁成热下移大肠而致的咳嗽、气喘、痰多、便秘之症。方中小青龙汤原方去掉生姜、细辛，加瓜蒌皮、大黄，润肺去实。一则是发散肺经之风寒，二则润肺下实，确是宣肺降气、止咳定喘之好方。

名医经验

1.奚凤霖治肺肾心阳虚型肺心病案

李某，男，51岁。住院号：6153。咳喘史10余年，冬寒常发。近3年来发病时常喘不得卧，口唇紫绀，反复水肿，已多次住院，临床表现及心电图符合肺心病。1周来面部、腰骶部及下肢凹陷性水肿，少量腹水征。呼吸困难不得卧，唇甲紫绀，颈静脉怒张；听诊两肺散在干湿啰音，心率104次/分，肝位于剑下4cm，有压痛，肝颈静脉回流征（＋）。舌紫苔白，舌下瘀斑显露，脉沉细涩。西医诊断为肺心病合并心力衰竭。

水肿，气喘，咳痰白黏，胸闷，尿少，中医辨证为肺、肾、心同病。久病肺虚气衰，通调无权，肾虚失纳，水气横溢，发为浮肿，射肺则喘逆加甚，凌心则血脉瘀郁。中医诊断为心肾阳虚，兼饮停血瘀证。治以温阳泻肺，化瘀利水。

【方药】茯苓30g，白术15g，附子5g，生姜皮5g，葶苈子10g，大枣5枚，杏仁10g，桂枝10g，苏子15g，丹参15g，紫石英30g。

服药3剂，改善不显，仍为水饮痹阻，心脉瘀滞。原方加沉香3g，下气入肾。又服4剂，尿量增多，水肿基本消退，咳喘大平，肝缩小为右肋沿下1.5cm。转用普济救肺丸化裁，调治出院。

《古今专科专病医案·心脏病·评按》：喘证日久，累及心肾，形成气浮于上、阳衰于下的肺气壅实而心肾阳虚的上盛下虚证候，选真武汤合葶苈大枣泻肺汤治疗为对症下药。奚氏谓沉香能引上浮之气下纳入肾，用于下元虚冷、肾不纳气之虚喘病。可见用药并不在多，贵在精当。今于温阳药中用沉香引气入肾而获效，实有画龙点睛之妙，确为沉香运用之验案。考临床上常有喘病、肺胀、胸痹等病表现为上盛下虚、气不归原的证候，不妨借鉴本例运用沉香之经验。

按：肺主呼气，肾主纳气，心阳不足，肺气自虚，失其宣降之职，肾阳又虚，失于蒸腾之力，金水不济，喘自生矣。

2.奚凤霖气阴两虚兼痰热瘀滞型肺心病案

江某，男，63岁。住院号：8138。肺结核、慢性咳嗽逾20年，气急、心悸5年余。十多天来由伤风诱发胸闷、咳喘、咳痰。入院体温39.2℃，呼吸急促，尚能倚息而卧，面晦，紫绀，颈静脉充盈，桶状胸，两肺呼吸音减弱，可闻及散在啰音；下肢轻度水肿，舌紫暗，苔薄黄腻，舌下瘀筋粗紫，脉滑数（120次/分）。胸片示：两肺上野可见结核钙化斑，右中下支气管感染，肺气肿。心电图示：心房肥大（肺型P波），心肌劳损。血白细胞$13.2×10^9$/L，中性粒细胞0.92。西医诊断：肺心病合并肺部感染。急诊观察3天，用青霉素、链霉素，体温不降。

久病肺痨咳喘，痰饮内积，因伤风诱发，痰浊郁热，煎灼成瘀，与风邪交并而发热，不恶寒，咳痰由白转为黏稠黄脓，胸闷咳喘，痰热瘀为标实之象；久病气虚而又热郁耗阴。诊为肺肾气阴两虚，兼痰热瘀滞证。当急则从标，以清宣肺热、化痰行瘀。

【方药】鲜苇茎120g，生薏苡仁30g，甜瓜仁30g，桃仁10g，桔梗5g，甘草5g。

配用黄芩10g，紫菀10g，杏仁10g，瓜蒌15g，款冬10g，沙参10g，半夏10g，陈皮10g，茯苓15g，佛耳草30g，随证增损。

服药2剂体温即下降，5剂热退净，症状随之减轻，复查血象亦已正常，唯咯痰多而呈黄色脓痰，痰热未清。加金荞麦30g，鱼腥草30g，续予7剂，症情若失，调理出院。

《古今专科专病医案·心脏病·评按》：肺心病系因肺部疾患（80%～90%）所致肺动脉高压而引起的心脏病，起病缓慢，病程长，呈渐进性过程，往往多由慢性肺部疾患发作或加重而引发心肺衰竭。因此，肺心病急性加重期的治疗首要的是治疗肺部疾患。本案有慢性咳嗽逾20年之病史，本次又因外感引发心肺衰竭，符合本病发病机制。

中医认为本病病位在肺与心，其病机主要是痰饮和瘀血互为影响，互相导致。肺居胸中，为贮痰之器，故急性期主要表现为肺部标急之症状。急则治其标，用千金苇茎汤、桔梗汤合二陈汤加味清热解毒、化痰祛瘀。《成方便读》谓苇茎汤用"桃仁、甜瓜子（冬瓜子）皆润降之品，一则行其瘀，一则化其浊；苇茎退热而清上；薏苡除湿而下行。方虽平淡，其通瘀化痰之力，实无所遗。所以病在上焦，不欲以重浊之药重伤其下也"。又用二陈汤合桔梗汤配紫菀、杏仁、瓜蒌、黄芩、佛耳草等宣肺清热、止咳化痰，从而使肺热清，瘀滞化，痰湿除，标急之症迎刃而解。综观本案用药，其苇茎汤、二陈汤、桔梗汤皆为治疗痰热壅肺、痰浊阻肺的常用方，再加止咳化痰之品，组成清宣肺热、化痰行瘀的复方，不失为治疗肺心病急性期的良方。

按：苇茎汤、桔梗汤止咳化痰、清热宣肺，二陈汤化痰逐饮、养心安神，是为治此病之上品。

3.陆岳治痰饮不寐案

陆养愚治沈翰撰虹台，年近五旬，体肥善酒而耽厚味，常露卧，秋末冬初，忽酒后烦躁，不得寐，或以安神养血不效，唯服清痰清火稍应。后每易一方，间瘥数日，即复如故，唯大醉后，得吐始熟睡一二时。然日间则倦不能起，且饮食无味，延至仲夏，偶烦躁身痒，以热汤澡浴，是夜睡至天明。由是临卧必浴，即不能长睡，而或一二更安寝，若间日浴即不寐，至立秋浴亦不应，八月间竟全不睡矣。诊之，六脉沉涩，两寸尤甚。自方平日天气稍暖，即畏热多汗。自病后，但烦闷而不畏热，暑月竟无汗。……其方以千里水扬之万遍，炊以苇薪，用秫米、半夏煎饮。其汗病新发者，覆杯则卧，汗出则已，澡浴则睡，是外之经络胥通也。因用子和法，以独圣散，三日约通其涎饮盆许。是夜身虽困倦，然已得睡，禁其厚味酒食，唯进稀粥五日，后令密室中置沸汤数锅，使热气熏蒸。中设一桶，探汤澡浴之，拭干就寝。用麻黄、苏叶、干葛、防风、威灵仙、半夏各一两，照《内经》煎方热服，后覆之，汗微微而出，是夜睡始沉。又将自慰一日，再以此法大汗之。自此睡卧如常，身体轻快。精神清爽，六脉皆起且流利，而病去矣。

4.刘弼臣治痰热扰神型病毒性心肌炎案

何某，女，4岁半，1980年2月21日初诊，病历号3131。患儿2个月前出现发热、呕吐、咳嗽，后出现心悸气短，经各项化验检查，诊断为病毒性心肌炎，用青霉素、维生素C及中药治疗后，复查心率减慢至100次/分，心律不齐，偶见期前收缩，血沉3mm/h，G、PT正常。刻诊：体温正常，心悸不已，面色微黄，口唇泛青，舌苔黄腻，脉缓滑。证属温邪痰热未尽，扰动心神。治宜清肺化痰、宁心安神之法，方用栀豉汤加味。

【方药】山栀子3g，淡豆豉、连翘各10g，黄芩、丹参、苦参、重楼、万年青、麦芽、山楂、神曲各15g，莱菔子5g，15

剂，水煎，每日1剂。

药后心率96次/分，心律不齐，偶见期前收缩，心电图提示：窦性心律不齐，房性期前收缩，各导联ST-T无异常偏移，此乃气阴两虚。

【方药】丹参、苦参、万年青、重楼各15g，麦冬、五味子、炙甘草、桂枝、白芍各10g，阿胶12g（烊化），生姜2片，大枣5枚，30剂，水煎，每日1剂。

后复查心电图无异常，随访半年，病情稳定。

《古今专科专病医案·心脏病·评按》：小儿患病最难诊疗，因症状表述困难之故。该患儿虽确诊为心肌炎，但从案中记录，症状较简。而刘氏先辨证属于温邪痰热未尽，扰动心神，应是从舌脉作为辨证眼目。于是以栀子豉汤清积热，连翘、重楼、万年青清热解毒，黄芩清上焦肺部之热，苦参清热燥湿，且可减慢心率，治疗心律不齐，丹参养血活血以安心神，麦芽、山楂、神曲、莱菔子以健胃行气消食导滞。服后症状改善并不明显，何故？乃只注重温邪痰热一面，而忽略"面色微黄，口唇泛青"之心脾两虚，气血不能荣养的另一面。于是刘氏复以"气阴两虚"立论，以麦冬、五味子、炙甘草补气养阴，阿胶滋阴养血，丹参养血活血，桂枝、白芍、生姜、大枣调和营阴，万年青、重楼清热解毒，苦参清热燥湿，如此则心气充足，心阴得养，温热痰积得祛，心神自然安宁。

按：肺病必咳、必嗽、必喘；心病多烦、多悸、多痛，喘悸合病，肺心之疾成，治肺切莫忘乎治脾，治心更不能疏忽于脾。

5.李津峰治痰热壅肺型肺心病案

白某，女，71岁，1982年10月18日诊。咳嗽8年，冬春屡发。近2年病情加重。5天来咳嗽气促，难以平卧，伴发热。曾服中西药治疗无效。查体呈重度呼吸功能不全及心力衰竭体征。X线胸部摄片提示慢性支气管炎、肺气肿并急性感染（支气管肺炎）、右心室扩大。心电图提示符合肺心病表现。血红蛋白160g/L，白细胞18.2×10^9L，中性粒细胞0.86，淋巴细胞0.14。西医诊断：慢性阻塞性肺疾病、支气管肺炎、肺心病急性发作、早期肺性脑病。建议住院，但本人拒绝，要求服中药治疗。

患者咳逆倚息，痰黏黄稠，咯出不爽，胸中窒闷，肢体水肿，烦热口干，神志昏蒙，唇甲紫绀，便秘溲赤，舌红绛、苔黄腻，脉滑数。辨为脉胀，证属痰热壅肺，宣降失常。宜清热涤痰，宣肺降逆，通腑泻浊。

【方药】金银花、连翘、葶苈子各30g，黄芩、山栀子、川贝母、桑白皮、瓜蒌仁各12g，荆芥、半夏、生大黄（后下）、竹沥膏（冲）9g，沉香（冲）3g。水煎，连服3剂，咳喘大减，二便通畅，诸症渐平。后将生大黄减量至6g，再服9剂，热退，诸症悉除。病势转危为安。停药后曾连续随访2年，未见复发。

《古今专科专病医案·心脏病·评按》：本案属中医"喘病"范畴。病理性质有虚实两方面。本病例属实证。《景岳全书·喘促》篇说："实喘之证，以邪实在肺也，肺之实邪，非风寒则火邪耳。"邪热壅肺，灼津成痰，肃降无权，而致咳嗽气促，难以平卧，痰热郁蒸故伴有烦热口干、便秘溲赤；痰热上扰则见神志昏蒙。舌质红、苔黄腻、脉滑数为痰热之证。故辨证为痰热郁肺型，治疗当以清泄痰热为法。

医者治疗本案取方于《景岳全书》之桑白皮汤加减，药用桑白皮、黄芩、山栀子、金银花、荆芥、连翘清泻肺热；川贝母、半夏降气化痰；瓜蒌仁、葶苈子、生大黄通腑泻热以平喘；竹沥清热化痰。本案注意通腑泻热，使二便通畅，诸恙缓解。

按：肺与大肠相表里，故呈便秘之状；心与小肠相表里，故现溲赤之症。《景岳全书·喘促》篇谓："实喘之症以邪实在肺，肺之实邪非风寒则火邪耳。"本案抓住一个痰黏黄稠，咯出不爽，及便秘溲赤，苔黄腻，脉滑数，便可断定为实喘、热喘。痰黏黄稠为实热，咯出不爽因其稠黏而有此症；痰热壅肺肯定咳逆倚息；胸中窒闷，肢体水肿，烦热口干，在症必然有心悸、气短之象，因火不生土，健运失常所致；有溲赤必当心悸、烦热口干，再则溲赤必短、短者少之象，少则不利，不利则水肿；形成神志昏蒙、唇甲紫绀之态。因证属实热，热生风，风生痰，痰黏有蒙闭心窍之嫌，心窍被蒙，心被侵扰，悸动之象自生；紫色属热，心脾之火盛矣；故舌红绛；脉滑为痰，中宫脾土实热之频率也；脉来见数，必以君相之火来疗。君相之火既重，岂有肺病心不病之理？何况李氏在案中诊断为肺心病急性发作矣。

故而本症必属心之实热，刑于肺肠为患。况其人时值古稀，咳嗽8年，每逢冬春则屡发，必有久咳、久嗽、久喘，伤心、伤肺、伤肾、伤脾之虑。因心属火，肺属金，肾属水，脾属土，机制必在心阴不足而生火，火刑金，金失其宣降之能，天气与地气、水气不能接济，此为造成本病之主因。本病用《景岳全书》桑白皮汤，诸恙缓解之后，建议再给滋补心、脾、肾之药以顾护之，岂不更佳！

6.伍世林治气阴两虚型肺心病案

苏某，男，67岁。1994年5月26日入院，患慢性支气管炎、肺气肿、肺心病10余年。诊见：咳嗽气喘，动则尤喘，动则尤甚，心悸胸闷，端坐呼吸，两下肢水肿，纳呆腹胀，溺短，舌唇紫暗、苔生津，脉细数无力。体检：呼吸26次/分，血压10/10kPa。口唇紫绀，呼吸急促，高枕卧位。颈静脉怒张，桶状胸，双肺呼吸音减弱，可闻及散在干啰音；右下肺可闻及少许湿啰音；心尖搏动剑突下可见，心率110次/分，律齐。肝颈静脉回流征阳性，双下肢踝节关以下凹陷性水肿。X线胸片示：慢性支气管炎、肺气肿。心电图提示：电轴显著右偏，肺型P波，窦性心动过速，极度顺钟转。血液流变学检查发现血黏度增高。西医诊断：慢性支气管炎合并感染，阻塞性肺气肿，肺源性心脏病，心功能不全Ⅱ级。证属气阴两虚，阳虚水泛，水血互结。治拟温阳利水，益气养阴，泻肺平喘。

【方药】炮附子（先煎）、葶苈子、麦冬、丹参、莱菔子各15g，西洋参（另炖）、五味子、炙甘草、苏子各10g，茯苓、车前子各30g。

7剂后气喘、水肿消失，双肺未闻及啰音，能平卧入睡，心力衰竭得以控制。守上方加蛤蚧、胎盘粉、黄芪调治1个月，诸症消失出院。随访半年未见复发。

《古今专科专病医案·心脏病·评按》：喘证发作主要责之于肺肾，亦与肝、脾等脏有关，病理性质有虚、实之分。实喘为邪气壅肺，气失宣降；虚喘为精气不足，肺肾出纳失常。在反复发作过程中，每见邪气尚实而正气已虚，表现肺实肾虚的"下虚上实"证，治当疏泄其上，补益其下，权衡主次、轻重处理。本病例即属肺实肾虚之类型，故治当温阳利水、益气养阴、泻肺平喘为法。

方中用炮附子温阳利水，麦冬、西洋参、五味子益气养阴；车前子利水通淋，茯苓利水渗湿，葶苈子、莱菔子、苏子泻肺平喘，丹参活血祛瘀，炙甘草调和诸药，共奏温阳利水、益气养阴、泻肺平喘之功，故服7剂后气喘、水肿消失，双肺啰音消失，心力衰竭得以控制。上方加蛤蚧、黄芪以固本平喘，调治1个月而诸症消失出院。

按：温阳利水、益气养阴、泻肺平喘以治标，用蛤蚧、河车、黄芪以固本，此方应属首屈一指。

7.张锡纯治肝肾阴虚，痰热上扰失眠案

赵某之妻，年近三旬，得不寐证，兼心中恒惊悸。

病因：因家中诸事皆其自理，劳心过度，故得不寐兼惊悸病。

证候：初苦不寐时，不过数日偶然，其过半夜犹能睡，继则常常如此，又继则彻夜不寐。一连七八日困顿已极，仿佛若睡，陡觉心中怦怦而动即蓦然惊醒，醒后心犹怔忡，移时始定。心常发热，呼吸似觉短气，懒于饮食，大便燥结，四五日始一行。其脉左部弦硬，右部近滑，重诊不实，一息数近六至。

诊断：此因用心过度，心热耗血，更因热生痰之证也。为其血液因热暗耗，阴虚不能潜阳，是以不寐；痰停心下，火煨水刑（心属火，痰属水），是以惊悸。其呼吸觉短气者，上焦凝滞之痰碍气之升降也。其大便燥结者，火盛血虚，肠中津液短也。此

宜治以利痰、滋阴、降胃、柔肝之剂，再以养心安神之品辅之。

【方药】生赭石八钱（轧细），大甘枸杞八钱，生怀地黄八钱，生怀山药六钱，瓜蒌仁六钱（炒，捣），天冬六钱，生杭芍五钱，清半夏四钱，枣仁四钱（炒，捣），生远志二钱，茵陈钱半，甘草钱半，朱砂二分（研细）。

药共十三味，将前十二味煎汤一大盅，送服朱砂末。

复诊：将药连服四剂，心中已不觉热，夜间可睡两点钟，惊悸已愈十之七八，气息亦较前调顺，大便之燥结亦见愈，脉象左部稍见柔和，右部仍有滑象，至数稍缓，遂用原方略为加减，再服之。

【方药】生赭石八钱（轧细），大甘枸杞八钱，生怀地黄八钱，生怀山药六钱，龙眼肉五钱，瓜蒌仁五钱（炒，捣），玄参五钱，生杭芍五钱，枣仁四钱炒捣，生远志二钱，甘草二钱。

共煎汤一大盅，温服。

效果：将药连服六剂，彻夜安睡，诸病皆愈。

《古今专科专病医案·心脏病·评按》：肝肾阴虚，痰热上扰，心失滋养之基，神失安居之所，痰阻气机斡旋，津失滋润肠道，故而不寐惊悸，气短便结。该证主要矛盾在阴虚，次而痰热，再次为便结之胃不安和。故张氏以地黄、枸杞、山药、天冬、杭芍益肝肾而增阴液，半夏、茵陈、瓜蒌仁化痰热而润大便，远志、枣仁、甘草、朱砂安心神。其用药独具特色之处，在于重用生赭石潜降肝肾相火，归纳心经虚阳。再诊气顺便通，痰热已化，神志渐安，故去半夏、茵陈、朱砂，而入玄参清热滋阴，龙眼肉养心安神，连进6剂而病愈。

按：此案痰热上扰，缘由心失滋养之基，神失安居之所而致。

8.刘渡舟治痰热内结型肺心病案

燕某，男，59岁。患肺源性心脏病住院。症见咳逆倚息不得卧，心悸而气短，每日用地高辛等药治疗。其面黧黑，舌苔白腻、根黄，脉数中有结，大便数日未行。辨证为痰热内结、腑气不利，迫肺气逆则喘。然心虚夹饮，故其脉结而面色黧黑。此属本虚而标实。治法宜先清痰热以利肺，继以温阳而化饮。

【方药】瓜蒌30g（先煎），半夏10g，黄连6g。

服2剂，大便通畅，喘咳缓而能平卧。标病虽解，本虚未复，脉结与心悸犹在。转方用茯苓12g，五味子、炙甘草各6g，杏仁9g，桂枝、半夏各10g，服6剂，咳喘止而心不悸，脉弦而不结，出院调治。

《古今专科专病医案·心脏病·评按》：本案为肺源性心脏病，刘氏在治疗中采用先清热化痰以治其标，后温阳化饮而获愈，匠心独居，颇见功力。

本案患者证属痰热互结、腑气不利，故为实也；同时又有心虚夹饮，此其虚也。刘氏用小陷胸汤先治其标，清热化痰，宽胸利肺，通腑润燥，则标证得解。脉结与心悸犹存为本虚未发，转方用苓桂剂加味，补心以镇水，温肾纳气，心、肺、肾同调，所用药虽然不多，但无一味不落到实处。由于辨证准确，选方得当，药简效宏，病即痊愈。

按：该病脉结与心悸、咳逆倚息不得卧，皆为久病正虚之症，心悸则属心阴不足，脉结为久病痰血结聚，咳逆倚息不得卧为肺气久虚之象。故以化痰为先，温阳为后，良法矣。

9.董漱六治心脾阳虚型风湿性心脏病案

顾某，男，27岁。宿患"风湿性心脏病"，今又复发，面色苍黄，心悸自汗，胸闷气喘，咳嗽痰多，面浮跗肿，四肢不温，小便短少，纳差便溏，舌淡苔薄，脉濡小而滑，乃心脾阳虚，痰湿内阻，肺气失宣之象。拟健脾化湿、温通心阳，佐以宣肺化痰。

【方药】茯苓、白术各15g，桂枝、炙甘草、陈皮、厚朴、防风各4.5g，丹参、半夏、杏仁、防己、泽泻各9g，沉香3g。

3剂后水肿渐消，咳嗽、气喘、心悸、自汗均减，纳谷渐增，舌淡红、苔薄，脉濡细滑，上方去半夏、厚朴、杏仁、防己，加黄芪、白芍、怀牛膝、银杏。3剂后肿消，汗止，咳减痰少，悸宁喘平，大便正常，但口干少寐，舌质转红，脉细数，心阳初复，肺脾得和，痰湿渐化之候，再拟育阴清肺、调益心脾。

【方药】北沙参、茯苓、白术、焦神曲各12g，白芍、柏子仁、丹参各9g，炙桂枝3g，陈皮、炙甘草、黄芩各4.5g，淮小麦30g，白果5g。5剂后咳喘全平，心悸偶见，寐可，上方去茯苓、白术、黄芩、焦神曲、柏子仁，加太子参、生地黄、黄连、朱茯神、炒酸枣仁、红枣，以巩固疗效。

《古今专科专病医案·心脏病·评按》：本案属中医心悸范畴，水为阴邪，赖阳气化之，今中焦阳虚，脾失运化，阳虚不能化水，水邪内停，上凌于心，故见心悸；阳气不能达于四肢，充于肌表，故四肢不温；气机不利，故胸闷气短；气化不利，水液内停，故小便短少及面浮跗肿。脾失健运，湿邪凝聚，气机阻滞，郁积而成痰湿之证；脾为生痰之源，肺为贮痰之器，湿痰犯肺，则咳嗽痰多，脾阳虚不能运化水谷精微，故纳差便溏。舌淡苔薄、脉濡小而滑乃心脾阳虚，痰湿内阻，肺气失宣之象。治以健脾化湿、温运心阳，佐以宣肺化痰为法。

按：本案纯属因心阳不足致使脾肺运化宣降失职之症。脾肺失职以成痰湿不化之象，法当温补心阳，以宣肺化痰为治。

10.刘渡舟治风湿性心脏病案

张某，男，61岁。患风湿性心脏病多年，现病重而住院。其症见心悸头晕，面红如醉，自觉小腹有气上冲胸咽。冲时心悸与头目眩晕为甚，并且手足发冷，治疗无效。脉弦而结，舌质淡嫩，苔则薄白。辨证属心阳上虚，肾气不得潜藏，故冲逆于上，诸症悉生。脉弦为阴，易动水饮；传为阳虚，反使阴邪上逆，此亦病情之常势所必然。治法宜扶阳消阴，下气宁心。

【方药】桂枝10g，肉桂3g，茯苓12g，炙甘草6g，五味子10g，紫石英10g，人参6g。

此方共服8剂，所患诸症明显好转，乃出院返家。

《古今专科专病医案·心脏病·评按》：中医学认为，心属火，为阳中之太阳，上居于胸，秉太阳赫赫之威，镇摄寒水不使上扰。若心中阳虚，则水气上犯，患者自觉心下有一股气向心胸或咽喉上冲，或胀或满，或悸，或眩晕等，从下而上依次而见，水为阴邪，故舌色淡嫩。本案患者不但心阳上虚，而且肾气不潜，虚阳浮越于上，故有面红如醉症状。治宜扶阳消阴、下气宁心。

刘氏用《金匮要略》苓桂味甘汤治之，茯苓淡渗利水、养心安神；桂枝通阳消阴、下气降冲；炙甘草合桂枝以补心阳；五味子、肉桂、紫石英补肾纳气，用人参以补元气。药证相符，收效甚佳。所以，刘氏运用苓桂剂治疗"水心病"的方法，无疑给心脏病的治疗开辟了一条新路，与活血化瘀同为治疗心脏病的有效方法。

按：如此补心阳、顾元气，并辅以补肾纳气之法，为后世开创了一条新路子。

11.姜春华治心肾阳衰型心律失常案

沈某，女，41岁，工人，1981年10月29日就诊。患者有肺气肿、慢性肺源性心脏病史。数日前受凉后曾发高热，经急诊用抗生素治疗后热已退，但心悸、咳喘反甚，痰多清稀，胸闷气急不能平卧，畏冷、水肿、尿少，口唇青紫，舌胖、苔白腻，脉短而促，心率110次/分，期前收缩10次/分。外院心电图示：肺型P波，右心室肥大，频发房性期前收缩。证属心肾阳衰，肺伏痰饮，气不化水，水气凌心。拟温化痰饮，宣畅心脉，俾离照当空，则阴霾自散。

【方药】桂枝6g，附片9g，川椒1.5g，细辛3g，全瓜蒌15g，薤白9g，制半夏9g，茯苓9g，白芍9g，五味子9g，生姜3g，7剂。

复诊：服上方后心悸咳喘已平，水肿亦退，原方加党参、黄芪各12g。续服14剂。

三诊：心悸咳喘已平，水肿亦退，尿量正常，略有胸闷，脉率80次/分，无期前收缩。心电图复查：肺型P波，未见房性期前收缩。予原方续进7剂，以资巩固。

《古今专科专病医案·心脏病·评按》：文中阐释了本案病机系因三焦气化失司，津液水湿停蓄，以致壅遏阳气，导致心阳虚衰，二者又互为因果，治当标本兼顾。故以瓜蒌薤白半夏汤通阳散结，温化痰饮；用真武汤温阳利水；桂枝配附子又能温经通络；再用花椒、细辛、生姜辛温宣通，共奏温通心阳、宣化痰饮作用；阳虚日久必有气虚，故用五味子收敛肺气。复诊时又加参、芪补气，使诸症悉退，期前收缩消失，脉率至正常。

按：姜师疗心肾阳衰，妙在温补心阳。

12.刘弼臣治邪盛正衰型病毒性心肌炎案

李某，男，5岁，1978年3月21日初诊。患病已8日，初则发热，形寒，咳嗽，呼吸气粗，心烦泛恶，胸闷憋气，精神困惫，面色欠华，小便微黄，大便溏，活动后心悸作喘，汗出唇绀，肢端发凉，手足微肿，苔白腻，脉沉细而数，心率150次/分，节律不整，肺部有湿啰音，肝在肋下3cm，胸透心影增大，诊为病毒性心肌炎伴急性心力衰竭，曾用毒毛旋花子苷K每次0.008mg/kg，2次后改用中药治疗。中医辨证为邪盛正衰，心阳欲脱。急以温振心阳，益气固脱，宗参附龙牡救逆汤加减。

【方药】附子、五加皮、万年青、五味子各10g，白芍12g，生龙骨（先煎）、生牡蛎（先煎）各15g，炙甘草6g，煨姜2片，大枣5枚。另用别直参15g，浓煎兑服。

1剂后汗出，肢肿消失，手足转温，面色略华，唯尚咳逆痰多，心悸胸闷，苔白、脉细弦，心率120次/分，节律不整。

【方药】炙甘草6g，生龙骨（先煎）、生牡蛎（先煎）各15g，桂枝、附子、五味子、茯苓、陈皮、五加皮、万年青各10g，干姜1g，连服6剂。

心电图复查：窦性心律，病情稳定，拟六君子汤加味，以善其后。

《古今专科专病医案·心脏病·评按》：该患儿面色苍白，汗出唇绀，肢端发凉，脉沉细而数，为少阴阳虚、肾气欲脱之症；咳嗽痰多、气逆作喘、手足微肿、肺部啰音、心率150次/分，乃阳不制水，水气凌心射肺之候。考察其病史，原由表证而来。中医学认为，太阳与少阴相表里，太阳表邪入侵，内合其里，则出现少阴诸症。正如《伤寒论》所谓："少阴病，脉细沉数，病为在里。"欲脱之阳宜当速固，非缓图所能及。故刘氏急以温心阳益气固脱为法，宗参附龙牡救逆汤意，以求速效。药用附、姜、炙草回阳，别直参大补元气，五味子、白芍、大枣、五加皮补肾敛阴，以固无根之阳；生龙骨、生牡蛎镇潜浮越之阳；用万年青者，因其有强心之故。1剂汗止，肢温肿消，药已中的。然咳逆痰多，故加陈皮、茯苓健脾理气化痰，6剂之后，病去大半。于是仅以六君子汤益气健脾化痰以善后。

按：阳虚不能制水，水气凌心射肺之症，是为精当之语。

三川验案

1.刘某，男，2岁，2010年12月6日来门诊治疗。住西安市德福巷3号楼。症见咳嗽气喘1周，发热39.8℃，曾服西药无效。大便每日一次，昨日未便。舌苔淡白，脉纹紫，寸口浮数。属寒凉包火，肺失清宣之气而导致上为咳喘、下为便秘之象，法宜宣肺清热、止咳平喘，肺与大肠相表里，肺气得宣则喘止便通，自然之理也。

【方药】炙麻黄6g，杏仁9g，石膏12g，桂枝10g，金银花15g，连翘15g，葛根15g，二丑6g，前胡10g，白果6g，川贝母6g，生甘草6g，桑白皮10g，水煎服，1剂。

2010年12月11日，其父母打来电话，告知其儿病愈。正如古人所言之："竟剂而安，覆杯而止。"

按：肺属金，心属火。小儿为稚阳之体，本性火盛，又为男孩，火中之火，阳中之阳。今受到外寒之邪侵袭，犹如烧红之铁又遇水汲是一个道理。故用麻杏石甘汤加味治疗，则一服而安。

2.雷某，40岁，合阳县南王村人。于1996年12月21日来诊。主诉胸闷、气短、心悸、咳喘痰多十余日，服西药及他药无效。观其舌苔白厚略腻而紫，六脉沉弦而涩，二便正常，饮食亦然。证属胸阳不足导致之胸痹病。宜宣肺豁痰、宁神益气为治。

【方药】黄芪50g，全瓜蒌30g，薤白15g，桂枝18g，炒枳实12g，云苓24g，前胡15g，丹参60g，生姜10g，水煎服，3剂。

二诊：1996年12月25日，服前药胸闷、气喘、皆较前缓解，舌苔脉象如前，嘱前方继服10剂，以期痊愈。

三诊：1997年1月6日，胸不闷，气不喘。舌淡白，脉沉缓，拟六君子汤去陈皮加瓜蒌、薤白，6剂，以期巩固之。

【方药】人参15g，炒白术15g，云苓12g，甘草6g，半夏12g，瓜蒌20g，薤白15g，水煎服，6剂。

按：心属火，属阳，阳中之阳。肺属金，属阴，脾属土，土生湿，湿可生痰。肺脾阴湿之邪借心阳之不足而弥漫于清窍，故痰喘、胸闷之症现。心阳不足，肺阳虚弱，故舌厚腻而略紫，属气虚血瘀之症由引起，故予瓜蒌薤白汤加重剂之黄芪、丹参，画龙点睛，自然病去而愈。

3.张某，男，25岁，西安市莲湖区人，于2012年8月9日来门诊治疗。自诉咳喘、气短、痰白而稀、欲呕、胸闷3年余，略遇风寒则更甚，曾服中西药，无明显效果，每年遇秋冬则更甚。舌淡白，脉沉细无力。属肺气失宣，痰湿阻肺导致。宜宣肺降气、除湿利痰为治。

【方药】半夏15g，陈皮12g，云苓24g，川贝母12g，款冬花15g，紫菀15g，桔梗12g，炙甘草6g，前胡15g，五味子12g，生姜10g，水煎服，6剂。

二诊：2012年8月15日，哮喘明显减轻，现仍咳嗽。舌淡白，脉沉弦，前方继服6剂。

4.张某，男，51岁，兴平人，2010年7月30日，因哮喘久治不愈来门诊治疗。患者肢体水肿，颜面、口唇略青紫，言其哮喘遇冷加甚，无汗、气短、胸闷，轻则咳喘，甚则哮鸣喘息，痰白，性事有心无力，经多方医治无效。舌淡白，质略紫，脉沉细无力。属心、肺、肾阳虚导致。宜温阳纳气，补肾肺之阳为主。

【方药】炙黄芪50g，人参20g，当归15g，桂枝30g，炙麻黄6g，杏仁15g，桔梗12g，川贝母15g，云苓24g，山茱萸15g，水蛭15g，土鳖虫12g，沉香10g，胡芦巴15g，鹿胶30g，细辛6g，五味子15g，半夏15g，桃仁、红花各15g，桂心10g，蛤蚧1对，干姜15g，炙甘草6g，苍术10g，水煎服，18剂。

二诊：2012年8月19日，哮喘明显减轻，肿消痰少，舌淡白，脉沉微。前药加巴戟天15g，淫羊藿20g，水煎服，6剂。

三诊：2012年9月8日，哮喘基本好转，前药继服6剂。

按："哮喘"症最难治愈。古云："牛皮癣和气喘，谁治打谁脸。"可见此病是最难治疗的。难治的原因有二：其一，此症多是遇寒而发，且从童年开始发病，每逢哮喘，经医服药，便轻，待后来再犯再医，再医再效，但未根治。其二，服药不及时，轻了就算"好"了。以上这两种现象临床最常见。

心为水肿病之源的辨证论治

心为火，火衰不能生土；脾属土，脾失运化水湿之功能；土虚不能制水，以致水湿泛滥，百骸洪溢而肿气生矣。

夫水肿当分部位，水肿在上焦肺者，可用越脾汤，发汗消肿；水肿在中焦脾胃者，可用健脾汤等健脾利湿之剂；水肿在下焦者，可见下肢足趾水肿，治当补肾利水，济生肾气汤主之。

症见脾阳不运，面目四肢水肿，心悸，气短，舌淡苔白，脉沉缓无力等。方用补中益气加车前子30g，云苓24g，水煎服。皆获其效。

痰饮

【症状】凡患心水的病人，多感到身体沉重，而且呼吸短促不畅，不能平卧，心烦而躁动不安，病人的阴囊肿大。

【方药】苓桂术甘汤。云苓24g，桂枝18g，白术12g，甘草6g，水煎服。

按：阴肿身重，为水气壅肿，则小便自然不利；水气凌心，则烦躁而不安，当用苓桂术甘汤主之，用此温阳利水，自见奇效。

水气凌心

【症状】心病，水在心的症状表现为心下坚实而悸动，气息短促，厌恶水也不想喝水。

【方药】桂枝茯苓丸增损（《金匮要略》）。桂枝18g，白术16g，茯苓24g，甘草6g，泽泻10g，水煎服。

按：心本属阳，属火，阳虚火弱，水气大作，则阴盛水泛，伤水则恶水，法当温阳利水，予桂枝茯苓丸增损做汤治之。

心肾阳虚型之痰饮

【症状】心病，心下停留着痰饮，病人背部有一块手掌那么大的部分感到寒冷。稍遇寒即咳嗽，唾稀白痰，且兼心悸，气短。

【方药】生姜9g，白芍9g，白术6g，茯苓9g，附片3g，水煎服。

按：肾阳不足，水湿过泛，以致心阳虚弱而悸动不安，应用真武汤治之。

痰饮肿胀症

【症状】心病，心下停有痰饮，胸胁胀满，目眩。

【方药】苓桂术甘汤方。茯苓24g，桂枝18g，白术18g，甘草12g，水煎服。

腰以下水肿

【症状】心病，呼吸气短咳嗽，下肢水肿，头目眩晕，小便不利者是因为有微少的水饮停留，应当从小便利去水饮，用加味苓桂术甘汤主治，也可用加味肾气汤。

【方药】加味苓桂术甘汤。茯苓24g，桂枝18g，白术12g，炙甘草6g，车前子20g，水煎服。

加味肾气汤。熟地黄24g，山茱萸12g，山药12g，泽泻10g，牡丹皮10g，车前子15g，茯苓12g，桂枝3g，炮附子3g，水煎服。

按：心与小肠相表里，故心下有水，利小便而愈。苓桂术甘汤，温心脾之阳以利水，肾气丸温补肾阳以利水。

支饮

【症状】心病，心下有支饮，咳嗽痰稀，头目昏眩。

【方药】泽泻汤。泽泻15g，白术6g，水煎服

按：古人云："无痰不作眩。"痰饮上泛于颠顶而不下行，故当用利水之泽泻，佐以补脾，以促运化水湿之能。

痰饮上泛颠顶

【症状】突然发生呕吐，心窝部有痞硬感，膈间有水停留，并感觉到目眩而心慌、心跳。

【方药】小半夏加茯苓汤。半夏15g，生姜10g，茯苓24g，水煎服。

按：心中有痰饮宿留，胃膈间有痞硬、心慌、心跳之感，当用祛痰降逆之半夏，佐以利水去湿之茯苓治之。

心、脾、肾阳虚型水肿

【**症状**】心脾肾阳虚，症见全身水肿，腰以下更甚，胸腹胀满，体倦乏力，手足不温，口不渴，大便溏，舌苔厚腻而润，脉象沉迟。

【**方药**】加味济生实脾饮。厚朴、炒白术、云苓、木香、草果仁、桂心、大腹皮、炮附子、木瓜各12g，甘草6g，干姜6g，车前子12g，生姜10g，大枣6枚，水煎服。

按：本方系《济生方》实脾饮加桂心、车前子组成。主治心脾肾阳虚形成的全身水肿，以及西医所谓之慢性肾炎、心脏病水肿、早期肝硬化的轻度腹水属于心脾肾阳虚者。

脾肺阳虚型之皮水症

【**症状**】四肢水肿，按之没指，不恶风，腹部肿胀如鼓，不渴，小便不利，脉浮或风湿身重疼痛者。

【**方药**】防己茯苓汤（《金匮要略》）。防己12g，黄芪20g，桂枝9g，茯苓18g，甘草6g，水煎服。

风水水肿

【**症状**】汗出恶风，身重水肿，小便不利，舌淡苔白，脉浮，以及湿痹肢重麻木者。

【**方药**】防己黄芪汤。防己、黄芪各9g，白术6g，甘草3g，生姜4片，大枣2枚，水煎服。

按：本症若兼腹痛，加白芍；气喘，加麻黄；气上冲，加桂枝；寒盛，加细辛；湿盛腰腿痛，加茯苓、苍术；胸腹胀满而痛，加陈皮、枳壳、苏叶。用于慢性肾炎及心脏病水肿。

心脾受湿，气滞水停之水肿

【症状】头面四肢水肿，脘腹胀满，上气喘促，小便不利，以及妊娠水肿者。

【方药】加味五皮饮。桑白皮、陈皮、生姜皮、大腹皮、茯苓皮各等份，桂心10g，水煎服。

按：心脾阳虚，运化水湿功能降低，则水壅四肢及全身，形成遍体水肿之象。心为阳，为火，火可生土，今土不制水，引起各种不同的症状。如外感风邪，则腰以上肿，可加苏叶、荆芥、防风、白芷；湿热下盛，腰以下肿，加泽泻、车前子、防己；肠胃积滞，大便不通，加大黄、枳实；腹中胀满，加莱菔子、厚朴、麦芽；正气不足，脾胃虚弱，加党参、白术；寒湿内盛，肾阳不足，加干姜、附子、肉桂。

本方五皮饮系《中藏经》之方，余加桂心，取其同气相求，桂心色赤，赤入心；又桂心味辛性温，温心阳而散寒气，是为余之本意。

风水致使腰以上水肿症

【症状】腰部以上水肿，面目水肿明显，伴有汗出恶风、微热、口渴者。

【方药】越婢汤（《金匮要略》）。麻黄9g，石膏18g，生姜9g，大枣4枚，炙甘草5g，水煎服。

按：余师姜惠秦先生最善用此方，用治因风热引起的荨麻疹效果尤为突出。

余用此方治疗过一例肾炎，小儿，13岁，遍体水肿，在西安市军工三院住院治疗，其尿蛋白由++上升为++++，家人紧张，诸医无策，余用越婢汤令其服之8剂而愈。

水肿合并外感风热症

【症状】发热微汗，咳嗽痰多，口渴思饮，舌苔薄黄，脉浮细而数等症，属风热袭肺，痰热内蕴者。

【方药】宣肺利水汤。净麻黄6g，生石膏、冬瓜子各15g，冬瓜皮30g，葶苈子、旋覆花、白苏子、杏仁各9g，苍术、白术各10g，生甘草3g，水煎服。

按：此方凡慢性肾炎水肿患者兼肺经证候或同时有表证者，皆可用之。

脾阳虚弱，遍体水肿

【症状】遍体水肿，小便不利，时而气喘，舌淡白，脉沉细无力。

【方药】补脾宣肺利水汤。黄芪50g，大腹皮18g，五加皮

15g，云苓皮24g，桑皮15g，车前子30g，党参20g，白术15g，生姜皮15g，水煎服。

按：属脾阳不足，运化功能失职所致。此法疗脾虚水肿，效果极佳。

三川验案

1.心肺阴阳双虚，导致肺心水肿病案

柳某，女，54岁，长安区王曲人。于2009年11月23日由丈夫陪同来门诊治疗。自诉患气喘水肿病十余年，第四军医大诊为肺源性心脏病。经中西医治疗无明显效果。观其颜面水肿，伴面颊部瘀血丝，不时咳嗽，抬肩而喘，苔淡白，略带黄而黏稠，不能受寒凉，略感外寒则气喘不已。胸部满闷、心悸、气短、失眠、多梦、食欲不振。小便不利且黄，大便数日一次，粪质先硬后溏。舌质紫暗、苔厚腻而黄，脉沉弦而涩，属心肺阴阳双虚，气血瘀阻，肺失宣降之职导致。理应滋补心肺之阴阳，宣通肺气，止咳平喘，健脾利水消肿为治。处以二陈汤加味，以观后效。

【方药】炙黄芪50g，肉苁蓉20g，桂枝15g，干姜12g，麦冬15g，生地黄30g，党参30g，阿胶20g，大腹皮15g，杭白芍20g，白茯苓24g，佛手24g，瓜蒌24g，薤白12g，炒酸枣仁30g，陈皮12g，半夏15g，炒三仙各15g，蛤蚧1对，前胡12g，水煎服，7剂。

二诊：2010年1月25日，服上药显效，喘止肿消，能安眠，自觉康复，故再未来诊。近因天寒地冻，不慎又感风寒，旧病复发，前来复诊。患者气色、舌苔、脉象仍然同前，唯添夜热早凉之症，故予原方加味服之。

【方药】炙黄芪50g，肉苁蓉30g，桂枝15g，干姜12g，麦冬

15g，生地黄30g，洋参15g，阿胶20g，鹿角胶20g，杭白芍20g，云苓24g，白茯苓24g，佛手24g，瓜蒌24g，薤白12g，炒酸枣仁30g，陈皮12g，半夏15g，蛤蚧1对，炒三仙各15g，前胡12g，鳖甲15g，水煎服，7剂。

三诊：2010年2月10日，喘止肿消，夜间发热已愈，唯有时咳嗽，痰多，舌不腻、苔不黄，脉沉弦而结代，予前方增贝母，以消其痰，痰少气利，肺气得宣，则阳和布护，原方加减。

【方药】炙黄芪50g，肉苁蓉30g，桂枝15g，干姜12g，麦冬15g，生地黄30g，西洋参20g，阿胶20g，鹿角胶30g，杭白芍20g，朱云神24g，佛手30g，云苓24g，瓜蒌30g，薤白12g，炒酸枣仁30g，陈皮15g，半夏15g，炒三仙各15g，鳖甲30g，白术15g，党参15g，贝母15g，前胡12g，水煎服，8剂。

四诊：喘、肿、心悸大有好转，舌质紫暗，苔厚腻而黄，脉沉弦而涩。属心肺阴阳双虚，且心血瘀阻，肺气失宣而成。法应滋补心肺阴阳，止咳平喘，健脾消肿为治。

【方药】黄芪50g，肉苁蓉30g，桂枝15g，干姜12g，麦冬15g，生地黄30g，西洋参20g，阿胶30g，鹿角胶30g，杭白芍20g，云苓24g，佛手30g，全瓜蒌30g，薤白15g，炒酸枣仁30g，陈皮12g，半夏15g，前胡12g，炙鳖甲30g，白术15g，党参15g，川贝母15g，葶苈子15g，水煎服，4剂。

五诊：患者服此药自觉康复，能劳动，不轻易感冒，气色各方面均较前好，其家属建议用此方继服10剂，而病告康复。

按：此案柳姓之疾，自诉患肺心病十余年之久，百医无效。今来门诊治疗。《内经》云："肺主呼气……肾主纳气。"肾为人身之根，肺为人体之天。肾根生于地，地为土，与脾有关。肺天有日，日为阳，阳中之阳，属心火，心火不足则阴气弥漫，万物难荣。故心血瘀阻，肺气失宣，肾气失纳，脾失健运利水之能，又兼终日劳碌、饮食将息失宜而是症成矣。

此案之处方由利湿健脾、消肿化痰之二陈汤，补肾温阳纳气的肉苁蓉、鹿胶，滋补心肺之阴和生气之源的生脉汤，开胸宣痹之瓜蒌薤白汤，以及补土生金之五味异功散加贝母、葶苈子等化痰利水消肿之药，何愁久患咳喘而水肿之肺源性心脏病不愈矣！

2.心脾阳虚型水肿

王某，女，45岁，西安市湘子庙街人，2010年8月11日来诊。一身面目水肿一年余，心悸、失眠、腹泻、小便不利、经期错后，舌淡白、无苔，脉沉细而迟，属心脾阳虚所致。当养心健脾，温阳利水为治。处归脾加四君、苓桂术甘合剂而治之。

【方药】炙黄芪50g，人参18g，炒白术18g，朱云神15g，远志15g，木香10g，炒酸枣仁20g，龙眼肉15g，当归12g，云苓24g，桂枝10g，车前子15g，炙甘草6g，生姜10g，大枣10枚，大腹皮15g，水煎服，6剂。

二诊：8月18日，自诉服上药心悸、失眠均获明显效果，小便利，腹泻减少，水肿亦明显好转。舌淡白，脉沉细略缓，嘱其上药继服12剂。

三诊：9月3日，心安、眠静、水利、肿消，一身面目水肿之象皆愈。效不更方，嘱继服6剂。后追访，至今尚安。

按：心主温煦化湿，脾为运化水湿之官，故用养心温阳、健脾利水之剂而水利肿消，心静眠安之境现矣。

3.肺热外寒之水肿

刘某，男，13岁，1968年之夏，因患水肿，久治不愈。其父邀余治疗。患者住院40余天，肿未消，尿蛋白++++。余观其上下眼睑水肿，四肢亦然。诊其脉浮而无力，舌淡白，无汗，无腰痛之感，当属风水为患，发汗当自愈。故处越婢汤增损以期痊愈。

【方药】黄芪30g，麻黄10g，杏仁12g，石膏12g，白术15g，炙甘草6g，水煎服，8剂。

二诊：药后肿消，又用补中益气汤加麻黄、杏仁，水煎服，令服30剂以调理之，自后，病除身安，再未复发。

4.心肺阳虚，脾肾亏之水肿

曹某，男，81岁，铜川市人。2010年4月29日，其儿曹先生接余至其家中诊治。自诉久患肺源性心脏病数十年，近日加重。症见喘息，颜面及口唇青紫，下肢水肿，舌淡白、苔厚腻，脉寸关结代而弦、尺沉涩。属心肺阳虚，脾肾双亏。宜补心肺之阳，兼以健脾补肾、宣肺定喘、利水消肿为治。

【方药】黄芪30g，桂枝15g，干姜10g，麻仁10g，生地黄15g，麦冬10g，云苓24g，阿胶10g，红参15g，麻黄6g，杏仁12g，白术18g，白果15g，蛤蚧1对，炒酸枣仁24g，车前子15g，炙甘草6g，水煎服，3剂。

二诊：2010年5月1日，曹先生言说其父服上药3剂后，肿、喘皆明显减轻。诊后，令患者以前药继服6剂，病得缓解。

按：满身水肿，以手按其肿，充实有弹力，放手肿胀即如故，但不碍其呼吸，气息如常者，猪苓汤主之。又胕肿，其势如前之有弹力者，唯腰以下肿满而肩臂不肿者，亦宜利小便则愈。

治之，在下应利小便，在中宜健脾利湿，在上宜发其汗。

在上肿者，属肺，当有喘息、咳嗽、无汗、水肿、面色苍白等症，治宜越婢汤，发汗则愈；在中属脾，应有饮食无味、四肢及腹部水肿、面色及皮肤略黄等，以实脾饮为主；在下属肾，应有腰及下肢水肿、小便不利，甚者胕胕虚肿，以桂附地黄汤或五苓散治之。

余以为，人体之呼吸好似自然界之风气流动，而血液、津液、汗液、唾液、精液、痰液、饮液、尿液、经血皆似自然界之水。肺气乃天气，脾气乃中气，肾气乃水气，三气皆靠心阳之气而蒸发、流动或积储，心阳平和，则脾、肺、肾之气自然正常，水肿之患何能现矣。

心为眩晕证之源的辨证论治

《内经》云："诸风掉眩，皆属于肝。"心为火，肝为木，心火暴盛，肝木受制。肝阳亢盛，内扰心神，其症则眩晕生矣。

引起眩晕的原因，概言之，则属外感内伤。从外感来的，病归六淫之邪，都可能出现眩晕症状，以头为诸阳之会，耳目为清空之窍，外邪之袭，表阳与清窍首当其冲之故。从内伤来的，情况就比较复杂：有肝风内动的，即所谓"诸风掉眩，皆属于肝"；有痰湿壅遏的，即所谓"无痰不作眩"；有属气虚的，即"中气下陷，清阳不升"之证；有属血虚，即"血不充脑"之证；又有下焦命门火衰，虚阳上浮，亦能令人眩晕；如其下焦肾水不足，虚火上炎，亦常发作眩晕；时发时止的眩晕不可当，又为痰火上壅。至于大虚之人，出现眩晕，即是《内经》所说的

"髓海不足，则脑转耳鸣"。以上几种说法，就是眩晕病因的大略。但总的说来，外感眩晕多猝发而暂时，内伤眩晕多缓而缠绵，眩晕属实比较少，属虚比较多，外感眩晕比较少，内伤眩晕比较多；风木之动和脾湿生痰，致使头旋眼花，尤为临床所习见。

肝阳上亢引起之眩晕症

【症状】心病，头晕目眩，肩背痛，胸胁苦闷，舌光无苔，脉浮而弦数。

【方药】柴胡加龙骨牡蛎汤。柴胡18g，黄芩12g，桂枝15g，党参15g，生姜10g，半夏9g，云苓15g，大枣10枚，生大黄5g，龙骨15g，牡蛎15g，代赭石20g，水煎服。

肝郁血瘀型引起之头痛、眩晕症

【症状】头晕目眩，纳差耳鸣，体困乏力，大便秘结，小便黄赤，舌红边紫苔黄，脉沉弦而涩。

【方药】桃仁承气汤。桃仁15g，炒竹茹15g，玄明粉6g，酒大黄6g，川桂枝10g，甘草6g，石菖蒲6g，赤芍12g，蒺藜12g，红参9g（另煎），水蛭15g，水煎服。

心肝之火上升形成之眩晕症

【症状】心病，头晕头痛，耳鸣心烦，恶心口苦，烘热多汗，脉弦而实。

【方药】柴胡龙骨牡蛎汤加减。柴胡24g，黄芩15g，党参18g，茯苓15g，大黄6g，桂枝6g，龙骨30g，牡蛎30g，远志9g，石菖蒲3g，蒺藜30g，石决明30g，朱砂1.5g，水煎服。

外有少阳之病，内兼风痰，以致头眩者

【症状】心病，眩晕、痰多、四肢麻木。舌淡苔薄白，脉弦。

【方药】天麻柴胡汤。天麻30g，柴胡24g，半夏15g，党参15g，云苓18g，黄芩15g，白术15g，生甘草6g，生姜10g，水煎服。

名医经验

1.龚子材治大学士高中玄，患头目眩晕，耳鸣眼黑，如在风云中，目中溜火。或与清火化痰，或与滋补气血，俱罔效。诊之，六脉洪数，此火动生痰。以酒蒸大黄三钱，为末，一服而愈，盖火降则痰自清矣。

按：洪脉为阳盛，数脉为心火。大黄入脾胃肠道，是实则泻其子矣。

2.昌平太守王天成，头晕恶寒，形体倦怠，得食稍愈，劳而益甚，寸关脉浮。此脾肺虚弱，用补中益气加蔓荆子而愈。后因劳役发热恶寒，谵言不寐，得食稍安，用补中益气而痊。

按：此属劳伤中气，饮食不周，形成心、脾、肺阳虚之症。重点在"劳而益甚"四字。

3.冯楚瞻治金绍老夫人，因岁事积劳，忽眩晕不省，妄有见闻，语言杂乱。诊其脉，细数无伦，真阴真阳，并亏已极，乘此

初起，即可挽回，愈久愈虚，愈虚愈脱矣。用全真一无汤，日进二剂，每剂人参八钱，不十日而全瘳。

按：纯属岁事积劳，劳伤心气，耗伤元气而成，故用人参一味，调养之。

4.张路玉治董司业夫人，体虽不甚丰，而恒有眩晕之疾。诊其六脉皆带微弦，而气口尤甚，盖缘性多郁怒，怒则饮食不思，而为眩晕矣。岂平常体肥多湿之痰可比例乎！为疏六君子方，水泛为丸，服之以培中土，中土健运，当无敷化不及，留结为痰而成眩晕之虑，所谓治病必求其本也。

按：心遇不快而生怒，怒则伤肝，胃纳遂减，脏腑无所养，故眩症生，虚则补其母，六君重在参苓草，兼以和胃祛痰。

5.眩晕，胸满呕恶，口干，小便短数。是风动于上，饮积于中，水亏于下，病非一端，聊拟一方如下。

【方药】细生地二钱，钩藤一钱，天麻一钱五分，陈皮一钱，白茯苓三钱，羚羊角（代）八分，制半夏一钱，竹茹二钱。

经云："诸风掉眩，皆属于肝。"厥阴为风木之脏，少阳相火所居，风与火皆属阳而主动，风火相扇，则头脑为之旋转。今诊得寸脉浮大，按之即散，上虚可知；古有上病下取之法，遵此立方。

【方药】大熟地六钱，白茯苓二钱，怀山药二钱，细辛五分，炙甘草一钱，水煎服。

诊得脉左浮兼弦，胸膈不舒，烦则火升，时苦眩晕。拟少阳、阳明合治，方列后。

【方药】连翘三钱（去心），制半夏二钱，香豆豉一钱五分，陈皮一钱，黑山栀二钱，羚羊角（代）八分，水煎服。

按：少阳相火，厥阴肝木，皆源于心，因火能刑木，木被火刑，自然动风，风生则眩晕之症成。故用生地黄、羚羊角（代）、云苓、竹茹诸品以清心凉血，心火除肝木自得安宁。

三川验案

1.风痰作眩，手小指麻木

闫某，男，70岁，西北政法学院教授，2011年6月18日来门诊治疗。言其眩晕数年，久治无效，舌质紫、胖而且腻，脉象沉弦，二便正常，手小指麻木。经云：无痰不作眩，无风不作眩，实为至正之理。闫先生舌苔厚腻，质淡白而紫，手小指麻木，皆属风痰作眩之象，用天麻白术半夏汤加炒三仙而愈。

【方药】半夏15g，白术12g，天麻20g，牛膝12g，云苓24g，桂枝15g，黄芪30g，当归10g，炒三仙各15g，生姜10g，水煎服，6剂。

二诊：2011年12月25日，头眩已明显减轻，手小指麻木亦有好转，舌淡，苔较前薄，脉亦弦，嘱其前药继服6剂。

三诊：2012年1月3日，眩除晕止，肢稍麻，前药继服10剂。

2012年2月15日电告痊愈。

2.劳伤中气，肝火上升作眩

王某，女，31岁，2011年10月6日来诊，主诉眩晕半年余，自觉精神疲惫，四肢乏力，眩晕如坐船样半月余。服过多药无效。舌淡苔白，脉浮弦而无力，属劳伤中气，肝火扰痰上升而作眩矣。法宜补中益气，镇肝健脾除痰而症当愈。

【方药】黄芪50g，人参15g，白术18g，天麻30g，云苓24g，陈皮12g，升麻3g，柴胡3g，当归15g，炙甘草6g，代赭石50g，半夏15g，生姜15g，大枣10枚，水煎服，6剂。

2011年10月12日来电告知病愈。

按：眩晕症，自古皆谓火、气、痰为因。火谓肝火，气谓情绪使然，又无痰不作眩矣。今王女士之眩，脉来弦而无力，舌淡白，经期正常，属劳伤中气，肝火扰痰上升而为之，故用上方必获效。

3.血虚火盛，肝阳上冲

朱某，男，62岁，西安市西后地人，于2011年2月25日来诊。主诉眩晕，血压180/90mmHg，欲呕，四肢困倦，二便尚可。曾服降压药无效。观舌淡白，脉弦数，属心气阴不足，血虚火盛以致肝阳上冲所致，宜补气养血、镇肝降压为治。

【方药】云苓24g，桂枝18g，白术15g，当归15g，川芎15g，白芍18g，生地黄20g，生黄芪30g，人参15g，半夏15g，代赭石50g，生姜15g，炙甘草6g，水煎服，6剂。

二诊：服药有效，前方继服10剂。

2011年4月15日，因陪妻郝某来诊，喜告痊愈。

4.肝阳上亢，引起肝风内动

李某，男，60岁，西安市长安路人。于2010年12月21日来门诊治疗。自诉头晕，如坐舟车，右上指、下趾麻木，舌厚腻，脉左沉细，右沉弦有力，属肝风内动之象，肝阳上亢引起肝风内动之状，将有半身不遂之兆，宜镇肝息风、活络通经为治。

【方药】代赭石60g（另包），佛手30g，枳壳12g，香附24g，杭白芍30g，大黄10g，柴胡18g，黄芩15g，丹参15g，天麻

30g，桑枝20g，当归尾15g，川芎15g，牛膝12g，川乌3g，草乌3g，开水煎服，6剂。

二诊：2010年12月29日，眩晕明显获效，且右侧之感觉麻木似有似无，脉和缓，舌淡白，令其用前药继服10剂，一治疗，二巩固，以使痊愈。

5.眩晕，夜难入眠

王某，男，47岁，城固人。于2011年3月9日来诊。眩晕，舌边缘红、中心淡白，脉沉弦而细，夜难入眠，素日欲呕，服西药无效。属心脾气血不足，又兼肝阳上亢所致。宜补心气之血，平肝之阳亢，滋肾之不足。

【方药】生代赭石60g，云苓24g，龙眼肉15g，当归12g，炒白术18g，云茯神24g，远志15g，天麻30g，生黄芪30g，丹参20g，山茱萸15g，山药15g，半夏15g，炙甘草6g，生姜10g，水煎服，6剂。

此药服6剂，而眩止晕平，夜能入睡。

6.肝阳上亢，痰湿上扰

孟可，男，42岁，陕北志丹人。于2011年3月12日来门诊治疗。眩晕1个月余，经治无效。察其眩晕之外，呕吐之象时有，舌淡白、边赤，脉沉弦而数，属肝阳上亢兼痰湿上扰所致。

【方药】天麻30g，半夏18g，云苓24g，苍术15g，陈皮12g，白术15g，桂枝18g，炙甘草6g，代赭石60g，生姜10g，大枣6枚，水煎服，6剂。

按：服药6剂，晕平眩静。半夏白术天麻汤、二陈汤、苓桂术甘汤三合一成治眩除湿利痰妙方，君以生代赭石60g，镇肝息风以降逆，四神合力，岂不妙哉。

7.气阳不足,血虚不能上养

蔡某,男,61,户县焦东人,2014年4月24日来诊。头眩、胸闷不畅3年余,血压偏高,脉沉细无力,舌淡白,纯属气血不足,胸阳不振,气阳不足则胸闷不畅,血虚不能上养于脑,故头眩。

【方药】黄芪50g,川芎、杭白芍、白术、云苓各18g,生地黄、红参各20g,当归15g,生甘草6g,桂心10g,龙眼肉20g,炒酸枣仁30g,生姜10g,大枣10枚,水煎服,15剂。

按:胸为阳位,心所居处,阴霾密布,阳光被蒙,故胸闷不畅。头眩,脉沉细无力,是为心血虚衰而不能上养于脑之见证。方中黄芪、红参、白术、云苓、生甘草、桂心、龙眼肉、炒酸枣仁、生姜温补心阳之气,心阳充则阴霾散;当归、川芎、白芍、生地黄配龙眼肉、大枣,补心血上充于脑,阳光明媚,阴霾自然消散,则胸闷、头眩之症自当痊愈。

心为消渴病之源的辨证论治

大凡消渴病的形成均与心、肺、脾、肾的失调有着一定的关系。心火旺而伤阴,阴伤则旁及肺,肺阴不足,津液缺乏,形成上消,症见咳嗽痰少。

中医认为,心主血,主神明,以血养心。阴血不足,可出现心悸、失眠、胸闷、心痛等并发症。由于心阴不足可导致肝之阴血不足,疏泄失常,可出现胁痛(胆囊炎、胆石症);心火旺盛,肝阴虚弱,导致肝阳上亢,出现眩晕(高血压或颈椎病);肝开窍于目,肝血长期不足,引起白内障;心火刑金,肺阴不足，燥热，干咳少痰，潮热盗汗而成痨瘵……总而言之，上焦心肺阴虚，形成津伤液少之症，病见干咳痰少，则为上消；心火盛，中焦脾胃阴虚燥热，则为中消，症见易饥、食多、消瘦；由于心火亢盛，不能下济，下焦肝肾阴虚，燥热伤津，形成多尿、口渴多饮、消瘦、乏力等症状，则为下消。

心肺阴虚之上消证

【**症状**】心病，消渴，喘咳，皮肤蒸热，午后尤甚，口渴，便秘。

【**方药**】泻白散（《小儿药证直诀》）。地骨皮15g，桑白皮12g，生甘草6g，粳米30g。

适用于肺热喘咳，皮肤蒸热，午后尤甚，脉细数，舌红苔黄者。近代用于治疗小儿肺炎、气管炎、肺气肿，或肺气肿合并感染及小儿麻疹初期，见咳嗽气促、身热不退。

按：此方治上消若加天花粉之属，其效用则愈大。

【**症状**】心病，消渴，脾胃伏火较重，热在肌肉，口燥唇干，口疮口臭，烦热易饥等。

【**方药**】泻黄散（《小儿药证直诀》）。天花粉30g，藿香15g，防风10g，黄连15g，栀子12g，石膏24g，生甘草6g，水煎服。

适用于脾胃伏火，热在肌肉，口燥唇干，口疮口臭，烦热易饥及脾热弄舌等。

若舌下肿痛，加瓜蒌、贝母；口舌赤裂疼痛，加黄连、黄柏。

按：此方是钱乙为清泻脾胃伏火而设。心火旺，不能生土，反而制害于土，形成中焦伏火炎上，中消之症成矣。

心肺脾热之中消证

【症状】心病，消渴，口干，舌燥，易饥，好食，大便秘结，舌黄厚，脉沉滑数。

【方药】自拟花粉三黄汤。天花粉30g，黄连15g，黄芩12g，大黄10g，水煎服。

按：黄连清心火，黄芩清泻三焦之火，大黄泻胃肠经之热以下行，重用天花粉止渴生津、滋阴润肺，实是一帖用于消渴病初起之好方。

脾胃火郁之中消证

【症状】心病，消渴，口干舌燥，舌红，苔黄，牙龈肿痛，脉沉数。

【方药】清胃散（《脾胃论》）。生地黄15g，当归10g，升麻3g，牡丹皮12g，黄连10g，水煎服。

适用于胃有积热，牙痛口臭，牙齿喜冷恶热，或牙龈红肿，溃烂出血，口干舌燥，舌红，苔黄，脉大而数。

本方专为牙痛而设，凡是胃热证，血热而火郁者，均可加减使用。如果口渴饮冷，去当归，加玄参、天花粉；便秘，加大黄、芒硝；若为风火牙痛，加防风、薄荷。

按：此方虽为牙痛而设，但养阴、清胃、泻火、生津之效更有用武之处。

心肝肾阴虚之下消证

【症状】心病，消渴，口苦，咽干，心烦，便秘，舌边红、苔黄，脉弦数。

【方药】加减龙胆泻肝汤。龙胆草12g，木通10g，泽泻10g，柴胡12g，车前子12g，生地黄15g，当归10g，生甘草6g，生栀子12g，黄芩12g，天花粉15g，麦冬15g，干姜10g，水煎服。

适用于头目眩晕，口苦咽干，舌燥思饮，急躁易怒，胸胁胀满，易饥多食，苔黄质赤，脉象弦数。

按：此为心火暴盛，引动下焦肝经之火萌动，故现诸症，用龙胆泻肝以治标，增天花粉泻心火而生津，加麦冬养阴；因苦寒之品过多，恐有伤胃致泻之嫌，故加干姜以佐之。

心肾阴虚之下消证

【症状】心病，消渴，头晕目眩，四肢乏力，腰酸，口干，舌燥，便秘，舌红，脉沉细数者。

【方药】加味六味地黄汤。生地黄24g，山茱萸12g，山药12g，牡丹皮10g，泽泻10g，云苓12g，天花粉30g，水煎服。

适用于肾阴不足、虚火上炎、腰膝痿软、骨热酸痛、头目眩晕、耳鸣耳聋、自汗盗汗、遗精梦泄、消渴、舌燥喉痛、牙齿动摇、足跟作痛等。

本方可用于慢性肾炎、慢性肾盂肾炎、前列腺炎、膀胱炎、尿道炎、糖尿病、贫血、高血压、慢性肝炎、结核病等有肾阴虚证候者。

按：本有滋阴之妙，又增生津之效，岂不更佳。

心火炎上，不能下济脾肾之中下消

【症状】心病，消渴，头晕，心烦，腰酸，小便频数，口干，咽燥，舌红少苔，脉沉细而数。

【方药】泻心滋阴汤。生地黄24g，五味子15g，麦冬20g，牡丹皮12g，枸杞子15g，红参10g，黄芪30g，云苓12g，黄连10g，石膏15g，天花粉15g，石斛15g，水煎服。

按：此方是余为心火旺盛、肝肾阴虚引起的津液不足而设，屡用屡验。

心脾肾阴虚之消渴综合征

【症状】心病，消渴，面红形瘦，肢体乏力，体重减轻，舌红无津。脉沉细数。

【方药】增液六味地黄汤。麦冬24g，生地黄24g，玄参24g，山茱萸12g，山药12g，牡丹皮10g，泽泻10g，云苓12g，水煎服。

按：既有上焦见症，如心悸、气短、梦多、失眠等心经之阴虚证，又见善饮溲多、肢体乏力等下焦肝肾不足之象，水火失济，用增液汤加六味地黄汤治之。

【**症状**】心病，消渴，大热、大汗，口干舌燥，口渴思饮，脉洪大。

【**方药**】白虎汤（《伤寒论》）。石膏30g，知母15g，甘草6g，粳米30g，水煎服。

适用于肺卫气分热盛、烦渴引饮、恶热面赤、汗出舌燥、脉洪大有力或滑数。

本方可用于肠伤寒、斑疹、流行性乙型脑炎、中暑、麻疹、肺炎、疟疾等病变过程中具有上述证候者。

按：此属阳明胃经中消证，是清热止渴生津之妙方。

名医经验

1.薛立斋治一贵人，病疽疾未安而渴作，一日饮水数升，教服加减八味丸方。诸医大笑云："此药能止渴，吾辈当不复业医矣。"皆用木瓜、紫苏、乌梅、人参、茯苓、百药等生津液之药，数剂而渴愈甚。不得已用前方，服三剂，渴止。因相信久服，不特渴疾不作，气血亦壮，饮食加倍，强健过于少壮之年。薛氏家藏此方，屡用有验。

按：此病必有小便不利之症，属膀胱失其气化之功，薛氏用此独有见地。妙哉！

2.张路玉治赵云舫，消中善食，日进膏粱数次，不能敌其饥势；丙夜必进一餐，食过即昏昏嗜卧，或时作酸作甜，或时梦交精泄，或时经日不饮，或时引饮不辍。自言省试劳心所致。前所服皆安神、补心、滋阴、清火之剂，不应。察其声音，浊而多滞；其形虽肥盛，色苍而肌肉绵软；其脉六部皆洪滑而数，唯右关特甚，两尺亦洪滑而按之少神。此肾气不充，痰湿夹阴火泛溢于中之象。遂予加味导痰加兰、麝，数服，其势大减。次以六君子合左金枳实汤泛丸服，后以六味丸去地黄，加鳔胶、蒺藜，平调两月愈。

按：此症纯属因劳心所致之虚火炎上，痰气蒙心，心肾不济，水亏思饮，劳碌伤脾，火不生土，土不制水，水火不济，肝肾阴虚，是症成矣。

3.朔客白小楼，中消善食，脾约便难。察其形瘦而质坚，诊其脉数而有力，时喜饮冷气酒。此酒之湿热内蕴为患。遂以调胃承气三下，破其蕴热。次与滋肾丸数服，涤其余水，遂全安。

按：中消善食，形瘦脉数，喜饮冷，脾病责之心，土被火灼，故善食形瘦。

4.粤客李之藩，上消引饮，时当三伏触热到吴，初时自汗发热，烦渴引饮，渐至溲便频数，饮即气喘，饮过即渴。脉之右寸浮数动滑，知为热伤肺气之候。因以小剂白虎加人参，三服，势顿减；次与生肌散，调理数日而痊。

按：上消引饮，用阳明经方而效，是土能生金之故。

计，能食善溲、渴饮，日加羸瘦，心境愁郁，内火自燃，乃消证大病。

生地、知母、石膏、麦冬、生甘草、生白芍。

按：此叶氏对上中之消，溯源于心，心境愁郁，内火自燃，正合余意。余当拍手叫好。

5.王，肌肉瘦减，善饮渴饮，此久久烦劳，壮盛不觉，体衰病发，皆内因之症，自心营肺卫之伤，渐损及乎中下。近脉偏于左搏，营络虚热，故苦寒莫制其烈，甘补无济其虚。是中上消之病。

犀角三钱，鲜生地一两，玄参心二钱，鲜白沙参二钱，麦冬二钱，柿霜一钱，生甘草四分，鲜地骨皮三钱。

按：叶氏医此案，仍以清心凉营之剂，确属妙手回春，真大医也！

又固本加甜沙参。

6.杨，渴饮频饮，溲溺浑浊，此属肾消，阴精内耗，阳气上燔，舌碎绛赤，乃阴不上承，非客热宜此，乃脏液无存，岂是平常小恙。

熟地、萸肉、山药、茯神、牛膝、车前。

按：本为心火炎上，水不上承，心为一身之主，肾乃一体之根，实属大疾而非小恙矣。

7.乍纳又饮，消烁迅速，如火之燎于原，遇物即为灰烬。病此半月，肌肉尽削。询系失意事多，焦劳苦思，内火日炽，胃液日干，藏阴既损，而充斥之威愈难扑灭耳！姑拟玉女煎加味。

大生地一两，麦冬三钱，玄参一钱五分，阿胶一钱五分，知母二钱，石膏一两，炒白芍一钱五分，女贞子一钱五分，旱莲草一钱，甘草一钱。

再诊：两进甘凉救液，大势仅减二三，渴饮反甚，溲浑而浊，上中之消又转到肾消矣。三焦兼涉，津液必至告竭，证情极险。再拟从治之法，宗河间甘露法，必得十减七八乃幸。

熟地六钱，石膏七钱，肉桂五分，生地八钱，麦冬三钱，炙草五分，白芍一钱五分，人参一钱，咸水炒黄柏一钱五分。

三诊：从治之法，始也依然，药三进而纳日退矣。小水浑浊转清，舌苔光红亦淡。拟宗前小方其制，仍与上、中、下三焦并治。

熟地八钱，乌梅三分，炙草五分，川连五分，川椒廿粒，生地四钱，肉桂三分，人参一钱，麦冬二钱。

四诊：连进固本从治之法，并参苦辛酸安胃，允推应手。今胃纳安常，诸恙皆平，而津液受伤已极。善后之法，自当立中育阴，以冀其复。

人参一钱，熟地五钱，天冬一钱五分，洋参一钱五分，北沙参三钱，知母一钱五分，麦冬一钱五分，石斛四钱，炙草三分。

按：失意事多，内火日炽，自然当责之于心，心火烧脾土，虽渴饮饥食，亦无济于内炎矣。故用玉女煎滋养心肾之阴，兼以清胃重剂之石膏，始有回苏之望。再用河间补气增液，泻无根肾火，兼引火归原以利气化，辨证准确，用药得当，则心、胃、肾上、中、下三者并治，育阴增液，以滋心肺之阴，而诸症悉退，是滋补心阴之妙矣。

三川验案

1.李某，男，60岁。2011年1月7日来诊。自诉有糖尿病史多年，今偶然皮肤发痒，舌白腻，脉沉数。风火毒内侵肌腠导致。宜滋阴清火，祛风除毒。

【方药】金银花30g，连翘24g，生地黄40g，黄连12g，黄芩15g，黄柏15g，栀子15g，蝉蜕30g，云苓18g，当归15g，赤芍15g，生甘草6g，蒺藜20g，薄荷15g，水煎服，6剂。

服药6剂，痒、燥大有好转，继以清热解毒，合黄连解毒汤加祛风清热之剂，自然病安疾除。

2.李某，女，40岁，西安市西关南小巷人。2012年3月21日来门诊治疗。自诉怀孕40天，有糖尿病史6年（11mmol/L），四肢困倦，白带多，睡眠不佳，舌淡白，脉沉滑。属气虚兼湿热下注导致，本应清热利湿，又恐损伤胎元，故应从容调理，是为道理。

【方药】黄芪30g，人参15g，白术15g，苍术15g，陈皮12g，黄柏10g，海螵蛸10g，黄芩15g，麦冬10g，珠母15g，杜仲20g，炙甘草6g，水煎服，6剂。

二诊：2012年3月26日，服上药后，精神一切安好，白带少，前药继服，增海螵蛸、麦冬各5g。

【方药】黄芪30g，人参15g，白术15g，苍术15g，陈皮12g，黄柏10g，海螵蛸15g，黄芩15g，麦冬15g，杜仲20g，珠母15g，炙甘草6g，水煎服，6剂。

三诊：2012年4月9日，早上起床前，时有口干舌燥之感，血糖正常，舌淡白，苔薄，脉沉缓。前药增麦冬为20g，加五味子15g，玄参15g，佛手15g，6剂，以期痊愈。

四诊：2012年4月19日，口干、舌燥俱除，血糖正常，舌淡白，苔薄。左脉寸关沉弦，尺细，右弱于左，属稍动肝气之象。故于前方加柴胡12g。黄芪30g，人参15g，白术15g，苍术15g，陈皮12g，黄柏10g，海螵蛸10g，黄芩15g，麦冬20g，珍珠母15g，杜仲20g，佛手15g，玄参15g，五味子15g，柴胡12g，水煎服，6剂。

五诊：2012年5月3日，舌淡白，脉左沉滑，右弱于左。血糖6mmol/L以下，白带极少，面色正常，宜保养气血，固护胎元，前药去佛手，继服6剂。

六诊：2012年5月20日，自诉便秘、白带、睡眠等基本正常，但不能停药，停药则前症似有复发之势。此乃消渴基本痊愈而尚未完全消除之兆，宜前药继服。增黄芪为50g，人参为20g，再加升麻3g，水煎服，6剂。

七诊：2012年7月4日，服上药后，四肢明显有力，血糖正常，由于炎暑天热，又觉血糖升高，白带少许，腰痛且便秘，恐天热便秘加重，又来门诊诊治。查颜面正常，舌淡白，脉沉弦而滑。属肝气郁滞，引起胃肠气涩不畅，宜疏肝行滞、和胃理气为治。以5月20日方加杜仲5g，续断10g，柴胡改为18g，继服6剂，以期麟安母健为愿。

八诊：2012年7月17日，腰不痛，睡眠佳，血糖正常，便秘愈，用前方减珍珠母、海螵蛸、佛手、五味子、柴胡，继服6剂。

九诊：2012年9月6日，气短，不服药则腰痛，于上方加续断12g，以增保胎安胎之作用。

【方药】黄芪30g，人参15g，白术15g，苍术15g，陈皮12g，黄柏10g，黄芩15g，麦冬10g，杜仲20g，玄参15g，续断12g，水煎服，10剂。

2012年12月6日，患者喜得一女，体重4.2kg。

3. 王某，男，78岁。自诉患糖尿病多年，2010年9月2日来门诊治疗。同时持省人民医院生化检验报告单：原总蛋白399。检验日期：2010年8月26日。现症为失眠，心悸，腰痛，小便频数，舌淡白、尖边红，脉沉弦而数。证属心肾阴虚，引动肝经火旺而成，属下消。法宜滋补心肾之阴，以遏制肝经之火。

【方药】生地黄24g，麦冬20g，玄参20g，五味子20g，山茱萸15g，女贞子15g，龙胆草12g，天花粉15g，柴胡18g，黄芩12g，黄连12g，知母6g，蚕蛹30g，水煎服，6剂。

二诊：服药效显，睡眠佳，心安眠多。嘱继服上方。

4.卜某，女，76岁。2010年7月1日来诊。有糖尿病史。现症失眠，舌红，脉数。属心阴不足，宜滋补心阴为佳，拟天王补心丹加味，炼蜜为丸，缓慢服之。

【方药】生地黄60g，熟地黄30g，玄参15g，丹参15g，党参15g，酸枣仁30g，栢仁18g，远志18g，杭白芍30g，黄连10g，朱云神18g，桔梗10g，五味子15g，龙眼肉30g，天冬、麦冬各20g，水煎服，6剂。

5.关某，男，76岁，干部。2009年6月3日来门诊治疗。自诉有糖尿病史。颜面略无光泽，双下眼睑水肿，头晕，心悸，气短，时有抽掣之感，舌边尖红略紫，左寸沉涩、关弦缓、尺涩；右寸沉涩、关弦、尺涩。寸涩为心血瘀滞，关弦为肝经郁火，尺涩为癃闭（前列腺炎）。证属心肝郁火，气滞血瘀，兼肝肾阴虚所引起。法宜活血化瘀，疏肝解郁，宣肺宽痹为主。

【方药】黄芪30g，川芎12g，赤芍12g，生地黄15g，桃仁、红花各15g，天花粉15g，丹参15g，牛膝15g，柴胡15g，枳壳12g，香附18g，瓜蒌30g，薤白15g，炙甘草6g，水煎服，6剂。

二诊：2009年6月10日，服药后略有效果，大便畅，精神、口渴均较前好转，药既有效，效不更方，继服，6剂。

三诊：2009年6月17日，精神佳，但便秘，下眼睑肿，脉同前。于原方增桃仁为25g，加肉苁蓉30g，云苓24g，水煎服，6剂。

四诊：2009年6月24日，经一段治疗后：精神、颜面光泽好，头晕、心悸、气短均有明显好转，且大便畅通，口不甚干。舌淡、苔白、脉沉缓，天高气热，重在调理，耄耋之年，贵在养阴。以前方增减化裁，令继服15剂，以期痊愈。

【方药】黄芪50g，川芎15g，赤芍15g，生地黄15g，桃仁、红花各15g，天花粉15g，丹参15g，牛膝10g，柴胡12g，枳壳12g，香附15g，瓜蒌20g，肉苁蓉20g，炙甘草6g，水煎服，20剂。

心为诸眼疾之源的辨证论治

《灵枢·口问》曰：心者，五脏六腑之主也，目者，宗脉之所聚也。

《素问·解精微论》曰：心者之专经也，目者其窍也。

《寿世青编》谓：眼者，身之镜；耳者，体之牖；视多则镜昏，听众则牖闭；面者，神之庭；发者，脑之华；心悲则面焦，脑减则发素；精者，体之神；明者，身之宝；劳多则精散，营竟则明消。

《妙真经》曰：视过其目者，明不居；听过其耳者，精不守；爱过其心者，神不居；牵过于利者，动则惧……

心通于眼，眼见佳盛佳丽，心必有慕，慕有所欲，欲有所动，动有所损，损之则病，病则在心，故治眼必究于心。

余在总论中谈到，一切眼疾皆源于心，因心开窍于眼。《灵枢·五癃津液别》有谓："五脏六腑，心为之主，耳为之听，目为之候，……故五脏六腑之津液，尽上渗于目。""目为之候"，其意便是人体内心欲望及欲往。所谓皆源于目，是通过目的传神表现于外，故当看到一个人的眼神，就可断定他的内心所想及本人对周围客观环境之反映，如喜、怒、忧、思、悲、恐、惊皆当暴露于目。"心主血"，眼受血能视，俗谓心眼。心通过目的视觉，其思维意识即能反映出来。手受血能握，俗谓心灵手巧。心能想象出来的，手便能做出，心赖眼收览外界色物，眼与手皆赖心之指挥而工作。心主火，目不因火而不病，所以五轮变赤；火乘脾，肉轮目胞赤；火乘肺，气轮白睛赤；火乘肝，风轮黑睛赤；火乘肾，木轮瞳人赤。故眼病从火治，是火从心之谓也。心虚则神不足，神者，心也，火也。火内暗而外明，所谓"内暗"即是心火，此乃心阴、肾阴、肾水之谓；"外明"即是心火，是人所看到的红亮而明的火焰，属阳、属热、属火。阴阳既济，水火相交，犹如阴符、阳符相接则生出电之火花是一个道理。故心之阴阳气血失去交融之职，目就失去其外鉴之能，看不见事物的动态，故治眼必究于心。

心火上炎致双目赤痛

【症状】心病，因火者，目赤痛或肿或涩，或羞明胀闷。

【方药】抽薪饮（《景岳全书》）。黄芩6g，石斛6g，木通6g，炒栀子6g，黄柏6g，枳壳4.5g，泽泻4.5g，甘草0.9g，水煎服。

按：心肝之火炽盛，犹如火焰上升，烟罩火燎，朦朦胧胧，目赤或痛或肿或涩，当由釜底抽其正燃之薪，烟消目自明矣。凡暴病而火之甚者，宜抽薪饮加减治之。

心肺火盛致目赤痛

【症状】心病，目赤痛，火之微者。

【方药】徒薪饮（《景岳全书》）。陈皮3g，黄芩6g，麦冬4.5g，芍药4.5g，黄柏4.5g，云苓4.5g，牡丹皮4.5g，水煎服。

按：黄芩、黄柏、牡丹皮清肝肾以凉血，芍药补血敛肝，麦冬滋补心阴；云苓养心安神，利水使火自降；陈皮理气，使气机得畅。

心火灼金致白睛赤痛

【症状】目赤痛，脉数，阴虚而火盛者。

【方药】泻白散（《小儿药证直诀》）。地骨皮15g，桑白皮12g，生甘草9g，粳米30g，水煎服。

滋阴地黄丸（《小儿药证直诀》）。知母6g，黄柏6g，熟地黄24g，山药12g，山茱萸12g，泽泻10g，云苓10g，牡丹皮12g，水煎服。

按：目，肝之外窍也。阴虚而火盛之人，是心肾之阴虚也，阴虚则肝火燔灼，目睛红赤，故用滋阴地黄丸治之，则无不愈矣。用泻白散者，必是目白睛红赤者，白睛红赤必是火灼其金之故，用泻白散自当有效矣。

久病气虚致视物模糊

【症状】心病，视物模糊。

【方药】黄连羊肝丸、明目羊肝丸、固本还精丸（《景岳全书》）。

黄连羊肝丸：单用黄连一味同羊肝俱为末，炼蜜为丸服。

明目羊肝丸：黄连、菊花、龙胆草、石决明、人参、当归、熟地黄、枸杞子、麦冬、牛膝、青盐、黄柏、柴胡、防风、羌活各50g，肉桂20g，羖羊肝1具（烙干为末）。上为末，炼蜜为丸，桐子大，每服三四十丸，温汤下。主治肝虚风热，冷泪赤涩，内外障眼。

固本还精丸：天冬、麦冬、生地黄、熟地黄、人参、白云苓、山药、枸杞子、川牛膝、石斛、决明子、杏仁、枳壳、菟丝子、甘菊花各50g，羊角、乌犀角（代）、青葙子、防风各24g，五味子、甘草、黄连、蒺藜、川芎各20g。为末，蜜丸，桐子大，每服五七十丸，盐汤下。主治远年一切目疾，内外翳膜遮睛，风眩烂眼及老弱人目眵多糊，迎风冷泪，视物昏花等症。

心经实火以致目中胬肉

【症状】心病，目大眦瘀胬肉出，时觉疼痛，总属心火所成。然火有虚实，如大眦红肉色深红者，心经实火也，宜黑参汤服之；小眦红肉色淡红者，心经虚火也，宜决明散主之。外俱用清凉圆泡洗，久久自愈。

【方药】黑参汤、决明散、清凉圆（《医宗金鉴》）。

黑参汤：黑参6g，苦参6g，栀子6g，菊花6g，黄连6g，枳壳6g，决明子6g，车前子6g，防风6g，大黄（炒）6g，升麻6g，水煎服。

决明散：玉竹30g，黄连30g，枳壳30g，川芎30g，生甘草30g，羚羊角（代）30g，车前子15g，青葙子15g，决明子15g，共研细末，每服9g，食后服，卧时再用一服。

清凉圆：当归尾6g，石菖蒲6g，赤芍6g，川黄连3g，地肤子3g，杏仁3g，羌活1.5g，胆矾0.6g，共研细末，以大红油包之，如樱桃大，甜滚水浸泡，乘热蘸洗，勿见尘土。

按：目中大眦胬肉者，缘由心经实火而发；小眦胬肉者，由虚火而发。大眦属心，小眦属小肠，二者俱火热之症矣。

心阴虚导致之能远怯近

【症状】心病，能远怯近者，谓视物远则能见，近则昏朦也。

【方药】地芝丸（《医宗金鉴》）。枳壳90g，菊花90g，生地黄120g，天冬120g。上为细末，炼蜜为丸，桐子大，每服百丸，食后茶清送下。

按：盖其人阳气有余，阴精不足。故光华散乱，不能收敛于近也。补其阴之不足，阴者心血也，心血得充，阴阳平衡，远近皆明矣。宜用地芝丸养阴，久服则目自愈。

心阳不足致使能近怯远

【症状】心病，能近怯远者，非生成近视，谓平昔无此症，忽视物近则明了，远则昏暗也。

【**方药**】定志丸（《医宗金鉴》）。石菖蒲60g，远志60g，朱砂9g，人参30g，白茯神30g。上为细末，炼蜜为丸，桐子大，以朱砂为衣，每服50丸，食后，米饮汤送下。

按：由其阴气偏盛，阳气不足，阳被阴侵，是以光华不能发越于远也。宜定志丸补心壮神，神足则自能远视矣。阳气得充，心神自安，故用人参、茯神补心气之阳，石菖蒲、远志、朱砂宁心定志，神志得安，目能远视高瞻矣。

心火上炎，眼痛如针刺

【**症状**】睛珠忽然极痛，犹如针刺，微带头疼目眩，眼系紧急。

【**方药**】加味八正散。甘草30g，栀子30g，灯心叶30g，桑白皮30g，车前子30g，萹蓄30g，瞿麦30g，滑石20g，苦竹叶30g，大黄15g，木通12g。上为粗末，以水二盏，煎至一盏，食后去滓温服。

心肾阴阳两虚致使白翳遮睛

【**症状**】心病，远年一切目疾，内外翳膜遮睛，风眩烂眼及老弱人目眵多糊，迎风冷泪，视物昏花。

【**方药**】固本还睛丸（《景岳全书》）。天冬、麦冬、生地黄、熟地黄、人参、白云苓、山药、枸杞子、川牛膝、石斛、决明子、杏仁、枳壳、菟丝子、甘菊花各50g，羊角、乌犀角（代）、青葙子、防风各40g，五味子、甘草、黄连、蒺藜、川芎各30g。上为末，蜜炼为丸，梧桐子大，每服五七十丸，盐汤下。

三川验案

1.1964年，余村刘某，男，30岁，忽患两目白睛翳肉胀痛、黑睛下陷之疾，经多方医治无效。其队长邀余诊治，余视之，两目白睛皆被翳肉所侵，黑睛有欲陷下之势，诊其六脉沉弦，右关尤甚，断其必有口苦心烦之感。问之，果如是。知其少阳经为病，肝木乘金之谓也，须当投小柴胡加味，以观其效。

【方药】柴胡18g，黄芩15g，半夏15g，党参18g，白芍18g，生地黄18g，炙甘草6g，生姜10g，大枣6枚，当归12g，黄连12g，水煎服，3剂。

再诊：白睛翳肉肿势已渐消除，脉亦较前和缓，遂令继服3剂，以期痊愈。

按：怒气之伤心，火盛刑金，故气炎欲从空窍而出，出于目窍。故当泻其心肝之火，则金火自除矣。

2.李某，女，57岁，汉中市人，农民。于2012年8月14日前来门诊治疗。主诉近两年来，右眼视力减退，且看不见东西，兼腰痛、痔疮等不适之感，平素在家和老伴一起喂猪，近来肢体无力，右眼无法视物。慕名来门诊，视其人颜面两颊红中带紫，并有血丝，舌边尖红、苔薄白，脉沉细且弦，属肝血不足，心火过旺，兼疲劳过度，以致中阳不足，则脾湿上困于心，心火旺盛，郁而不能伸，致气滞血瘀于目，其视物不明之症自见。法宜补中益气、活血化瘀、清肝明目为主。处以补中益气加清肝明目之品治之。

【方药】生黄芪50g，人参18g，白术15g，当归15g，陈皮12g，升麻3g，柴胡3g，茺蔚子20g，决明子20g，菊花20g，山茱萸

15g，谷精草20g，川芎15g，赤芍15g，生地黄30g，桃仁、红花各15g，水蛭15g，薄荷15g，生杜仲20g，黄连10g，水煎服，6剂。

二诊：2012年8月21日，精神自觉好转，服3剂后自觉视物较前明亮，腰仍痛，舌淡白，脉沉细且弦，前药继服6剂。

三诊：2012年8月28日，视力明显改善，可以看见六七米远悬挂的广告标牌颜色，精神佳，情绪好，两颊之紫红色亦淡然若失，舌苔边尖皆淡红，腰痛亦相应减轻，脉沉而有力。前药继服6剂。

四诊：右眼已看见墙上挂贴之蓝色花纸和白色之文字，患者大喜。因家中事务繁多，欲带药回家，余虑其病初获效，恐其归家劳复，故予前方加减继用，且带3个月丸药，以巩固疗效。并嘱其心地宽大，戒劳戒怒为要。

3.刘某，男，34岁，长安人，1976年4月来家求诊，诉其双眼视物不明3个月有余，在当地多所医院诊治无效。后去西安市某医院眼科就诊，诊断为青光眼，因不愿手术治疗，故回家找余诊治。余递书探之，言只看见黑行黑影，视人模糊不清，面色正常，舌苔淡白，六脉沉细，饮食二便均正常，证属劳伤中气，中阳之气不能上煦于目，故视物不明之症现矣。予补中益气汤加四物汤，十剂而愈。

按：眼为电灯泡，气为阳极，血为阴极，有电则明，无电则暗。劳累过度，心情郁闷，致伤中阳之气不升，又劳虑伤血，气为阳，血为阴，气血不能上煦、濡润于目，犹阴阳之电不交合也，故不明而视物模糊，予升阳益血之法救治，岂能不重见光明矣。

眼为心之窗户。是心君用来观察外界客观事理之录像机，是帮助心君处理和对应所现事理之媒介。心是五脏六腑内外活动的主宰，也是致使五脏六腑为病的罪魁祸首。心是喜、怒、忧、思、悲、恐、惊七种情绪变化之母。心通过脏腑之本职借以表现自己对外界客观事理的反映，再通过"眼"这台录像机将它所录制的事理还原于心，心再根据不同的认识通过诸藏象表现出来。

心为自汗盗汗之源的辨证论治

古称"汗为心液"。存于阳者为津，存于阴者为液，发泄于外者为汗，自汗为心阳虚，盗汗为心肾阴虚。自汗以桂枝汤、桂枝龙骨牡蛎汤、补中益气汤、玉屏风散等治疗。盗汗以当归六黄汤、六味地黄丸、大补阴丸、归脾汤等治疗。

外感风寒，阳虚自汗

【**症状**】心病，阳虚自汗，舌淡白，脉浮缓。

【**方药**】桂枝汤（《伤寒论》）。桂枝15g，白芍15g，炙甘草6g，生姜12g，大枣10枚，水煎服。

适用于外感风寒表虚证。症见发热头痛，恶风，汗出，鼻塞流涕或喷嚏，口不渴，舌苔薄白，脉浮缓。

营卫不和，虚汗

【**症状**】心病，虚汗不止，失眠多梦，脉濡。

【**方药**】桂枝龙骨牡蛎汤（《伤寒论》）。桂枝15g，白芍

15g，炙甘草6g，生姜12g，大枣10枚，龙骨30g，牡蛎30g，水煎服。

适用于虚汗不止，失眠多梦，遗精，神经衰弱，眩晕。

心脾阳虚自汗

【症状】心病，神倦，畏寒，自汗，少言懒语，脉虚。

【方药】补中益气汤（《脾胃论》）。黄芪30g，人参10g，当归12g，白术15g，陈皮10g，柴胡3g，升麻3g，炙甘草6g，生姜10g，大枣10枚，水煎服。

适用于脾胃气虚，症见食少、神疲、畏寒，自汗或见身热，渴喜热饮，头痛恶寒，少言懒语，舌质淡苔白，脉大无力。

表虚自汗

【症状】心病，恶风，自汗，阳虚自汗。

【方药】玉屏风散（《世医得效方》）。黄芪30g，白术15g，防风15g，水煎服。

心阴虚盗汗

【症状】心病，盗汗发热，面赤口干，便难溲赤，脉数。

【方药】当归六黄汤（《汤头歌诀正续集》）。当归15g，黄芪30g，生地黄15g，熟地黄15g，黄连12g，黄柏12g，黄芩10g。水煎服。

肾阴不足盗汗

【症状】心病，虚火上炎，骨热酸痛，牙齿动摇，足跟痛。

【方药】六味地黄丸（《小儿药证直诀》）。熟地黄24g，山茱萸12g，山药12g，云苓12g，牡丹皮10g，泽泻10g，水煎服。

阴虚盗汗

【症状】心病，盗汗，骨蒸潮热，咳嗽，咯血，吐血，舌红少苔，尺脉数而有力。

【方药】大补阴丸（《丹溪心法》）。生地黄18g，龟甲15g，黄柏6g，知母6g。水煎服。

脾虚盗汗

【症状】心病，盗汗，思虑过度，健忘，心悸，失眠及血不归脾等。

【方药】归脾汤（《时方妙用》）。黄芪30g，人参10g，白术15g，云茯神15g，当归10g，远志15g，炒酸枣仁20g，木香10g，炙甘草6g，水煎服。

产后汗出

【症状】心病，产后气血双虚，出汗不止。

【方药】止汗散（《傅青主女科》）。人参10g，当归10g，熟地黄10g，麻黄根6g，黄连6g，浮小麦30g，大枣5枚。

又方：牡蛎（煅细末）15g，小麦面（炒黄，研末）。一本牡蛎、小麦（炒黄）各10g，空心调服。

按：产后睡中汗出，醒来即止，犹盗瞰入睡，而谓之盗汗，非汗自至之比。《杂症论》云：自汗阳亏，盗汗阴虚。然当归六黄汤又非产后盗汗方也，唯兼气血而调治之，乃为得耳。

三川验案

1.心阴阳俱虚之盗汗

刘某，1970年5月13日就诊。患者睡时汗出不止，心悸梦多，有梦遗现象，四肢困倦，头晕目眩，腰酸腿软，舌淡白、质红，证属心肾不交，拟加味桂枝龙骨牡蛎汤治疗。

【方药】黄芪30g，桂枝18g，杭白芍18g，龙骨、牡蛎各20g，龙眼肉20g，小麦30g，水煎服。5剂汗止。该青年生性顽皮，又于原方增鸡子2枚，白糖1两，继服5剂而告痊愈。

按：自汗阳虚，盗汗阴虚，乃千古不易之至理。无论自汗、盗汗皆为心之阴阳亏损而成。其源乃"汗为心液"也，故用桂枝加龙骨、牡蛎以止汗，调和营卫。龙眼肉、小麦皆入心经，补心之气血以养神，神足则固摄之力强而汗自止矣。

2.心阳虚之自汗

林某，女，52岁，西安市劳动南路人。于2011年10月6日来门诊治疗。主诉自汗、恶寒3年余，饮食二便正常，面色青紫，舌淡苔白，脉沉细，属心阳虚自汗，法当扶正温心阳，调和营卫为治，处补中益气加炮附子、桂枝汤，以观后效。

【方药】黄芪50g，人参18g，炒白术18g，当归15g，陈皮12g，升麻3g，柴胡3g，桂枝30g，白芍30g，炮附子30g，浮小麦30g，炙甘草6g，生姜10g，大枣12枚，水煎服6剂。

二诊：2011年10月13日，恶寒汗多明显好转，嘱前药继服15剂，以期痊愈。

三诊：2011年11月1日，汗止体暖，病告康复。

3.心肾阳虚之自汗

贾某，女，52岁，西安市长安区人。2010年7月5日来门诊治疗。自诉自汗不止，恶寒，曾服中西药多年，均无效果。观其舌苔淡白，体虚弱，头面汗多，虽着夹袄、秋衣、毛裤，仍觉怕冷之感甚明，腰膝痿软疼痛，两寸口皆沉细而弱，属心肾阳虚型自汗无疑。法当温补心肾，调营和卫。

【方药】黄芪30g，人参15g，白术12g，云苓12g，桂枝30g，白芍30g，肉苁蓉30g，煅牡蛎15g，炮附子30g，糯稻根12g，生姜10g，大枣12枚，水煎服，6剂。

二诊：2010年7月12日，3剂获效。嘱其用原方加炮附子为40g，继服15剂。2010年8月1日，患者夫妇赠锦旗一面。

心为胆病之源的辨证论治

胆属足少阳经，肝为足厥阴经。《内经》谓：胆者，中正之官，决断出焉；肝者，将军之官，谋虑出焉。胆又为奇恒之府，藏而不泄。胆在五行为木。人之喜怒忧思皆源于心，心气郁怒，怒气伤肝，肝失条达，达则不郁，郁而为积，积而生滞，滞而不通，不通则痛。中医学称之为胁痛、肝气等病。属《伤寒论》少阳经之病和厥阴经之病。胆病之形成，都与心这个主要藏象有着密不可分的关系。

肝气郁滞之右胁胀痛

【症状】心病，肝气郁滞，气郁化火所致的口苦，疼痛，时发时止，烦躁不安，食热物则更甚，舌红，苔黄，脉弦或数。

【方药】加味金铃子散。川楝子（金铃子）、延胡索各30g，大黄15g，柴胡18g，郁金15g，厚朴18g，枳实12g，研末，为散剂。每服6～9g，白酒送下。

按：肝火郁积，胆受其累，胃受其制，胆胃之症成。法宜清肝利胆，泻下腑实。

心肾阴虚，肝气不舒之右胁痛

【症状】心病，肝气不舒所致的胸脘胁痛，口苦咽燥，吞酸，舌红少津，脉弦细弱。

【方药】加味一贯煎。北沙参30g，柴胡24g，黄芩18g，当归15g，麦冬15g，生地黄40g，枸杞子20g，川楝子15g，延胡索20g，水煎服。

按：本方治疗心阴虚、肝胆气郁化火之胁肋胀痛有著效。此为心肾阴虚不能滋养肝胆，以致胁肋疼痛。泻肝胆务须先清火滋阴以治心，是为上策。

胆胃不和型之胁痛

【症状】心病，胃脘胀满不适，不思饮食，右胁部并可触到坚硬团块，推之不动，稍有痛感。

【方药】加味消积理中汤。柴胡24g，党参、白术、三棱、莪术、鸡内金、白芍、茵陈、地骨皮、云苓、玄明粉、干姜、酒大黄、鸡内金各3g，水煎服。

按：胆胃不和，积滞于内，为聚为积之症，不用温中健脾、消食开胃、行滞之药，其积何能排除？

气滞为积之胆胃胀痛

【症状】面水肿，目无神，声音低微，胃部膨胀，有硬块，推之能动，有压痛，脘腹胀痛，嗳气、食欲不振。

【方药】加味积聚行消汤。柴胡24g，苍术、槟榔各12g，厚朴、陈皮、三棱、莪术、法半夏、鸡内金、焦三仙各9g，石菖蒲、芒硝、大黄、甘草、郁金各4.5g，水煎服。

按：气滞则积，积而为块，块结不化而为石，故用行气排石之药而生效。

少阳病，内兼阳明腑实者

【症状】心病，寒热往来，两胁胀痛，口苦，目眩，大便燥结不通，舌苔黄厚，脉实者。

【方药】加味大柴胡汤。柴胡18g，黄芩15g，枳实12g，半夏12g，炙甘草6g，党参12g，生姜10g，大枣6枚，大黄10g，茵陈20g，鸡内金15g，川楝实15g，白芍15g，水煎服。

按：胆病之形成，皆由于心气郁结而再传于肝胆为积为块，胆本藏而不泄之官，故气结于胆，法应泻胆腑之实。

胆结石

【症状】心病，少阳、阳明同病。寒热往来，胸胁苦满，呕吐不止，心下痞硬，或心下胀痛，大便秘结，舌苔黄，脉弦有力。

【方药】加味大柴胡汤。柴胡18g，枳实15g，生姜15g，黄芩18g，杭白芍30g，大黄15g，半夏15g，大枣10枚，鸡内金30g，金钱草30g，茵陈30g，水煎服。

若胸闷，气机不利，加郁金、青皮、木香；黄疸，加茵陈、栀子；胸胁痛，加川楝子、旋覆花。余近年来常用此方加减治疗胆结石、胆囊炎、胰腺炎。

按：胆病即现代所谓之胆囊炎、胆结石诸病。近似中医学的少阳阳明腑实证，症见胁肋胀痛、便燥、溲黄等病。

【症状】心病，症见头眩，口苦，右胁下闷痛而胀，胃部不舒，欲呕，便秘，急躁易怒，舌厚腻而黄，脉沉弦而涩。

【方药】柴胡18g，黄芩15g，赤芍、白芍各15g，大黄10g，半夏12g，郁金15g，金钱草30g，鸡内金24g，枳实12g，川芎15g，当归尾15g，桃仁15g，红花15g，甘草6g，生姜10g，大枣6枚，水煎服。

三川验案

1.铁某，男，52岁，回族，西安市庙后街人。2002年5月18日来院就诊。西医内科按阑尾炎诊治，注射、口服消炎药无效，于2002年5月23日转中医诊治。患者右胁部疼痛难忍，牵引右肩背疼痛，经本院B超诊断为胆道结石症，令其住院手术治疗。其家属邀余诊治，时见脉沉弦而涩，舌红苔厚腻，属肝胆经气滞涩不通。宜清泻肝胆之实热，或得缓解。

【方药】柴胡24g，枳实15g，黄芩18g，赤芍15g，大黄10g，延胡索30g，川楝实15g，蒲黄20g，五灵脂20g，木香10g，金钱草30g，茵陈30g，黄连15g，郁金15g，姜黄15g，苏叶15g，水煎服，3剂。

针刺：内关、足三里、间使，3次。

针后痛止，后两次未针。10月31日以来再未复发。

2.曾某，女，33岁，纺织城职工。于2009年4月20日来门诊治疗。患胆结石伴乳腺增生3年，医院建议作手术治疗，今经朋友介绍来此治疗。患者常感右肋下胀痛，遇生气更甚，颜面萎黄无华，小便黄而浊少，甚至不利，月经不调，黄带少许，时有偏头痛之苦，舌苔略黄厚腻，脉沉弦而涩，属肝经郁结，胆汁凝结导致，法宜疏肝理气、化石利水为治。

【方药】杭白芍30g，当归15g，白术18g，柴胡15g，陈皮12g，佛手30g，枳壳12g，香附24g，川芎15g，生地黄20g，小茴香18g，三棱、莪术各12g，穿山甲（代）15g，青皮12g，黄芪50g，蒲黄30g，五灵脂30g，桃仁、红花各15g，鸡内金（为末）30g，金钱草30g，水煎服，6剂。

3.刘某，女，45岁。于2006年3月来门诊治疗。自诉患胆结石术后1年半，胆区疼痛难治，曾服多药无效。口苦，右胁胀痛，小便短涩，饮食不思，右肩膀痛而重。舌淡苔黄腻厚，脉左沉细而数，右弦数，属肝胆郁结，湿热不化导致。宜疏肝利胆排石为主。

【方药】鸡内金（为末）50g，金钱草30g，柴胡18g，黄芩15g，人参15g，车前子30g，茵陈50g，赤茯苓18g，猪苓18g，滑石30g，生甘草6g，水煎服，12剂。

二诊：3月18日，服药后，尿道排出泥沙细末，后继服此药20余剂而得康复。

4.刘某，女，46岁。于2010年8月7日来门诊治疗。自诉患胆结石3年余。常感口苦，心烦，欲呕，心悸；右胁下胀痛，牵引至右肩膀；饮食不思，大便秘结，小便黄且涩少；舌淡白，边缘有齿痕，苔黄而腻厚；月经忽多忽少，腰痛腿酸，属冲任损伤，肝胆郁结，久失疏泄之职。宜滋补冲任，疏肝利胆排石为务。

【方药】柴胡18g，黄芩15g，半夏15g，丹参15g，郁金15g，姜黄12g，鸡内金30g，川楝子15g，香附24g，金钱草30g，萹蓄15g，石韦12g，葛根20g，车前子20g，玄参18g，麦冬18g，肉苁蓉30g，水煎服，6剂。

二诊：2010年8月14日，药后显效，口苦、心烦、胁痛、便秘之症俱减轻，嘱用前药继服20剂。

三诊：2010年9月4日，诸症俱无。

心为阳痿之源的辨证论治

阳痿，古人谓此病皆与肝、肾、阳明经有着密切的关系。因下阴为厥阴肝木之所属，又为宗筋之所聚；阳明主润宗筋，阳明气虚则宗筋不振，肾主藏精，肾虚则阳事不举。其发病原因，多由少年斫伤太早，或色欲过度，损伤肾气而起；亦有思虑伤神，心脾郁结；或失志之人，抑郁伤肝；或惊恐伤肾，或命门之火为湿所遏，以及湿热下注等，皆可导致此病。

《景岳全书·杂证谟·阳痿》曰："凡男子阳痿不起，多由命门火衰，精气虚冷，或以七情劳倦损伤生阳之气，多致此证。"又曰："凡惊恐不释者，亦致阳痿。"

阳痿的主要原因有四个方面，其总因为心因性的阳痿。

阳痿就是男子与女子性交时阴茎不能勃起，或不能保持足够勃起硬度以完成性交。从来也没有将阴茎插入阴道者，称为原发性阳痿；曾经有过正常的性生活，后来出现勃起障碍者称为继发性阳痿；还有一种境遇性之阳痿，其症状为在特定的环境里发生阳痿，一般为男子性交时，情绪突受刺激以致阳痿。

总之，有心而勃者，无心而痿矣，此为无病；有心而痿者，病也。

青少年阳痿

【症状】若少年心病，欲火太盛，斫伤太早，或色欲过度，以致发生阳痿，其症多腰痛腿酸，神衰力弱，精薄清冷，脉来尺弱无力。

【方药】加味金匮肾气丸。熟地黄24g，山茱萸12g，山药12g，泽泻12g，牡丹皮10g，云苓10g，黄连10g，肉桂3g，附片3g，开水煎服。

右归丸（《景岳全书》）。大熟地24g，上肉桂、川附子各6g，山茱萸10g，怀山药、杜仲、枸杞子各6g，菟丝子12g，鹿角胶15g，全当归10g。上十味，共研细末，炼蜜为丸，如梧子大。每服3钱，开水送下。

按：少年欲火正旺，斫伤过早，以致阳关不固，精冷阳痿者，此为色欲过度，致伤命门之火，精气虚寒，当以补肾壮阳、益火之源为治，方用金匮肾气丸或右归丸。

欲火过度，阳痿不举症

【症状】阳痿早泄，腰膝酸软，头眩，舌淡白，脉沉细。

【方药】加味巴戟丸。巴戟天（去心）10g，白术10g，五味子10g，茴香6g，生地黄20g，肉苁蓉15g，人参15g，覆盆子15g，菟丝子15g，牡蛎15g，益智仁12g，骨碎补10g，白龙骨15g，黄连15g。

上药各等份，共研细末，炼蜜为丸，如梧桐子大。每服30丸，食前开水送下。

按：男子心火正旺，欲心不已，或色欲过度，或淫心不已，早泄梦遗，或不知自守，耗散肾精，皆可导致阳痿，用此巴戟丸调治，有一定的功效，但须清心寡欲为首务，方可根治。

相火旺导致阳痿病

【**症状**】肾脉强盛，右尺尤甚。

【**方药**】加味六味地黄丸。生地黄18g，山茱萸12g，山药12g，泽泻10g，牡丹皮12g，黄连10g，云苓10g，研末为丸。

加味滋肾丸：黄连100g，黄柏、知母各200g，肉桂20g，为末，水泛丸。每服6g，开水送下。

按：相火旺，旺则其火熊熊，致使肝之宗筋枯痿，失其反弹性和作强之能。用滋肾丸、六味地黄丸之类滋阴降火，以活其肝木之宗筋。

思虑郁结阳痿

【**症状**】阳痿，面色萎黄，不思饮食，精力疲乏。

【**方药**】归脾丸（《时方妙用》）。黄芪30g，白术15g，人参10g，远志10g，云茯神12g，木香10g，龙眼肉15g，当归15g，炙甘草6g，研末为丸，如梧子大，每服30粒，一日2次。

按：此为心因性阳痿。积思久虑，耗伤心脾，心阳不足，不能下交以燃其肾火，肾阳不足而生阳痿也。

失志心衰性阳痿

【**症状**】精神不悦，胸闷不舒，脉来不畅。

【**方药**】沈氏达郁汤（《沈氏尊生方》）。升麻3g，柴胡3g，川芎12g，香附24g，蒺藜12g，桑白皮10g，橘叶10g，水煎服。

按：失志抑郁，无心作欢，心火心气不能下交于肾，不用疏肝解郁、升提元阳之气，何能达此境地。

惊恐致痿

【症状】思虑惊恐伤心肝者，以致脾肾受损而阳痿。

【方药】七福饮（《景岳全书·新方八阵·补阵》）。人参15g，熟地黄24g，当归12g，白术12g，炙甘草6g，水煎服。

按：惊则源心，恐则伤肾，思则损脾，心、脾、肾三脏之阳虚，如冬日蛰伏之虫，冰封地冻，岂有生发活跃之举。即有生发之意，其抑郁之情又岂能蓬勃而起哉。

三川验案

1.徐某，男，76岁，西安市九十中学退休教师，作家。于2010年9月8日就诊。老先生自谓其身体不佳，性事不遂。《内经》云：男子八八肾气衰……但老人之心态极好，有欲性事而感不遂之叹，请余诊之。余视其颜面红润，视物有神，问其饮食、睡眠皆正常，察其舌色淡白，脉来沉细。属肾阳不足，因每日书写文章，又兼任某文学杂志社主编，年事高迈，案牍之劳，以致此痿疾。故用五子衍宗加味泡酒，令其试服，以观后效。

【方药】黄芪50g，山茱萸18g，山药18g，泽泻12g，枸杞子30g，覆盆子20g，菟丝子20g，五味子20g，淫羊藿30g，仙茅30g，巴戟天30g，鹿茸15g，麦冬18g，车前子20g，2剂，白酒2500g，泡酒饮之。

后见患者，言此方效果极佳。

2.白某，男，42岁，西安市未央区人，2010年2月10日来门诊治疗。言其性事力不从心，且伴早泄、腰膝酸软，头晕耳鸣，不任劳役，饮食正常，小便频数，阴茎头烧热数月，经治不愈。时见其颜面如落尘埃，暗而无华；舌淡白，苔薄，脉沉细数，属肾阴阳双亏，宜补肾阳、滋肾水为治，待阳足气充，阴复水旺，则痿病自愈。

【方药】黄芪80g，肉苁蓉50g，菟丝子30g，覆盆子30g，枸杞子30g，西洋参20g，当归20g，川芎15g，杭白芍20g，鹿茸20g，杜仲30g，续断30g，锁阳50g，桃仁30g，红花30g，肉桂15g，黄精30g，天麻30g，水蛭50g，蜈蚣3条，麦冬30g，五味子20g，白酒5000g，一料，泡酒饮之。

服法：将药用袋盛之，放入瓶罐之中，倾入白酒，严封十日，可饮之，每日2次，每次一小盅（约1两），早晚饮之自妙。1个月余，来门诊笑脸相对，言其酒力之佳妙。

按：本案白某因案牍劳形，将息失宜，东奔西走，劳顿之体，每逢性事方现早泄，头晕耳鸣，腰膝酸软，乃一派肝肾双亏、精关失守之象。肾阳不足，方显面如尘埃之色，小便频数，阴茎头烧热，可谓阴虚火旺之疾，一派肝肾阴阳双亏之症。故用洋参、麦冬、五味子、黄精以滋阴，黄芪、肉苁蓉、枸杞子、锁阳、肉桂、鹿茸、续断以补阳；当归、川芎、白芍以养血活血，水蛭、蜈蚣活血化瘀，天麻、杜仲以补肾平肝，共奏补阳滋阴、活血化瘀、补肾助阳之用，故服后不多日即笑面谢之。

3.哲某，男，52岁。2008年12月27日来诊。本有哮喘之疾数十年，近兼性事乏力，且伴早泄之苦。患者身形魁梧，体胖气短，每遇寒则哮喘咳嗽，痰白而清稀，喘时抬肩息高，腰酸且痛，饮食二便正常，曾服中西药无明显减轻。舌淡白，脉光滑，当属脾肾阳气不足。法当温补肺、脾、肾之阳气为主。

【方药】黄芪50g，西洋参20g，当归15g，川芎15g，补骨脂24g，肉桂10g，枸杞子20g，云苓18g，鹿角胶30g，杏仁15g，沉香10g，川贝母20g，瓜蒌30g，胡芦巴20g，远志18g，山茱萸15g，麦冬20g，淫羊藿20g，巴戟天20g，蛤蚧1对，炙甘草6g，白酒2500g，泡酒饮之。

泡法：将药装入纱布袋，放入玻璃罐或瓷瓶中，倾入白酒，初饮每次半两或酌情多饮，不超过一两，每日2次。

按：《内经》云：肺主呼气，肾主纳气。呼者出也，纳者入也。人之呼吸出入气息，犹如风匣一般，肺如前风门，肾如后风门，呼吸转换，没有宁时，有节有奏，周而复始，如环无端，则生命存矣。此人肺肾阳气不足，阳气不能布护周身，故胸闷气短、哮喘之疾作矣。肾阳之不足，又不能使阳气下充于肝经之宗筋于阴部，故成阳痿之症矣。今用黄芪以补气；洋参补元气以滋阴，并有治痿之用；人体以血为本，当归、川芎补血养血，贵在滋养宗筋；补骨脂、肉桂、鹿角胶、巴戟天、淫羊藿、山茱萸、胡芦巴、蛤蚧补肾以壮阳；沉香助肾以纳气；川贝母、杏仁、云苓、瓜蒌，借蛤蚧助阳定喘之力以平哮喘；甘草调和诸药，酒以行药力。共奏温阳补肾、壮阳平喘定喘之功。

4.王某，男，36岁。于2008年6月5日来门诊治疗。言其先父有病，遂感性生活时阳具不坚半年余，心有余而力不足，苦恼万分，因与余原为好邻居，故前来西安求余诊疗。颜面清瘦，精神萎靡不振，不能干重体力活，夜间彻夜难眠，腰膝酸软，头眩目晕，舌边略红，尖淡红，脉沉细无力，属心郁血滞、肝肾阴阳双虚导致痿病。宜补气活血、化瘀行气、温补肾阳为治。

【方药】黄芪50g，当归15g，云苓15g，猪苓15g，泽泻12g，山茱萸18g，山药30g，牡丹皮15g，蛤蚧1对，生地黄24g，杜仲30g，续断30g，牛膝15g，桑寄生20g，桃仁15g，西红花2g，木瓜15g，鹿角胶30g，鹿茸8g，枸杞子30g，覆盆子15g，升麻3g，炒酸枣仁30g，麦冬30g，炒三仙各15g，5剂，泡酒饮之。

用法：用白酒2500～4000g。倾入瓶内或瓷罐里，将上药用纱布包装，放入酒中，贮藏10天，即可饮用，每日2次或1次，每次1盅（约一两），空心服用之。饮一两天后，遂感性事冲动，1周后房事效佳。服药一料，痿病已失。

按：此良由其父有疾，又兼本人职业、精神之负担，操劳之体质，直接影响了心之气血通畅和中气之不足，以致肝肾双虚之疾。故用黄芪补气，阳气畅行，更以滋补肝肾之山茱萸、山药、牡丹皮、生地黄、麦冬、覆盆子、枸杞子、鹿茸、鹿角胶、杜仲、桑寄生、蛤蚧、牛膝；恐药之滞腻，加入泽泻、猪苓之类淡渗之品；夜中难眠，用炒酸枣仁，佐以麦冬，则滋心阴之用更强，兼以活血化瘀之桃仁、红花，使其直入心宫，则心平气和，气血通畅，肝肾自宁而痿病自当痊愈。

5.刘某，男，45岁，2009年7月7日来诊。久因公司忙碌，夜以继日，负担沉重，情绪压抑。遂感性生活不佳，阳痿频频，精神愈萎靡不振，小便频数，腰膝酸软，见其舌淡白，脉沉细无力，属心脾肾阳虚，法当温补心脾肾之阳。

【方药】黄芪50g，人参20g，白术18g，当归15g，陈皮12g，柴胡3g，升麻3g，杜仲30g，五味子20g，续断24g，麦冬30g，牛膝12g，菟丝子20g，覆盆子18g，枸杞子20g，巴戟天18g，鹿茸20g，生地黄30g，蛤蚧1对，水蛭20g，黄精20g，肉苁蓉30g，水煎服，12剂。

药尽病愈，喜告康复。

心为诸痛疮痒之源的辨证论治

《素问》病机十九条之第四条"诸痛疮疡，皆属于心"王冰注云："心寂则痛微，心躁则痛甚，百端之起，皆自心生，痛痒疮疡，生于心也。"

《医宗金鉴·外科心法要诀·痈疽总论歌》曰：诸痛疮疡，皆属心火，故曰痈疽原是火毒生也，痈疽皆因荣卫不足，气血凝结，经络阻隔而生。故曰经络阻隔气血凝也。其因有三：外因、内因、不内外因也。外因者，由于春之风、夏之热暑、长夏之湿、秋之燥、冬之寒也。当其时而至，则为正气；非其时而至，或时盛，则为淫邪。凡此六淫为病，皆属外因。亦有因于八风相感，如冬至日，正北大刚风；立春日，东北凶风；春分日，正东婴儿风；立夏日，东南弱风；立冬日，西北折风。应时而至，主生养万物；不应时而至，主杀害万物。若人感受，内生重病，外生痈肿。凡此八风为病，亦属外因。故曰外因六淫八风感也。内因者，起于耳听淫声，眼观邪色，鼻闻过臭，舌贪滋味，心思过度，意念妄生，皆损人神气，凡此六欲为病，皆属内因。

疮疡痈疽

【症状】发热恶寒，局部红肿，灼痛，甚者如痈如疽，舌红苔黄，脉浮数者。

【方药】真人活命饮。穿山甲（代）10g，皂刺10g，当归尾15g，甘草6g，金银花30g，赤芍10g，乳香10g，没药10g，天花粉15g，防风12g，贝母12g，白芷12g，陈皮12g，好酒煎服，恣饮尽醉。

按：此方为治疮疡痈疽之有效方剂，初起能散，未散能破，乃外科诸疮之圣方矣。

痈疽初陷

【症状】心病，痈疽阳毒在里，火热发狂发热，二便秘涩，烦躁呕哕，舌干、口渴、饮冷等证，六脉沉数有力者，急宜服之，以除里热。

【方药】内疏黄连汤（《医宗金鉴》）。栀子10g，连翘15g，薄荷10g，甘草6g，黄芩12g，黄连12g，桔梗6g，大黄6g，当归10g，白芍12g，木香6g，槟榔6g，水煎，食前服，加蜜二匙亦可。

痈疽内陷

【症状】痈疽发背，对口疔疮，热甚焮痛，烦躁饮冷。

【**方药**】内固清心散（《医宗金鉴》）。绿豆粉30g，人参6g，冰片3g，雄黄6g，辰砂3g，白豆蔻6g，玄明粉3g，茯苓6g，甘草3g，乳香6g，为细末，每服6g。蜜汤调下，不拘时服。

疮毒内攻

【**症状**】心病，疮毒内攻，口干烦躁，恶心呕吐。

【**方药**】护心散（《医宗金鉴》）。绿豆粉30g，乳香10g，朱砂3g，甘草6g，研细末，每服6g，白滚汤调服，早晚2次。

按：所谓怒气生疮。疮由心而起。故《素问》病机十九条曰：诸痛疮疡，皆属于心。心气郁闷，无处发泄，火性向外，发生于何处，则何处生疮生疡，成痈成疽，治当清热解毒、凉血散结。偏于气虚者，宜补气内托。

三川验案

1.刘某，女，17岁，西大街人。于2010年12月30日来门诊治疗。主诉患牛皮癣多年，性急易怒，月经先期，色红，量多。肘部皮肤粗糙如牛革，痒甚且心烦，久治不愈，甚为苦恼，且月经超前数日，舌心薄黄，尖边红赤，脉沉细数，属心火犯肝、肺二经所致，宜用清心解毒、泻肝润肺之剂治之。

【**方药**】龙胆草12g，木通12g，泽泻10g，生地黄24g，黄柏6g，黄连10g，黄芩15g，栀子15g，当归15g，白鲜皮15g，土槿皮15g，苦参15g，蝉蜕30g，金银花24g，生甘草6g，水煎服，6剂。

6剂服后，自感甚效，其母相继又取该方20剂，病愈。至今再未复发。

2.严某，女，12岁，于2012年7月14日来门诊治疗。颌下相当于廉泉穴之外有李核大之肿块，舌苔红，脉浮数，属秋燥之疾，良由外感时行之温毒而形成，宜清热解毒，用通圣散化裁治疗。

【方药】金银花20g，连翘20g，荆芥15g，麻黄6g，当归15g，栀子12g，黄连12g，黄芩12g，黄柏12g，川芎12g，石膏15g，滑石15g，生甘草6g，生地黄24g，赤芍12g，水煎服，6剂。

外搽：明矾、雄黄各等份，为末，醋调，外敷患处，一日数次。

其母电告痊愈，并谢之。

按：此症所发部位，正属手少阴心经所辖。经云："起于心中，出属心系，上夹咽……"故治当清泻心中之火，更兼清热解毒。

3.李某，女，22岁，黑龙江大学学生。于2011年8月4日来门诊治疗。颜面痤疮满布，燥痒难忍，心烦急躁，大便秘结，小便赤涩，月经超前10余天，色暗红、质稠、量多，舌边尖红，苔略黄，脉来沉数。属心火暴盛，又兼外受风热湿毒引起。法宜清心火，清热除风为治。处通圣散加减变通。

【方药】金银花30g，连翘24g，石膏20g，滑石15g，黄连15g，黄芩15g，黄柏15g，栀子15g，当归12g，生地黄40g，苍术30g，云苓18g，生甘草6g，水煎服，6剂。

二诊：2011年8月12日，服药6剂，再以药水洗其面部，痤疮明显减少，痒痛亦减少，嘱前药继服12剂，可望痊愈。

三诊：2011年9月10日，李某来告，病愈面谢。

按：《内经》云："诸痛疮痒，皆属于心。"心火旺则生疮，疮生何部，则有何名，无论何疮，只须辨别阴、阳两方面之属性，如属阳性，便可大胆应用黄连解毒汤，因外感风热湿毒，故用金银花、连翘、苍术、云苓之类以清热解毒去湿，面部属阳明胃经之邪，心胃两清，三管齐下，何愁此痤疮不愈矣！

4.李某，女，30岁，钟楼小区人，于2011年7月27日来诊。观其满面痤疮，其人心灰意烦，通过友人之介绍来诊。舌质淡白，边尖红赤，脉浮数，询其月经、二便正常，纯属风火上浮于面形成斯症。应当祛风清热、凉血解毒，定可获愈。

【方药】防风24g，荆芥15g，黄连15g，黄芩15g，栀子15g，黄柏15g，蝉蜕20g，赤芍15g，生地黄30g，蒺藜30g，当归尾15g，生甘草6g，水煎服，6剂。

5.何某，女，63岁，西安空电院职工。于2012年8月1日来诊。言及遍体发痒，如红云浮罩形，痒之难忍，大便秘结，心烦皮赤，舌质红，苔略黄，脉浮数有力，属心火刑肺金，又因外受风热之气致成。宜内清泻心火，外清热解毒，处通圣散加减化裁。

【方药】生黄芪50g，金银花30g，生地黄40g，连翘24g，荆芥15g，牛蒡子15g，麻黄6g，黄芩20g，黄连20g，黄柏20g，栀子20g，苍术15g，桔梗15g，川芎15g，赤芍15g，蝉蜕30g，牡丹皮15g，苦参20g，石膏20g，滑石20g，大黄3g，薄荷15g，水煎服，6剂。

二诊：2012年8月7日，一剂服完，即觉痒止，心不烦，红云消失。遂连取上药继服12剂，其病如失。

三诊：2012年8月31日来诊，处银翘益气汤以加强正气，以防复发。

【方药】生黄芪50g，金银花30g，连翘24g，丹参15g，人参15g，当归15g，陈皮12g，升麻3g，柴胡3g，生甘草6g，生姜

10g，大枣10枚，水煎服，6剂。

按：对症用药，化裁灵活，该泻便泻，当补即补，清热解毒并兼，故其效妙卓。

6.2010年7月31日，余到医院坐诊。查房期间。遇一久患阴疽患者，时年42岁，左下肢内踝上有手掌大之腐肉，3年来，经多家医院诊治无效。经查：颜面焦瘦，无华，舌淡白，脉沉而无力。属阳虚阴盛，风寒内侵于筋骨导致。宜补气温阳、除湿散寒，外用中药敷之。服药三日，敷药三日，便有肉芽生出。其后坚持服药20余剂，病告康复。

【方药】金银花30g，连翘18g，荆芥15g，防风15g，附片20g，葛根30g，炮姜18g，鹿角霜30g，桂枝18g，麻黄6g，白芷15g，穿山甲（代）10g，当归10g，炙甘草6g，羌活15g，3剂，开水煎服。

2010年8月7日，疮面明显好转，腐肉退净，新肉芽开始萌生，前药继服2剂。

7.刘某，女，65岁，于2010年7月29日查房诊之。患者银发满头，体胖力衰，右下肢内侧约三阴交下有手掌大之腐肉，色紫，难以收口愈合，虽此次进院半年有余，亦未有任何效果。患者家人深感苦恼。察其舌色，淡白无苔，六脉伏而无力，证属阴疽（脉管炎），属心肾阳气不足，寒凝筋骨所致。

【方药】炙黄芪60g，附片60g，鹿角胶30g，熟地黄24g，白芍18g，桂枝15g，荆芥15g，人参18g，桂心10g，炙麻黄6g，水煎服，6剂。

外敷自制生肌散，内服、外敷3日，肉芽自生，红肉渐现，腐肉渐去。

8.桂某，男，22岁，2009年2月17日来研究所门诊治疗。主诉面部生疮3年余，小则如疹，大则似梅、李，痒、痛，经西医诊治注射激素类药品能暂消其痛，但总不能根除。患者实感痛苦，休学在家，怕见人，家人为此亦感痛心、着急。察其面部肿大之处略发青色，大便秘结，时而易怒，舌红，苔薄黄，六脉浮数，属风火病毒。治当外散风热，内清心火之毒。

【方药】金银花30g，连翘24g，荆芥12g，麻黄6g，栀子12g，赤芍15g，川芎15g，当归15g，石膏15g，滑石15g，薄荷12g，黄芩18g，生地黄20g，苍术15g，穿山甲（代）15g，皂刺12g，桃仁、红花各15g，白芷12g，陈皮10g，大黄6g，水煎服，10剂。

外用：金银花30g，蒲公英24g，紫花地丁20g，玄参15g，白矾60g（另包后下），水煎洗之，6剂。

二诊：2009年3月7日，不痛、痒，肿块消，前药继服30剂，痊愈。

心为诸血症之源的辨证论治

《内经》云"心主血"，又云"心主血脉"。人体各个脏腑、四肢百骸皆靠血的滋养而生，犹如大自然界之植物，需要水之灌溉和滋润一样。目得血能视，手得血能握，舌得血能辨五味，足得血而能行，是一个道理。

水为自然界一种物质，万物靠水以生存，但宇宙不只有水这种元素，而是由金、木、水、火、土五种元素组成。它们之间是既矛盾、对立，相互间排斥，你死我活地斗争；又是相互依存、资生，相互为用的状态，是既矛盾而又统一的整体，生生不息地活动着。《内经》讲天人合一，根据这一论点，将人体和五行结合在一起而言，即心属火、肝属木、脾属土、肺属金、肾属水之谓。人体血属阴，气属阳，而心有心血、心气之分，血中有气，气中有血，所谓的"血为气母，气为血帅"之谓，言气赖血以生、血赖气而行之理。推而言之，即血病气亦病，气病血定病。

　　古人有补气生血的代表方剂。在临床上见劳倦内伤，身热面赤，烦渴欲饮，脉洪大而虚，重按则微；或妇人行经；产后血虚发热，头痛；或疮疡溃后，脓血过多而有虚热，久不愈合者，当归补血汤用之效如桴鼓，立竿见影。又心主血，脾统血，因心脾两虚，气血不足引起的心悸、健忘、失眠、食少体倦、虚热、盗汗、面色萎黄、舌淡、脉弱等症，用心脾双补的代表方剂归脾汤，其临床治疗每获奇效。又因气血两虚，症见面色苍白或萎黄，心悸怔忡，食欲不振，头昏目眩，四肢倦怠，气短懒言，舌质淡，苔白，脉细弱或虚弱无力；或者病后虚弱及各种慢性疾病，多用十全大补汤加减治疗。亦可用于月经不调，崩漏及疮疡久溃不能愈合者，以及用于气血两虚、久咳短气、遗精、失血、月经不调、崩漏等症的十全大补汤。再则就是《太平惠民和剂局方》中的四物汤，该方是一帖补血养血、活血调经的著名代表方剂，用于血虚血滞所致的月经不调、痛经，以及一切血虚证见头昏眼花、面色无华、心悸、唇白、舌淡、脉细等。以上都是治疗因心血不足导致的各种血虚证颇有效果的方剂。

血病有因心气虚形成的，有因心血瘀滞形成的，有因心血不足兼寒症者，有兼热者。如心气虚可用八珍汤；心血瘀滞者症见月经不调，血中有血块，血紫黏稠者，以及肝脾大及眼底出血等眼科疾病，可用桃红四物汤。

桃红四物汤为清代王清任先生治疗各种血症的基础方。王清任根据《内经》《金匮要略》等清代以前有关血症的理论及临床治疗处方，广泛地发挥了桃红四物汤的作用，为后世开创了治疗血症的先河。当今不少医家在治疗血症尤其是心、脑血管、妇科病等方面都受到他的深刻影响。

上焦瘀血

【症状】心病，头发脱落，眼痛白珠红，糟鼻子，耳聋年久，白癜风，紫癜风，紫印脸，青记脸如墨等头面瘀血症。

【方药】加味通窍活血汤。赤芍15g，川芎15g，桃仁15g，红花15g，老葱10g，鲜姜10g，红枣6枚，麝香0.3g，水蛭10g。用黄酒250g，将前七味煎一盅去渣，将麝香入酒内，再煎二沸，晚卧服。方内黄酒各处方分量不同，宁可多二次，不可少煎至一盅，酒亦无味，虽不能饮酒之人，亦可服。

眼睛瘀血

【症状】心病，初起眼痛白珠红，后起云翳，脉沉弦数者。

【方药】加味止痛没药散。没药10g，血竭10g，大黄6g，朴硝

6g，石决明15g。为末，分4剂，早晚清茶调服，眼科外症千古一方。

耳部瘀血

【症状】心病，耳聋不闻雷声。

【方药】通气散。柴胡24g，香附24g，川芎12g，为末，早晚开水冲服6g。

胸部瘀血

【症状】心病，头痛、胸痛、胸不任重物，天亮出汗，食后胸汗下，心里热，瞀闷，急躁，夜里梦多，呃逆，失眠，夜啼，心悸，夜不安，肝气病，干呕，晚发一阵热。

【方药】血府逐瘀汤。当归15g，生地黄15g，桃仁12g，红花10g，枳壳6g，赤芍6g，柴胡3g，炙甘草6g，桔梗10g，川芎10g，牛膝6g，水煎服。

按：近几十年来，用本方在治疗由瘀血引起的头痛、肋间神经痛、胸痹、慢性肝炎、溃疡病、腹痛、流产后腰痛、产后身痛、下肢疼痛、流产后出血、脑震荡后遗症、风湿性心脏病、冠心病、肝脾大等，均取得一定疗效。

胸部瘀血

【症状】心病，积块，小儿痞块，痛不移处，卧则腹坠，肾泻，久泻。也就是治疗膈膜以下，上腹部血瘀的积块，以及肾泻、久泻等病。

【方药】膈下逐瘀汤。五灵脂12g，当归15g，川芎12g，桃仁15g，红花15g，牡丹皮12g，赤芍12g，乌药12g，延胡索6g，甘草3g，香附12g。

少腹瘀血

【症状】心病，妇女经来推迟、量少，胃痛，喜暖，少腹冷痛，疝瘕积聚，舌淡白，苔薄白，脉来沉细而涩者。

【方药】少腹逐瘀汤。小茴香12g，干姜15g，延胡索12g，没药10g，当归15g，川芎15g，官桂10g，赤芍15g，生蒲黄18g，五灵脂18g，水煎服。

按：少腹逐瘀汤是临床常用方剂之一，尤对妇科，不论冲任虚寒、瘀血内阻的痛经，以及慢性盆腔炎、肿瘤等均有很好的疗效。

诸出血症

另有吐血、咳血、衄血、尿血、便血，无论怒气伤肝，肝火上逆，或思虑过度，心脾损伤，或色欲过度，虚火上升，其总因皆与心有着一定的关系，故在用药时，莫过于阿胶、生地黄、地榆、白茅根、黄连、黄柏、牛膝、牡丹皮等凉血凉心之属。

吐血：如怒气伤肝，肝火上逆；或由思虑过度，心脾损伤，或色欲过度，虚火上升。肝火吐血，其症呕恶呃逆，气不畅遂，胸胁牵痛，烦躁不安，宜苦寒降气之法，如苏子、郁金、降香、牡丹皮、栀子、瓜蒌、橘白等味。

心脾损伤吐血，其症气短声怯、形色憔悴、饮食无味、惊悸少寐等症，宜用补养心脾之法，如归脾汤。

咳血：如久嗽咳逆，肺络受伤，或焦虑过度，心脾两伤，或肾阴不足，虚火烁金，或肝木偏旺，木火刑金，凡此种种，都可以导致咳血。

衄血：衄血，是统指鼻、齿、耳、目、舌，以及皮肤等不因外伤而自行出血的病症而言。如鼻中出血叫作"鼻衄"，齿牙出血叫作"齿衄"，耳内出血叫作"耳衄"，皮肤出血叫作"肌衄"，九窍一齐出血，则又叫作"大衄"等等。

舌衄：舌为心苗，故舌衄之症多由心火亢盛，血为热逼；治宜清泻心火，内服导赤散加黄连、连翘、蒲黄、牛膝、玄参之类。

按：吐血也罢，衄血也罢，溲血也罢，便血也罢，诸般出血皆与心火炎上，火犯阳经有着直接的关系。故在用药时便少不了黄连、黄芩、栀子、麦冬、牡丹皮、生地黄等一派苦寒之品。

三川验案

1.马某，女，54岁，长安县东大公社郭南大队人。于1977年5月20日就诊。

主诉头痛一年有余，近1个月来疼痛加剧，曾于1977年4月10日在西安市中心医院住院治疗，住院号：中33837。经颅脑拍片、脑脊液化验、心电图检查，诊为结核脑炎。经治无效，患者处于病危，其家属要求出院归家，以理后事，因其儿女对母亲的病态均感伤心，遂商议邀余诊治。

观其妇意识蒙胧，体质羸瘦，潮热盗汗，时呼头痛，痰鸣气喘，两目吊眩，肢体抽搐；大便数日一次，小便微黄，下肢瘫痪，舌色青紫，苔黄少津，六脉沉细微涩。证情危急，属本虚标实，试用攻补兼施的方法，拟以加味桃仁承气汤。

【方药】桃仁15g，大黄12g（另包），桂枝6g，芒硝6g（另包），黄芪30g，蝉蜕30g，地龙15g，牛膝6g，甘草6g。

服法：将上诸味水煎去滓后，每剂分3次服，每次冲服牛黄清心丸1丸。

先服2帖，以观后效，或可挽回万一。

二诊：服上药后，得焦黑色大便二三枚。患者仍呼之不应，诸症尚在，嘱其再服2帖。

三诊：服上药后，意识略清，但四肢头面水肿，喘咳仍在，拟五皮饮加味，试图获效。

【方药】陈皮12g，茯苓皮18g，大腹皮12g，生姜皮12g，桑皮9g，蝉蜕30g，地龙15g，水煎服。

四诊：经服上药后，肿喘较前好转，诸症亦减，然气虚之体，当以扶正为要，故拟加减补中益气汤。

【方药】党参15g，白术18g，当归9g，陈皮12g，黄芪30g，山药18g，云苓9g，炒三仙各9g，甘草6g。

嘱其每日1帖，将上诸味水煎去滓后，每剂分3次，每次冲服大黄䗪虫丸1丸。

连服30余帖后，神志清，食欲增，能坐起，在其子女的协助下，能扶拐杖下床活动，下肢恢复活动，嘱其继服上药，使其正气胜，则病自愈。经走访，其人已愈。

按：此似属血液郁阻膀胱经脉为病。其人素体脾虚形弱，土不生金，以致痰湿弥阻心窍。心主血，藏神，故意识蒙胧，痰鸣气喘；血瘀不能濡养心阴，故心火暴胜而使肝木动风，证见目睛上视，抽搐；血阻于脉络，无力鼓动脉搏跳动，故六脉沉细微涩；膀胱经脉起于目内眦，经额上行交会于头顶部百会穴，故头痛；其分支从腰分出，夹脊下行，穿行臀部，从大腿后侧外缘下行至腘窝中，其血瘀阻该经，故下肢瘫痪；故遵仲景之意，投以清热祛瘀之桃仁承气汤、大黄䗪虫丸以祛瘀生新。其人素体脾虚，故投以补中益气汤以顾其本，标本同治，故能达到较好的效果。

2.马某，男，17岁，延安市志丹县人，于2010年7月30日来门诊治疗。主诉尿血2年余。症见口苦、心烦、急躁易怒、梦多，小便赤涩如血，大便秘结，舌边尖红，脉左寸关沉而弦数，右弦缓有力，属心肝之火为症。

【方药】龙胆草12g，木通12g，泽泻12g，车前子20g，生地黄30g，当归尾15g，生栀子18g，黄芩18g，生甘草6g，大蓟20g，小蓟20g，白茅根30g，地榆20g，水煎服，6剂。

二诊：2010年8月6日，服上药后口苦、心烦、尿血均有好转，效不更方，前药继服12剂，以期痊愈。

3.刘某，男，60岁。于2011年10月间患衄血，百医无效，余示以血余烧灰吹之，三黄片服之而愈。

4.2010年7月，余坐诊时，有经停3个月、阴道出血之女子来门诊，告知该院妇科诊为先兆流产，通知作流产手术，被患者拒之后来门诊求治。余诊其脉，查其舌，告以墨汁两瓶饮之，遂血止痛除。并处以安胎之方。

【方药】黄芪50g，桂枝30g，杭白芍30g，鹿角胶20g，鹿角霜30g，焦杜仲30g，升麻3g，柴胡3g，当归15g，阿胶20g，麦冬15g，黄芩15g，炙甘草6g，生姜10g，大枣10枚，水煎服，6剂。

5.刘某，男，23岁，农民，志丹县纸坊乡人。自诉尿白浊与红色之液数月。舌尖边红，苔厚腻而白，脉沉数而弦，属血淋兼膏淋，缘由肝经湿热下注形成是病，应清泻肝经湿热为主，并以清心中之火为急，处以八正加导赤散化裁。

【方药】地榆15g，木通12g，石韦12g，瞿麦12g，黄芩15g，滑石30g，萹蓄15g，栀子12g，牡丹皮15g，赤茯苓15g，生甘草6g，生地黄30g，黄连10g，灯心6g，水煎服，6剂。

心为中风之源的辨证论治

中风，是一种发病急骤、很严重的病症，对导致中风的病因病机，古人已有不少的认识和总结。《素问·风论》中早有记载，如"风中五脏六腑之俞，亦为脏腑之风；各入其门户所中，则为偏风。"东汉·张仲景将半身不遂与但臂不遂分称为"中风"与"痹"，又根据不同症状分为中络、中经、中腑、中脏之名。与《难经》所谓的"伤寒有五"之中风完全不同，唐·孙思邈认为中风大法有四，即偏枯、风痱、风懿、风痹，列名虽繁，实质总以外风侵袭为病因。

金元时期，各医家根据自己的临床所得对于中风的病因病机提出了各自的观点。如，刘河间认为本病由"将息适宜，心火暴甚"所引起；李东垣认为人到四旬，阳气渐虚，阴气渐盛，心情波动，故有"年逾四旬，忧忿伤气，体肥者，形盛气衰"；朱丹溪则认为此疾是由痰湿热引起的，故有"湿生痰，痰生热，热生风"的论述。

明清以降，学术争鸣愈发活跃。明·王履根据引起中风的病因分出了真中、类中两大类型。明·张景岳认为"本皆内伤积损，颓败而然，原非外感风寒所致"，而是"凡此病者，多以素不能慎，或七情内伤，或酒色过度，先伤五脏之阴"。清·叶天士进一步阐明了引起本病的原因为"肝阳上亢"。清·王清任在前人的基础上，通过临床观察分析，认为半身不遂的起因为"元气亏损，半身无气"。故而在《医林改错》中曰："元气藏于气管之内，分布周身，左右各归其半，人行坐动转，全仗元气，若元气足，则有力；元气衰，则无力；元气绝，则死矣。"并认为元气一亏，经络空虚，气向一边归并，则出现半身不遂，主张用补阳还五汤治疗。可谓开辟了治疗中风病属气虚血瘀气滞的新论，对清代以后有关脑血管病的辨证论治起到了一定的促进作用。清·张伯龙论内风昏仆，谓为阴虚阳扰，水不涵木，木旺生风而气升，痰气上冲所致，故顷刻瞀乱，神志迷蒙，或失知觉，或失运动，理畅言赅。

前贤根据《素问·调经论》所谓的"血之于气，并走于上，则为大厥，厥则暴死，气复反则生，不反则死"和《素问·生气通天论》之"阳气者，大怒则形气厥而血菀于上，使人薄厥"两节经文相互印证，创立之治法为潜阳镇摄，清热开痰，辨证准确，效如立竿见影。

余认为无论刘河间之"将息失宜，心火暴甚，"或李东垣之"年逾四旬，忧忿伤气……"，还是朱丹溪的"痰、湿、热"，以及王清任的"气虚血瘀"等病因，综合起来，不外由心的喜、怒、忧、忿导致脏腑之气血、虚实失调而形成是病，故曰：心为形成中风之源。

在类型上，大体分为真中和类中两类。真中即外风，类中即内风。

真中的主要症状是猝然倒仆，神志模糊，经脉拘急，半身不遂，语言謇涩，口眼㖞斜。病轻的，移时即能苏醒；病重的，则不省人事。因属外中风邪所致，故而少有"六经形证"，如无汗恶寒或有汗恶风，即为太阳中风。

所谓类中，即与一般真中相类似，如猝然昏倒、口㖞流涎、手足不遂等。由于风从内生，没有六经之形证，其主要区别于"闭证"与"脱证"。闭证多由风动痰逆，后者为真气暴绝，处方用药自当不同。

中风（外有六经形证）

【症状】心病，无汗身热，不恶寒；或有汗身热，不恶风，六经形证。

【方药】小续命汤。麻黄、桂枝、杏仁、甘草、芍药各15g，生姜20g，川芎、防己、黄芩各15g，防风10g，人参15g，附子15g，水煎服。

按：此方为外有六经形证之中风病而设，在治疗上当以散风泄热，祛邪外出为主。

中风（外无六经形证，内有二便阻塞）

【症状】心病，外无六经形证，内有二便不通，形气俱盛，脉象结实。

【方药】三化汤。大黄、厚朴（姜制）、枳实、羌活各15g，锉碎，每服6g，水煎服。

按：此为外无六经形证，心生火，火生风，风入于内，故为内有二便阻塞之苦而设。当通利三焦，以三化汤下之。

中风闭证

【症状】心病，目定口呆，两手握固，牙关紧急，痰声如曳锯，气粗息高，面赤唇红，脉来洪大。

【方药】至宝丹。乌犀角（代）、朱砂、雄黄、玳瑁、琥珀各研30g，麝香、龙脑各研3g，金银箔各10片，牛黄15g（研），安息香30g，将安息香熬膏，和诸药末，分作百丸，蜡护。

按：此由肝阳上升，气血奔涌，痰随气逆，闭塞心窍，故一发即势盛难遏。治则当从闭者开之，以开窍通络为治。并刺其人中、水沟、十宣、涌泉等穴，使神醒志清。如牙关不开，可用乌梅肉擦牙，开其紧闭之象。再用至宝丹芳香开窍。药用羚羊角（代）、钩丁、全蝎、蜈蚣、地龙、僵蚕、牡丹皮、黑栀子、竹沥、姜汁、橘红、半夏、胆南星等清热息风化痰之品。

待昏厥既苏，声出牙开，再用珍珠母、石决明、玳瑁、龙骨、牡蛎、贝齿、龟甲、鳖甲、磁石、代赭石、橘皮、半夏、胆南星等潜阳镇逆化痰之药。

中风脱证

【症状】心病，如目合口开，手不握固，声嘶气促，舌短面青，甚则冷汗淋漓，手足厥冷，脉伏不显，二便自遗，气息俱微。

【方药】阿胶15g，鸡子黄2枚，龙骨、牡蛎各20g，玳瑁10g，龟甲15g，鳖甲15g，浓煎频服，十中或可挽回一二。

按：此乃元阴告失，真气不续，大命遂倾之险候。当用摄纳真阴、固护元气、滋阴益液、镇潜虚阳之法，可用加味人参汤治之。

肝中风

【症状】心病，声色俱厉，脉象弦劲实大，症见气粗息高，或扬手掷足，或躁扰不宁，头胀耳鸣，巅顶作痛。

【方药】龙胆泻肝汤（《医宗金鉴》）。龙胆草（酒炒）12g，黄芩（炒）12g，栀子（酒炒）10g，泽泻10g，木通10g，车前子10g，当归（酒洗）12g，生地黄（酒炒）24g，柴胡18g，甘草生6g。

当归龙荟丸（《丹溪心法》）。当归（酒洗）、龙胆草（酒洗）、栀子（炒黑）、黄连（炒）、黄柏（炒）、黄芩（炒）各30g，大黄（酒浸）、青黛（水飞）、芦荟各15g，木香3g，麝香

0.3g，蜜丸，姜汤下。

按：心志化火，内传于肝，肝火炽张，风欲外出，故现诸症。可用龙胆泻肝或当归龙荟汤之类治之。

半身不遂

【症状】心病，中风后，半身不遂，为气血不至，故痛痒不知。

【方药】补中益气汤（《脾胃论》）。黄芪(蜜炙)30g，人参15g，甘草(炙)6g，白术（土炒）12g，陈皮（留白）12g，当归10g，升麻3g，柴胡3g，姜10g，枣6枚，水煎服。

七味地黄丸：熟地黄（酒蒸，晒）240g，山茱萸、山药各120g，茯苓、牡丹皮、泽泻各100g，肉桂30g，蜜丸，每服6g，每日2次。

按：此治法即病在上者治之下，病在下者取诸上，病在左者治之右，病在右者治之左之法矣。若气血俱虚夹痰者，可用十全大补汤加半夏、天南星、姜汁、竹沥之品，或用回天再造丸服之。无痰者，用八珍汤或十全大补汤。

气阳两虚，半身不遂

【症状】半身不遂，口眼㖞斜，语言謇涩，口角流涎，大便干燥，小便频数，遗尿不禁。

【方药】补阳还五汤。黄芪50g，当归尾10g，赤芍10g，地龙10g，川芎10g，桃仁10g，红花10g，水煎服。

如已病三两个月，前医遵古方用寒凉药过多，加附子20g。如用散风药过多，加党参20g，若未服，则不必加。

此虽良善之方，然病久气亏，胳膊曲而搬不直，脚孤拐骨向外倒，哑不能言一字，皆不能愈之症，虽不能愈，常服可保病不加重。若服此方愈后，药不可断，或隔三五日吃一剂，或七八日吃一剂，否则恐将来得气厥之症。方内黄芪，不论何处所产，药力总是一样，皆可用。

凡类中风证，未病以前之患者，每见头重脚轻，眩晕肢麻，动则气急，夜间尿频，甚或有一时性语言謇涩之象，此即中风之兆，应以预防为先。

名医经验

1.虞恒德治一妇，年五十七，身肥白。春初，得中风暴仆，不知人事，身僵直，口噤不语，喉如拽锯，水饮不能入，六脉浮、大、弦、滑，右甚于左。以藜芦末一钱，加麝香少许，灌入鼻窍，吐痰升许，始知人事，身体略能举动。急煎小续命汤倍麻黄，连进二服，复以衣被，得汗，渐苏醒，能转侧；但右手足不遂，语言謇涩。复以二陈汤加芎、归、芍药、羌、防等，合竹沥、姜汁，日进二三服。若三四日大便不利，则不能言语，即以东垣导滞丸或润肠丸微利之，则言语复正。如此调理，至六十余，得他病而卒。

2.徽商汪华泉，忽然昏仆，遗尿手撒，汗出如珠，众皆以绝证既见，决无生理。余曰：手撒脾绝，遗尿肾绝，法在不治；唯大进参、附，或冀万一。遂以人参三两，熟附五钱，煎浓灌下。至晚而汗减，复煎人参二两，芪、术、附各五钱。是夜服尽，身体稍稍能动，再以参附膏加生姜、竹沥盏许，连进三日，神气渐爽。嗣后以理中、补中等汤，调养二百日而安。

3.燕邸张可真，自远方归，忽然中风昏冒，牙关紧闭。先以牙皂末取嚏，次将牙撬开，灌苏合丸二丸，然后以防风散投之。连进三服，出汗如洗，此邪自外解矣；去麻黄、独活、羚羊角（代），加秦艽、半夏、胆星、钩藤、姜汁，十剂，痰清神爽，服六君子加竹沥、姜汁、钩藤，六十日而痊。

4.运使王公叙揆，自长芦罢官归里，每向余言手足麻木而痰多。余谓公体本丰腴，又善饮啖，痰流经脉，宜撙节为妙。一日忽昏厥遗尿，口噤手拳，痰声如锯，皆属危证。医者进参、附、熟地等药，煎成未服。余诊其脉，洪大有力，面赤气粗，此乃痰火充实，诸窍皆闭，服参、附立毙矣。以小续命汤去桂、附，加生军一钱，为末，假称他药纳之，恐旁人之疑骇也。戚党莫不哗然，太夫人素信余力，主服余药。三剂而有声，五剂而能言，然后以消痰养血之药调之，一月后步履如初。

5.尤在泾治某，方书每发左瘫属血虚，右痪属气虚。据述频年已来，齿疼舌赤，常有精浊，纳谷如昔；卒然右偏肢痿，舌强口喎，语謇，脉浮数动。此乃肝肾两虚，水不涵木，肝风暴动，神必昏迷，河间所谓"肝肾气厥，舌喎不语，足痱无力"之证。但肾属坎水，真阳内藏，宜温以摄纳，而肝藏相火内寄，又宜凉以清之。温肾之方参入凉肝，是为复方之用。地黄饮子去桂、附，加天冬、阿胶。

柳宝诒：即古法而化裁之，参详脉证，斟酌尽善。

邓养初按：肝阳旺者，温肾不用桂、附；肾气虚者，凉肝只以天冬。斯为尽善之法。

6.李，右体不遂，艰于行步，已有三年，痼疾辞以难治。询所苦，曰大便甚难，但得爽利为幸耳。诊其脉，右三部全伏，左三部洪大无伦。因思右枯既久，腑阳必衰，大肠曲折至右畔，传送自迟，宜从风秘法，以辛通濡润，如搜风顺气丸。但命火衰微，右体冰冷，先用崔氏桂附八味丸作煎剂。二服，便爽利，右肢运动稍活后，于八味丸加苁蓉、当归，蜜丸服，效。

7.孙，高年上盛下虚，头眩肢麻，耳鸣舌强，值少阳司令，肝风内震，脉象浮洪，消谷善饥，便溏汗泄，皆液虚风动之谷。交夏火旺，遂口㖞言謇，此火风袭络，类中显然，最防倾仆痰涌。又午刻火升，头汗身热，其由来则本阴不交阳，无攻风劫痰之理，治以滋水涵木，兼摄虚阳。

8.黎左，气虚多湿之体，加以劳顿掣动阳气，致阳气夹痰上升，清旷之区，灵明之府，悉为浊痰所弥漫，以致神情呆顿，迷沉多睡，右手足运行不利，口眼㖞斜，脉弦而滑，苔白质腻。此由肝气夹痰，阻于心脾之络，为类中之症；刻在鸥张之际，恐阳气复上而语神昏，痰从内闭。姑先开窍涤痰，以备商进。

制半夏二钱，枳实一钱五分，广橘红一钱，广郁金一钱五分，菖蒲七分，赤白苓各二钱，炒远志五分，白僵蚕（炒，打）二钱，白蒺藜（炒）三钱，制南星七分，人参再造丸一丸（先化服）。

二诊：神情略为灵爽，沉迷多寐之象柔和，未始不为起色；但右手足不能运用自如，口眼㖞斜，舌强言謇，不饥不纳，时见嗳噫，似呃非呃，右关脉沉滑有力，舌苔白腻，中心焦黄，浊痰之弥漫、心窍之闭阻固得稍开，而火风鼓旋之势尚在炽盛，总期药能续效，风火庶可救平耳。方草商之。

制半夏一钱五分，瓜蒌仁（打）六钱，远志肉（甘草汤炒）七分，枳实一钱五分，制南星七分，甜广皮一钱，风化霜（冲）一钱五分，九节菖蒲七分，郁金（用明矾三分化水，磨、冲）七分，人参再造丸一丸。

三诊：昨云火风尚在炽盛之时，今面色带红，时欲起坐，即痰郁化火，火从内扰之象，正虚火风互扇，此际大有出入。再当清化痰火，以制其势。

羚羊片（代）一钱五分，天竺黄三钱，枳实一钱，茯苓四钱，九节菖蒲五分，粉丹皮一钱五分，广郁金一钱五分，制半夏一钱五分，广橘红一钱，白僵蚕一钱五分，竹沥一两（滴入姜汁少许）。

四诊：昨卧甚安，起坐不宁之状已定，面色红赤较退，火象得以渐平。唯右半不遂，神呆不慧，其清旷之地为痰湿弥漫，窍络被阻，神机不运，不能一时开豁，唯徐以图之而已。

制半夏三钱，茯苓神四钱，天竺黄三钱，白僵蚕（炒，打）三钱，橘红一钱，远志肉（甘草汤炒）五分，陈胆星七分，白蒺藜（去刺，炒）三钱，九节菖蒲六分，枳实一钱二分，竹沥八钱（滴入姜汁少许），杜合苏合丸一丸，两次化服。

五诊：神情渐清，稍能言语，病势大为转机，然寐不甚长，心中稍觉躁热，还是痰郁化火内扰之象，未能欲速图功。

制半夏、竹茹、远志肉、茯神、天竺黄、枳实、陈胆星、瓜蒌仁、橘红、菖蒲、礞石滚痰丸，三钱，先服。

六诊：大便畅行，神情较爽，言语亦清，寐亦安稳，药既应手，再以退为进。

陈胆星、九节菖蒲、橘红、竹茹、茯苓、白蒺藜、制半夏、枳实、广郁金、远志、煨天麻、白金丸，四分，先服。

七诊：脉证相安，病势逐日减退，幸矣幸矣。但饮食起居急宜加意谨慎，若稍有感触而至复中，则非才疏者所敢许治。

胆星、远志、广橘红、制半夏、天竺黄、枳实、九节菖蒲、广郁金、竹茹（姜汁炒）、雪羹汤（煎汤代水）。

八诊：咳嗽大减，新感之邪渐解，言语亦渐能如旧，右手稍觉有力，治此者已觉应手，患此者未能满意。所以李士材云：外邪已解，内邪已除，而言语謇涩，半身不遂，未能即愈，宜久服六君兼补气养阴之品，使气旺血盛，气行而血灌注经络，经络既充，则举动自若矣。第体丰者多湿多痰，所以治痰在先；今湿痰渐化，则以养血补气之品收效于后，拟方商正。

台参须、当归、潞党参、云茯苓、制半夏、台白术、白芍、炙绵芪、广橘红、桑枝（酒炒）、竹沥（滴入姜汁少许）。

三川验案

1.齐某，男，62岁，2004年10月28日就诊，患脑血栓半年余。曾服多药，其效不佳。症见头目眩晕，左半身不遂，语言謇涩，舌淡苔白质紫，脉沉细涩。证属气虚，兼气滞血瘀。法宜补气活血化瘀。拟王氏补阳还五汤增减治之。

【方药】黄芪60g，川芎15g，当归尾15g，全蝎10g，赤芍15g，牛膝10g，桃仁15g，红花30g，桂枝30g，天麻25g，地龙20g，柴胡12g，黄芩12g，川乌、草乌各6g，生甘草6g，蜈蚣2

条，水煎服，5剂。

11月8日　行走方便，握力好，头略晕。口渴、口苦，食欲差，舌厚腻略黄，于前方增天花粉15g，炒三仙各15g，增红花为50g，黄芩为15g，柴胡为18g，黄芪为120g，5剂。

11月14日　肢体活动基本正常，于前方增柴胡24g，川乌、草乌各28g，红花为50g，黄芪为180g，继服10剂，后经追访，病愈。

2.陶某，男，75岁，电信局退休工人。2010年4月22日来门诊治疗。自诉有脑梗死病史多年。现症下肢无力4年余。舌淡苔白而腻。脉左浮而无力，右沉迟而细，曾服中西药，其效不佳。证属阳气不足，气滞血瘀导致。法宜补气温阳、活血化瘀为治。处补阳还五汤加味。

【方药】黄芪50g，桂枝20g，赤芍20g，当归尾15g，川芎15g，桃仁、红花各12g，僵蚕15g，水蛭15g，全蝎12g，葛根20g，天麻15g，地龙15g，炙甘草6g，水煎服，6剂。

二诊：2010年4月29日，腿可提起行走，前药继服6剂。

三诊：左腿轻跷，颜面较前活润，舌淡白、苔薄，无口水，脉沉涩，前药继服6剂，以善其后。

【方药】黄芪70g，桂枝20g，赤芍20g，当归尾20g，川芎15g，桃仁、红花各12g，僵蚕20g，葛根20g，天麻15g，地龙15g，水蛭15g，全蝎10g，炙甘草6g，水煎服，6剂。

3.李某，男，56岁。2011年12月6日来诊，患脑血管病2年余。右上、下肢失灵不能动，饮食二便尚可，语言謇涩，曾经多方医治，无明显效果。今来门诊治疗，舌胖大略紫。脉沉细且涩，属中风后遗症，宜补阳、活血、化瘀、通经活络为治。处补阳还五汤加味，缓缓调理，自当显效。

【方药】黄芪50g，川芎15g，赤芍15g，生地黄15g，桃仁、红花各12g，牛膝12g，地龙15g，水蛭30g，全蝎15g，蜈蚣2条，生甘草6g，葛根30g，水煎服，6剂。

嘱注意保暖，加强锻炼。

2012年1月9日，病情好转，语言略可，走路不加拐杖，前方继服，因考虑慢性病，熬药不便，遂令制粉服用。

【方药】黄芪200g，桂枝30g，赤芍30g，川芎15g，当归尾15g，桃仁、红花各15g，牛膝12g，天麻30g，水蛭40g，蜈蚣3条，地龙15g，鸡血藤15g，葛根30g，全蝎15g，干姜15g，6剂。

共研细末，每日2次，每次10g。

2012年5月2日，服上药后，颜面黧黑、口唇青紫好转，可说简单之词语，上肢可抬高，走路不用拐杖，舌淡白，脉沉细有力，宜乘胜追击，继服上药，因时值夏日，考虑上药温燥，故于原方增忍冬藤30g，增葛根为90g，黄芪为240g，地龙20g，鸡血藤30g，共研细粉，每日2次，每次10g，坚持服药，争取得到痊愈，才是医患双方之共同心愿。

2012年8月31日，颜面已基本正常，黧黑之色已消，手能握，臂抬高依旧，饮食二便正常，走路较前大有好转，舌淡白，脉沉缓。时值白露前夕近十日，天气转凉，于原方增桂枝为40g，赤芍40g，以增体质之阳气。且近日略有痰涎，增僵蚕20g，6剂，共研细末，每日3次，每次15g，温开水送下。坚持锻炼，按时服药，争取早日恢复康安。是为盼！

4.马某，男，76岁，省委退休老干部。于2010年4月29日来门诊治疗。患脑梗死，又兼素日心脾阳虚，肝肾亏损。近日感上下肢麻木、怕冷，舌淡白，苔厚腻，脉左浮弦，右沉涩。属气阳双虚、气滞血瘀为患，法当补阳益气、活血化瘀、通经活络为治。

【方药】黄芪50g，当归尾20g，川芎18g，赤芍18g，生地黄24g，白术18g，云苓24g，党参18g，桂枝15g，杭白芍15g，威灵仙12g，天麻15g，川乌3g，牛膝10g，开水煎服，12剂。

针灸：百会、印堂、曲池、外关、足三里、承山。

二诊：2010年5月13日，上肢指梢麻木明显减轻，下肢亦明显好转且有力，舌淡白，脉左沉弦，右无力（高压亦正常，低压为50mmHg）。于前方增鹿角胶10g，因余外出考察，遂嘱患者以此方服12剂。

【方药】黄芪60g，当归尾15g，川芎15g，赤芍15g，生地黄15g，白术15g，云苓15g，党参15g，桂枝18g，杭白芍18g，威灵仙12g，天麻15g，川乌3g，牛膝10g，地龙12g，鹿角胶10g，全蝎10g，水煎服，12剂。

电话随访，告愈。

5.侯某，女，80岁。陕西省合阳县人。于2011年10月2日，由儿子陪同来门诊治疗。患脑梗死7年，语言謇涩，手足麻木，头目眩晕，失眠，心悸，手足能动，舌质略紫、苔白，便秘，食饮无味，时有咳嗽，脉沉弦而结代，属气虚血瘀型之中风。宜补气活血化瘀，疏通经络为治。处补阳还五汤加味。

【方药】黄芪60g，桂枝20g，赤芍15g，生地黄15g，桃仁10g，红花12g，牛膝12g，地龙15g，全蝎10g，蜈蚣2条，水蛭25g，僵蚕15g，当归尾15g，川芎15g，葛根30g，前胡15g，炒酸枣仁20g，天麻20g，鸡血藤15g，琥珀10g，水煎服，6剂。

二诊：2011年10月9日，自觉头脑清醒，睡眠佳，饮食增。嘱以前方继服12剂，可望痊愈。

2011年11月1日，梁先生来门诊告知其母病愈，并示谢意。

心为癫狂痫发病之源的辨证论治

每有聪敏之人，卒发癫狂，形若木鸡，哭笑无常，或弃衣登高而歌而面无愧色，余实感心伤痛绝矣！

"重阴则癫，重阳则狂。"人与天时密相呼应，天时和则十日一雨，五日一风，国泰民安，万类盛荣。若阴盛则烟雨绵绵，在人则情志抑郁，呆若木鸡；阳极则风旋干旱，在人则志意飞扬，喜笑若狂，以致精神飞散。

余以为，诸癫狂痫，皆源于心。因心与七情中之喜、怒、忧、思、悲、恐、惊，以及痰火，有着不可分离之作用，余对此病归属之源当无错矣。

癫狂痫的发作原因归纳起来大概有五种，《灵枢》有得之于饥饿忧愁，或大惊大恐，或正气衰少，或喜乐过度者。后贤亦有认为得之于痰火者，或气血凝滞及血瘀者等。在治疗方面，《灵枢》早有用针灸疗法治疗此病的记载。

癫疾始生，先不乐

【症状】癫疾始生，先不乐，头重痛，视举目赤，甚作极，已而烦心。

【针刺取穴】手太阳小肠经：支正、小海；手阳明大肠经：温溜、偏历；手太阴肺经：太渊，列缺。

【针法】用泻法放血，待面部的颜色转变为正常而止。

癫疾，口啼呼喘悸者

【症状】癫疾始作，而引口啼呼喘悸者。

【针刺取穴】手阳明大肠经：温溜、偏历；手太阳小肠经：支正、小海；手太阴肺经：太渊、列缺。

【针法】六穴俱用缪刺法。手太阳小肠经脉强者，即左手寸部缪刺其太渊、列缺。手阳明大肠经脉强者（右手关部）缪刺其手太阳小肠之支正、太渊。

此谓啼呼喘悸者是癫疾发作时所现的一般症状。《灵枢经白话解》引莫云从说："手太阳小肠经者心之表，手阳明大肠者肺之表，在心为啼悸，在肺为喘呼。因开阖不清而啼悸喘呼者，病在表而及于内也。"针刺此二经为标本兼治法。此应采取缪刺方法。

癫疾，反僵，脊痛者

【症状】癫疾始作，先反僵，因而脊痛，候之于足太阳、阳明、太阴及手太阳，血变而止。

【针刺取穴】足太阳膀胱经穴：委阳、飞阳、仆参、金门；足阳明胃经穴：足三里、解溪；足太阴脾经穴：隐白、公孙；手太阳小肠经穴支正、小海。

【针法】泻法，待面部气色恢复正常而止。

治癫疾，病至时的针法

治癫疾者，常与之居，察其所当取之处。病至，视之有过者泻之，置其血于瓠壶之中。至其发时，血独动矣，不动，灸穷骨二十壮，穷骨者，骶骨也。

凡治疗此疾，应多加注意观察，和患者住在一起，才能细致入微，最值得注意的是"灸骶骨法"，即灸督脉长强穴。

羊癫病

【症状】忽然卧倒，作羊马之声，口中吐痰如涌，痰迷心窍，因寒而成，感寒则发也。

【方药】人参9g，白术50g，云茯神15g，山药9g，薏苡仁15g，肉桂3g，附子3g，半夏9g，水煎服。

癫病，郁抑不舒

【症状】呆病，郁抑不舒，愤怒而成者有之，羞恚而成者有之。

【方药】收呆汤。人参50g，柴胡50g，当归50g，白芍20g，半夏50g，甘草20g，生酸枣仁50g，天南星25g，附子3g，石菖蒲50g，六神曲25g，云苓15g，郁金15g。水十碗，煎成一碗，灌之。

如彼不肯饮，以一人执其头发，两手握其左右手，以一人托住下颌，一人将羊角去尖插入其口，将药倾入羊角内灌之，倘或吐出，不妨再灌，以灌完为妙。彼必骂詈，少顷惫困欲睡，听其自醒，万万不可惊动，务令自醒则痊愈，惊醒则半愈也。

逐呆仙方（《石室秘录》）。人参30g，白芍60g，云茯神90g，半夏15g，白芥子30g，附子9g，白薇9g，菟丝子30g，丹砂9g，研末。

启迷奇效汤。人参30g，天南星9g，鬼箭9g，半夏6g，附子3g，肉桂3g，柴胡9g，白芍9g，石菖蒲6g，丹砂（研末）6g。

实热老痰之癫狂

【症状】人有实热老痰，发为癫狂惊悸，或怔忡昏迷，或咳喘痰稠，或胸脘痞闷，或眩晕痰多，大便秘结者，舌苔黄厚而腻，脉象滑数有力。

【方药】礞石滚痰丸。大黄（酒蒸）、黄芩（酒洗）各240g，礞石（槌碎，放砂锅内）50g，沉香15g，为细末，水丸梧子大，每服四五十丸，温水送下。

久郁成火，心火暴盛导致之逾垣高歌，詈骂不避亲疏

【症状】癫狂为病，烦躁不寐，逾垣高歌，詈骂不避亲疏，面赤，舌黄尖赤，数日不便，脉滑数者，宜黄连阿胶鸡子黄加调胃承气汤服之。

【方药】黄连阿胶鸡子黄汤。黄连12g，阿胶9g，鸡子黄1枚，黄芩30g，杭白芍60g，大黄10g，芒硝6g，炙甘草6g，水煎服。

心气虚怯

【症状】心气虚怯，神志恍惚，目无所见者。

【方药】磁朱丸加龙牡甘麦大枣汤。磁石18g，朱砂6g，六神曲15g，龙骨、牡蛎各9g，甘草9g，小麦15g，大枣9枚。水煎服。

木火相搏导致之狂言叫骂，动履失常

【症状】人病狂言叫骂，动履失常，此属心受热邪所致。

【方药】清心汤。黄连、黄芩、栀子、连翘、薄荷、甘草、芒硝、大黄各等份，水一盅半，竹叶二十片，煎八分温服。

痰火热狂

【症状】人病痰火热狂，狂言乱语，逾墙越壁者。

【方药】生铁落饮。生铁2000g，入火烧赤沸，砧上锤之，有花出如兰如蛾，纷纷落地者是，名铁落。用水二桶，煮取一桶，用以煎药。

另：石膏150g，龙齿（研）、茯苓、防风、玄参、秦艽各50g，上㕮咀，入铁汁中煮取200g，去粗沫，入竹沥500mL，和匀，温服10mL，无时，每日约需5服。

心气不足所致之癫疾

【**症状**】惊悸恐怯，或语鬼神，喜笑者，及目不能近视，反能远视。

【**方药**】定志丸。人参、云苓各60g，石菖蒲30g，远志45g。炼蜜丸如桐子大，朱砂为衣，每服3丸，米饮下。

忧思郁久化火导致之妄言妄笑，不知所苦

【**症状**】妄言妄笑，不知所苦。

【**方药**】正心汤。人参、当归、生地黄、云茯神各10g，羚羊角（代）2g，酸枣仁30g，炙甘草6g，远志18g，莲籽7枚，水煎，羚羊角末（代）、麝香粉冲服，食后临卧服。

痰迷心窍导致之惊狂，夜不安睡

【**症状**】若惊若狂，夜不安睡，烦扰，咳嗽痰多，甚则逾垣高歌，骂詈不避亲疏，脉弦滑数。

【**方药**】加味温胆汤。竹茹6g，橘红9g，半夏6g，云苓6g，远志9g，大黄12g，玄参9g，炙甘草3g，水煎服。

经期热入血室，昼日明了，暮则似狂

【**症状**】妇人有在行经前后忽感风寒，适逢肝郁化火，昼日

明了，暮则如狂，脉弦数者，此热入血室也。

【方药】小柴胡加磁朱丸。柴胡24g，黄芩18g，苦参18g，生甘草6g，朱砂6g，磁石18g，生姜9g，牡丹皮12g，大黄9g，黄连12g，水煎服。

阳明腑实导致痰迷心窍，胡言乱走

【症状】痰迷心窍，逾墙越壁，胡言乱走。

【方药】当归承气汤。当归尾30g，大黄、芒硝、枳实、厚朴各5g，炙甘草9g，水2杯，煎8分服。

凡火、气、痰三者，皆可导致五痫病

【症状】五痫者，病发时呈马牛羊猪犬声者。

【方药】丹矾丸。黄丹30g，白矾30g，二味入银罐中，煅通红为末，入腊茶50g，不落水，猪心血为丸，朱砂为衣，每服30丸茶清下，久服其涎从便出，半月后，服安神药调之。

痰气郁结导致之哭笑不休，不避亲疏

【症状】哭笑不休，詈骂歌唱，不避亲疏，许多恶态，乃气血凝滞脑气，与脏腑气不接，如同做梦一样。

【方药】癫狂梦醒汤。桃仁24g，柴胡9g，香附6g，赤芍9g，半夏6g，大腹皮9g，青皮6g，桑皮9g，苏子12g，甘草15g，水煎服。

按：王清任先生以桃仁逐瘀通经为主，兼以疏肝解郁、理气化痰之品，故治由于痰气郁结、气血凝滞的癫狂比较适宜。

突因惊恐导致之失眠，精神恍惚，坐卧不安

【症状】心神不宁，失眠，心悸，精神恍惚，坐卧不安。

【方药】人参琥珀丸。人参、琥珀、茯苓、茯神、石菖蒲、远志、乳香各15g，酸枣仁、朱砂各7.5g，研细末，炼蜜为丸，每服6g，每日2次，枣汤送下。

心郁气滞，痰火上扰导致之精神失常，不食不眠

【症状】若躁动发狂，精神失常，不食不眠，舌红，苔黄腻，脉滑数，属痰火上扰引起的癫狂病，应用镇心坠痰、安神定志的生铁落饮。

【方药】生铁落饮。天冬、麦冬、贝母、钩藤各12g，远志、橘红、连翘、茯苓、茯神、玄参各6g，胆南星4.5g，石菖蒲3g，朱砂1.5g，生铁落60g（先煎）。

性情忧郁导致之癔病

【症状】易哭易怒，记忆力差，夜多噩梦，头顶胀痛，目花，心神恍惚，打呵欠，四肢无力。

【方药】百合龙琥甘麦大枣汤。百合24g，青龙齿（或用龙骨

代）12g，琥珀粉3g，甘草15g，淮小麦15g，红枣5枚，水煎服。

禁忌：凡阳虚体质，脉迟，舌淡，夹有胃痛，必须温药调理者，本方不适用。

按：此方治癜病，系养阴镇静方剂。百合补虚清烦热，龙齿镇定癫狂，琥珀消瘀安神，甘草、小麦、大枣治脏躁，详察病人所秉体质，适当加减，必效。此为盐山张锡纯治癫狂方。

三川验案

1.杨某，男，30岁，已婚。于1979年8月8日就诊。自诉一年前曾因夫妇不和，以致精神失常，至今神呆纳差，走若驾云，沉默不语，梦多欲寐，头晕耳鸣，舌苔薄白，脉沉细而弦，由心气郁结，思虑过度，以致心虚气弱，脾失健运，渐成癫疾。治以镇心安神，健脾解郁。

【方药】磁石30g，朱砂6g，六神曲15g，龙骨、牡蛎各10g，木香6g，水煎服，2剂。

服药后神略清，嘱其用原方继服4剂后，病者自觉其症若失，后用此方再服6剂，以期痊愈。

2.李某，女，26岁，已婚。于1979年5月20日就诊。观其女妄言妄语，昼夜不眠，时而悲伤欲哭，终日想死；时而无故发笑，若有所得，贪食欲饮，面赤颊红，如见鬼神，数日不便，心烦溲赤；经来一日二三行。诊其脉左弦滑而数，右弦滑而实；舌边尖绛赤，苔黄厚而腻，属肝郁化火，痰迷心窍所致。《经》云：诸躁狂越，皆属于火。故宜清泻心肝之火。

【方药】黄连12g，阿胶9g，黄芩6g，赤芍6g，磁石30g，六神曲6g，朱砂（另包）3g，龙骨、牡蛎各9g，芒硝（后下）6g，鸡子黄2枚，大黄10g，水煎服，2剂。

服上药2剂后，便通神清，继去大黄、芒硝服之，当数剂而愈。嘱其用竹叶、小麦、生甘草、大枣泡水当茶饮之，使其清心烦、除痰热、泻肝火、养心安神，意在巩固疗效。

按：此症由肝郁化火，又兼痰迷心窍所成。故应按"实则泻其子"的经旨，用黄连、黄芩清心火；芍药、阿胶、鸡子黄滋阴血，使心肾得交，火得水济，则心烦、溲赤、不眠诸症自愈。方中磁石、朱砂俱为镇心安神之品，所谓"重能镇怯"之意；龙骨、牡蛎佐诸滋阴泻火之品，其镇潜炎上之肝火效果更佳；大黄、芒硝去肠胃之积，积去则久郁之火得除，故数剂而安。

3.陈某，女，74岁，西安市西仓南巷人。2006年5月12日来诊。有胆结石病史（已手术），平素急躁易怒，数天前因遇盗遭劫，遂感右胁下胀痛，口苦，心悸不安，胸闷，胃肠消化差，伴心慌、气短、失眠，舌苔白腻，脉沉弦而涩。证属肝胆郁火，未泄于外，惊悸之余，夜难入睡，以致气滞血瘀，遇惊伤心。宜疏肝解郁，行气止痛，定惊安神为治。拟逍遥散加佛手解郁，磁石、朱砂定惊安神，以观后效。

【方药】杭白芍30g，当归15g，白术18g，柴胡24g，朱云神30g，枳壳12g，佛手24g，陈皮12g，香附24g，川芎15g，苍术15g，六神曲15g，朱砂（另包）6g，桃仁15g，红花15g，磁石30g，珍珠母30g，小麦30g，生甘草6g，水煎服，3剂。

二诊：2006年5月16日，诸症较前好转。

【方药】佛手30g，香附24g，枳壳12g，川芎15g，柴胡18g，杭白芍15g，六神曲10g，5剂，共为细末，每次10g，每日3次。

三诊：2006年6月22日，心悸、失眠诸症已愈。遂处佛手疏肝散以善其后。

按：本自急躁易怒，又兼胆石积结，术后气虚之体，更遇盗遭劫，遂而怒火中烧，扰动肝脏胆腑，故现口苦、胸闷、心悸、气短、失眠易惊；肝气不舒，脉沉弦而涩，胆石虽无，经络仍在，故右胁胀痛之症现；予上方而获奇效。

4.杨某，男，25岁，2006年7月11日由家人陪同来诊。患者神志痴呆，默默无言，满脸愁云，食不思，夜不寐，终日坐在房屋之中，时有自言自语之象，且有时喜笑若狂，时而又默不作言半年余，家人诉其孩儿大学毕业后，受聘于某家公司，后因受感情刺激，遂夜不成寐，食不思，茶不香，终日忧郁寡欢，渐成此疾。曾在多家医院治疗，均无明显效果。询问毕，诊其脉左沉细而弦数，右沉细而结涩；舌质红，尖边红，苔略黄厚而腻。证属心气内郁，久忧伤脾，怒气伤肝。宜养心安神、疏肝解郁，并予安慰为治。

【方药】佛手24g，炒酸枣仁30g，黄芪30g，朱云神24g，白术15g，党参15g，远志18g，木香12g，珍珠母30g，龙眼肉30g，当归15g，柴胡18g，黄连10g，阿胶30g，麦冬30g，生地黄40g，龙骨、牡蛎各30g，铁落18g，磁石18g，朱砂3g，水煎服，6剂。

二诊：2006年7月18日，服药后，略能休息，神思略清晰，舌脉依旧，嘱其以前药继服10剂。

三诊：知有梦遗之象，睡眠仍不安稳，他症依然，舌尖红，脉沉细而数，缘由思虑过度，心火过胜，肾水被煎，木土相克，予原方增减为用。

【方药】黄芪30g，朱云神24g，白术15g，党参15g，远志18g，珍珠母30g，当归15g，柴胡24g，黄连15g，龙眼肉30g，龙骨、牡蛎各30g，麦冬30g，生地黄40g，铁落30g，朱砂6g，知母10g，大黄10g，水煎服，10剂。

四诊：2006年7月29日，颜面愁云消失，饮食睡眠均可，且神志清醒，不独语，舌淡，质略红，苔薄略黄，脉沉细而缓，予前方大黄改为3g，继服10剂，以期痊愈。2006年8月12日，家人告知其子已愈。准备上班。

按：心为造病之源，主七情之变，与人交往，心和、事顺则喜；事不顺，则忧、思。忧其所遇，思其所化，一旦变通，自然志和心怡。若所遇突如其来，则惊、恐并现，如此则思、忧、恐、惊并至，久而为痰为患。惊、恐是一时之间，病为之延续，久伤其心矣！忧、思属慢渐所积之疾，必伤心、脾无疑。故有所欲不遂心愿者，则久成精神抑郁，郁郁寡欢，食不思，寝不安，渐成心烦、失眠，甚则如狂，妄言妄语，逾垣越壁，登高而歌，言行不避亲疏之症，此为"重阴则癫，重阳则狂"之谓也。天地间，重阴必阳，重阳必阴，郁极必释，释极必郁，人之七情，无有久喜、久怒、久忧、久思、久悲、久恐、久惊之理，皆是喜中有惊，喜中有悲，悲中有喜，久喜必忧，久忧必喜；久怒必喜，久恐必忧，久忧自释。世事中，有成有败，成勿过喜，败勿过悲，这些皆是天人共知之理矣。

观此患者，因失恋而久思、久忧，忧中有悲，郁郁寡欢，遂食不思，茶不香，独坐房中，夜不成寐。忧郁化火，水被火煎，坎离不济，造成梦遗滑精之疾。所有因素，共促成心气内郁，久忧伤脾，怒气伤肝之疾。方中黄芪、白术、云神、党参、龙眼肉、木香、佛手、当归补心气以解郁；珍珠母、铁落、磁石、朱砂、龙骨、牡蛎镇心安神，交通心肾；重用阿胶、麦冬、生地黄滋补心阴；黄连、柴胡以降心肝之火；远志、炒酸枣仁养心安眠以定志。共奏补气扶正、养心健脾、疏肝解郁之功，则癫疾自愈。

心为癌瘤发病之源的辨证论治

心气郁结，气血双亏，气滞血瘀，痰、毒为致癌之主要原因。

心气郁结，气血双亏之主要原因是久思、久忧、久怒、久悲形成气久积结，难解不化，不化则血难以运行而凝结成癌或瘤，故心气郁结，气滞血瘀是致癌瘤之主要原因。从字面分析便昭然可见，思、忧、悲、怒皆从心而生。

人类社会之化学化，如生物用水、军事武器之实验、工业用品，农业防虫、施肥，装饰、化妆、药物、保健等等，很多化学用品原料中有致癌因素。

现代名医治疗癌症之经验

据文献记载，古今医家，尤其是当代名医，在治疗癌肿方面运用了中医中药的丰富经验，主要的精华为两个特点、多种方案。

两个特点：抓住人体是一个统一的整体；细心进行辨证论治。

多种方案：如赵建彬强调治病求因，重视精神调养；重视温肾健脾，善于扶正固本、活血化瘀。

朱曾柏重视补气解毒、养血解毒、止痛解毒、清热解毒、化痰解毒、行瘀解毒、健胃解毒、利水解毒等方法。

贾堃认为治癌以消为贵,用药以求其平。主张解毒化痰,温阳化痰,清热化痰,利湿化痰,搜风化痰。

钱心兰、钱伯文主张攻补兼施,以扶正祛邪为主。治癌以化痰软坚,益气养阴;疏肝解郁,清热利湿,益气养阴;宽中理气,益气健脾,养胃生津;化痰解郁,消肿软坚,滋补肝肾。

杜美君治癌运用化瘀、活血祛痰有一定疗效。杜氏认为活络效灵丹系治疗血积心痛之方;人参补气,与五灵脂同用起协同作用,可加速疗效。

王庆才对癌症采取从痰论治,分痰毒蕴结型、寒核凝滞型、痰凝瘀阻型、肝亏血燥型。

刘少翔主张以绞股蓝为主,伍以黄芪、白术、云苓、炙甘草,可增强免疫功能。根据不同的癌症部位用抗癌中药,提高抗癌作用。提倡中药兼化疗互为促进。

张书林认为治疗中应注意四忌四宜:一忌攻太过,宜扶正祛邪;二忌对症治疗,宜辨证施治;三忌专注用药,宜兼顾精神治疗;四忌治无定则,宜持重随机。

气血双亏、痰、瘀、毒是致癌之主要成因

气血双亏主要原因是久思、久忧、久怒、久悲,使气久积而难解不化,不化则血难以运行,凝结成癌、成瘤,属气滞血瘀,致癌毒素外侵而成。因忧、思、悲、怒伤及肝、脾、肺、肾,而

肝、脾、肺、肾在人有先后天之禀赋关系，肝脾又为生血造血之源，生血造血器官发生了障碍，人体气血亏虚，即易成癌。又兼人类社会"化学化"，化学原料中有很多致癌的因素，气血双虚、正气不胜之人自然而然地容易患上癌症。

饮食入胃，经脾之运化，其毒素入肺，久而久之形成痰毒阻络而结成瘤成癌；其毒素运化到血液，则使毒气瘀阻于血管；运化到皮肤，又兼外受化学毒品之袭而变癌……这些不都是致癌之因素吗？化学之产物愈多，形成癌病之人愈多。所以，余以为，适当远离化学毒素者为上，这更是防止患癌之主要措施，正所谓"防未病""防未然"。又有急功近利之人，日夜操劳，事与愿违，又兼七情六欲之气内外夹攻，那些正不胜邪之人，便是癌瘤病患之"朋友"了。

鉴于此，在人生之路上，应该与世无争，淡泊明志，心旷神怡，饮食有节，起居有常，思无邪地工作、学习、进取。无病勤检查，有病早治疗，这样才是使人身心健康的唯一方法。

气滞血瘀为致癌之诱因

气为血帅，血为气母，气行血行，气滞血瘀，瘀则结，结则可能为瘤，化而为癌。

"气"在中医学里的概念是包罗万象的，例如正气、元气、肺气、心气、肝气、肾气、脾气，以及五脏所产生的怨气、怒气……

在历史上，有关"气"伤人的故事屡见不鲜，如三国时之

"三气周瑜"等皆是人所共知的。故而气可使人"气馁而败"，亦可使人"中气而亡"。

余在1992年治疗山西省河津县樊村镇任某之肝癌时，通过诊脉问因审证，最后施治而好转，使之痊愈，正是按肝气郁怒、血食相结致癌的思路进行治疗而使患者得到康复。其后，每闻听什么癌的人，余便尽量设法查询原因，其结果，多是客观环境与主观内在因素复杂恶劣之人，每每与癌有密切的关系。

一张治疗癌转移疼痛难忍的妙方奇药

2001年西安范某之母患肝癌转移，疼痛难忍，医院劝其回家，通知家属，准备后事。其子邀余救治，余往而观之，见其母骨瘦如柴，神志清楚，满面愁容，痛苦不堪，大便如羊矢，舌紫暗、苔白，脉沉弦涩，诊后，余对患者家属坦然言之："此病此情，余只能给其减轻痛苦，但无挽回之力。"遂赠予自己研制之止痛散，令其痛时或在其痛之前服之，患者遵法服用。其后果然疼痛消除，临终前安详无痛。

【方药】黄药子、五灵脂、生蒲黄、罂子粟，为末，每包6g，痛时或痛前服之。

治癌八法

根据《古今名医临证金鉴·肿瘤卷》所载胡安邦对癌症的治

疗经验，初步拟定了七则治法和常用方药，余又根据素日经验增添一法，详述如下。

解毒消肿法

【方药】半枝莲、凤尾草、龙胆草、山豆根、败酱草、白毛藤、漏芦、紫草、板蓝根、西黄六神丸、白花蛇舌草。

扶正祛邪法

【方药】龟甲、鹿角、黄芪、当归、山茱萸、玄参、麦冬。

入络通痹法

【方药】蜂房、全蝎、蛇蜕（龙衣）、䗪虫、蜈蚣（天龙）、地龙、螳螂、水蛭、虻虫、消瘤丸、大黄䗪虫丸、鳖甲煎丸。

行气散结散

【方药】麝香、冰片、雄黄、郁金、香附、威灵仙、橘核、青皮、小金丹、利膈丸、局方醒消丸。

活血祛瘀法

【方药】丹参、三棱、莪术、参三七、五灵脂、桃仁、红花。

化痰软坚法

【方药】半夏、天南星、射干、山慈菇、荸荠、僵蚕、鬼臼、海蛤壳、牡蛎、海藻、昆布、全瓜蒌、瓦楞子。

攻坚破积法

【方药】鳖甲、穿山甲（代）、大黄、急性子、石见穿、乌梅、硇砂、硫黄、半硫丸。

表里双解法

【方药】柴胡、蝉蜕、大黄、芒硝、枳实、川芎、苍术、香附、栀子、白芷。

脑肿瘤

本病多为气滞血瘀、痰结，或心火暴胜，以致肝气上冲巅顶所形成。可归属于中医学之头痛、肝郁、血瘀范畴。

【症状】临床表现多为头痛、惊厥、目胀、视物模糊，呕吐、舌红苔厚，走路共济失调等。

【诊断】西医所谓颅内肿瘤、颅内新生物等，以CT、MRI为确诊依据。

头痛、喷射性呕吐等症状外，更须察其所痛部位，或头顶痛、偏头痛，皆属心火亢奋，肝郁化火而成，并以口苦、舌两边红、脉弦数等症为主。

【方药】丹栀逍遥汤。牡丹皮15g，栀子15g，赤芍15g，当归12g，白术15g，代赭石30g，白芷12g，柴胡24g，黄芩18g，白花蛇舌草30g，桃仁15g，牛膝10g，半枝莲30g，夏枯草30g，红花15g，水蛭15g，水煎服。

三川验案

余嫂，1969年夏，忽患头痛，百医无效。其痛如裂，呕吐、抽搐，舌略紫，苔淡白，脉沉细数而涩。以肝郁化火、气滞血瘀为治，处逍遥散加白芷，略有减轻之效，但终未能彻底获效。其后去长安五星医院，怀疑脑瘤为患，建议到西安医学院神经科治疗，经检查断为脑瘤为病，遂住院观察治疗月余。后神经科医生建议手术治疗，余及家属再三考虑，不同意手术治疗，因余屡次探视、诊脉，再三总结，仍认为属肝郁化火，上冲巅顶导致，故不愿为嫂作手术治疗。兄长建议让余治疗，余考虑再三，向兄长提出三个条件：①所开之药，务须迅速取回，不得延缓；②严格忌口；③不得三心二意，诸药乱投。兄答曰：可以。

余遂随兄至东屋，见嫂头痛难忍，喷射性呕吐，时有抽搐发作，且恶见灯火，见之则烦。诊其脉沉弦而数，舌质红赤略紫，边红，苔黄薄，断为头痛属心气郁结及肝郁化火，上冲头顶，气滞血瘀为病，用六郁汤加味，试观其效。

【方药】川芎15g，苍术6g，香附15g，栀子12g，白芷12g，夏枯草20g，代赭石30g，黄芩18g，蝉蜕30g，柴胡18g，大黄6g，当归12g，赤芍12g，牛膝6g，水煎服，6剂。

针刺：合谷、百会、内关、列缺、神门。

二诊：服上药3剂后，头痛略有减轻，呕吐、心烦亦明显改善，舌脉依然，遂令继服前药5剂，针刺同前。

三诊：头痛、呕吐，抽搐安然若无。为得到一劳永逸之效，又兼余当时初出茅庐，经验欠缺，思之再三，便请来恩师王鼎老先生前往鉴评治疗。师观余嫂之临床病况，仔细查看了所处之药方，连连点头，以示称赞，并同意按余之思路继续治疗，遂共拟丹栀逍遥散加味，令服30余剂，以善其后，余嫂至今尚在。

【方药】牡丹皮15g，栀子12g，杭白芍15g，当归12g，白术12g，陈皮10g，柴胡18g，白芷12g，夏枯草20g，牛膝10g，水煎服。

舌癌

本病之因多从心火、痰、毒、瘀血四个方面形成。

【症状】属于中医之"舌疳""舌菌"范畴。多生于舌面中央或后2/3处，形若黑瘢痣，质硬结，舌凹陷性溃疡或外突型，或如土钉盖大小，影响吃饭、咀嚼、吞咽。

【方药】木通12g，生地黄20g，浙贝母12g，山豆根12g，金银花30g，鳖甲15g，生甘草6g，黄药子15g，半枝莲20g，蛇含草30g，水蛭15g。

三川验案

郭某，女，69岁，西安市西郊人。于2013年3月25日慕名来诊。自诉本有心悸病，于2012年9月和女儿们一起吃核桃之时，突然感觉舌痛，咽食困难，后经第四军医大学、交通大学附属医院诊为舌癌，经治无效。其后某医院劝其作手术，被家属拒绝，后又至多家市医院治疗，均无效果。

余望其舌中心偏后处有一小拇指甲盖大小的黑物，状似瘊子，以手触之，似有痛感，舌质略紫，苔白腻，边有齿痕，脉左寸沉涩且细，关弦涩，尺微弱而细；右三部均弦细且涩。属心气郁滞，血瘀凝结形成之舌癌。拙著《癌瘤辨证论治秘录·第一章·舌癌》中记载："本病的主要症状为硬结，舌缘凹陷性溃疡或外突型等花状物呈浸润型，其底呈硬结，病变发展迅速，病程短。以舌疼痛，常影响舌运动，出现语言、咀嚼、吞咽困难为特征。"《内经》云："心开窍于舌。"可见凡舌病，多为心火暴盛或心血瘀阻，心火益扇，相煎其舌而成此疾。治当清降心火，化郁散结，消胀除痰。

【方药】生地黄20g，木通12g，玄参18g，水蛭15g，浙贝母12g，牡蛎12g，山豆根12g，金银花30g，鳖甲15g，生甘草6g，6剂，水煎服。

另：小金丹2瓶，药水送服。

二诊：2013年4月1日，来诊者喜曰："服药3剂，有明显效果，待6剂服完，舌上黑色之物竟然消失了！"再诊过脉，以原方增水蛭20g，嘱其继服6剂，服法同前。

肝血管瘤

本病又称"血瘤""筋瘤"，其病因多由心郁血瘀、肝郁脾虚、气滞血瘀等所致。

【症状】早期无任何症状，晚期由于增大的瘤体压迫胃、十二指肠等邻近器官而出现腹部不适、腹痛、嗳气，以及肝脾大等症状。

【诊断】一般采用B超、肝动脉造影、CT或放射性核素扫描，尤其是肝血池扫描检查作为其主要诊断手法。

肝血管瘤纯属肝气郁滞，血瘀阴虚导致，简称为肝郁血瘀为病。治法以清肝解郁、理气活血、化瘀散结兼滋阴泻火为治，自拟柴胡清肝化瘀汤治之。

【方药】柴胡24g，黄芩18g，鳖甲20g，当归15g，丹参30g，白花蛇舌草30g，赤芍15g，郁金15g，青皮12g，夏枯草30g，蒲公英30g，金银花30g，野菊18g，昆布15g，水煎服。

大肠癌

大肠癌属中医学"积聚""脏毒""肠痔"等范畴，多因饮食内伤、七情失调、心郁血瘀导致大肠络脉瘀阻，久而成疾。

【**症状**】排便习惯改变，腹部肿块，腹胀，腹痛，脓血便，舌苔黄腻，脉沉细涩等。

【**诊断**】通过西医钡灌肠X线摄片、纤维结肠镜检与活检为诊断依据。

【**方药**】健脾滋阴化结汤。红芪30g，太子参15g，女贞子15g，半枝莲20g，三七15g，白术15g，无花果15g，仙鹤草15g，白头翁15g，白花蛇舌草30g，黄药子15g，水煎服。

三川验案

1.直肠癌案

王某，男，87岁。2012年2月9日来门诊部就诊。自诉在2009年7月23日，被四军大确诊为直肠癌，"高分化腺癌"。2009年9月曾出现一次便血，约500mL，后住院经直肠镜检查为中分化腺癌。采用中药抗癌药物治疗，其分泌物、血越来越多，后采用吃药、灌肠止血等方法，症状时好时坏，并现肛门失禁，且有脱肛症状，如厕频繁。

查舌淡白，无苔，右侧舌面有轻微的瘀血斑，颜面苍白无华；切左脉沉细而涩，右沉弦且缓，饮食尚可。证属灌肠术后所致之中气不足，气滞血瘀。法宜补中益气为先，兼活血化瘀为主，缓缓调理方是上策。

【方药】黄芪50g，党参15g，炒白术18g，当归12g，陈皮12g，升麻3g，柴胡3g，焦地榆15g，蛇含草15g，半枝莲15g，太白茶6g，炙甘草6g，炒蒲黄20g，五灵脂20g，生姜10g，大枣12枚，水煎服，6剂。

二诊：2012年2月16日，诸症略轻，前药继服6剂。

三诊：2012年2月25日，精神较前好转，便物有水液、血液等物，脉来较前有力。舌淡白，前药加白及24g，海螵蛸24g，为末，冲服；车前子30g，另包。6剂，水煎服。

四诊：2012年3月7日，血便已无，水液仍有，唇紫，有心悸感，舌淡白，苔白腻，脉象有力，前方增黄药子10g，6剂，水煎服。

五诊：2012年3月14日，精神佳，颈椎沉困，无血便，舌淡白，苔腻，脉沉细无力，继服上药，海螵蛸研粉冲服。

【方药】黄芪50g，红参15g，炒白术20g，当归12g，陈皮12g，升麻、柴胡各3g，焦地榆15g，太白茶6g，半枝莲30g，黄药子10g，炙甘草6g，云苓15g，蛇含草30g，白头翁15g，白及24g，生姜12g，大枣12枚，炮姜10g，炒蒲黄20g，鹿角霜15g，水煎服，6剂。海螵蛸30g，为细末，冲服。

电话追访，其人至今健在。

2.大肠癌案

余友赵某，男，1970年初夏，时年40有零，素庄重勤学，乐善好施，且喜饮酒。忽觉腹痛而胀，下利脓血，久治不愈，经西医纤维结肠镜活检确诊为大肠癌，建议手术治之。余感其素有情绪不佳之史，又有嗜酒之习，且兼脉来沉细如丝，舌质淡紫，苔白腻，知正气不支，情绪不佳，属肝郁血凝，素有饮酒所好，必是湿热郁积肠道，故应清肝解郁，兼祛湿热散结为治，拟逍遥散加白头翁汤治之。以观后效。

【方药】黄芪30g，杭白芍30g，当归15g，柴胡10g，云苓15g，葛根15g，白头翁15g，黄连6g，半枝莲15g，生甘草6g，白花蛇舌草15g，水煎服，6剂。

二诊：服后略有效果，但饮食无味，增炒三仙各15g，水煎服。

三诊：腹痛明显见效，依然时见脓血，脉象依然沉细。以前方增党参15g，杭白芍15g，继服30剂，以调理之，其病缓解。

白血病

白血病是造血系统的一种恶性肿瘤，又称血癌。其发病机制主要以劳倦、饥饱不节、房欲过度、七情郁伤，又因湿热毒邪侵袭，以致热毒蕴结，伤及营血而形成。骨髓象检查为其诊断及分型的主要依据。中医辨证大致可分为热毒炽盛型、肝肾阴虚型、气阴两虚型、正虚气血郁阻经络型、饮食忧伤致脾郁血瘀型五种。

1.热毒炽盛型

【症状】壮热烦躁，齿衄，鼻衄，皮肤瘀斑，唇干口渴欲饮，舌红少津，苔白或黄，脉数有力。

【治法】清热解毒，滋阴凉血。

【方药】犀角地黄汤加味。犀角（代）12g，生地黄40g，牡丹皮15g，赤芍15g，金银花30g，连翘24g，地骨皮15g，柴胡18g，黄芩15g，知母10g，半枝莲30g，白花舌蛇草30g。

2.肝肾阴虚型

【症状】低热，腰痛乏力，五心烦热，口干，齿衄，盗汗，舌红苔薄少津，少苔或无苔，脉细数。

【治法】养血滋阴。

【方药】生地黄40g，熟地黄24g，龟甲15g，知母10g，枸杞子15g，山药15g，银耳12g，地骨皮12g，白薇12g，当归15g，白芍15g，牡丹皮12g。

3.气阴两虚型

【症状】面色黄白，倦怠无力，心悸气短，时有鼻衄，齿衄，皮下出血，妇女月经过多，舌淡苔薄白，脉虚或细弱。

【治法】益气健脾，滋阴养血。

【方药】太子参15g，银耳15g，黄芪50g，山药20g，黄精15g，熟地黄24g，龟甲30g，青蒿24g，半枝莲30g，水煎服。

4.正虚气血郁阻经络型

【症状】肌肉消瘦，面色暗青，入夜低热，肝脾大，时有胀痛，妇女经闭，舌质暗，有瘀斑，脉细涩。

【治法】扶正，活血化瘀，软坚散结。

【方药】黄芪30g，太子参15g，白芍15g，当归12g，水蛭15g，土鳖虫15g，青黛12g，芦荟12g，水煎服。

5.饮食忧伤致脾郁血瘀型

【症状】七情所伤，忧思伤脾，齿衄，鼻衄，失眠，健忘，五心烦热，肤色黄暗，有瘀斑，脉沉细涩，舌质紫，苔白。

【治法】理气健脾。

【方药】归脾汤加味。黄芪30g，白术15g，红参15g，云茯神

15g，连翘15g，木香12g，炒酸枣仁30g，龙眼肉15g，当归10g，白花蛇舌草30g，半枝莲30g，黄药子15g，水煎服。

按：余以为白血病属于因心、脾、肝、肾之气郁结，心不生血、脾不统血、肝不藏血，诸气郁之不化，形成气虚血瘀、肝郁血瘀、脾郁血瘀等。症见面色萎黄、瘀斑、舌质紫暗、精神萎靡、睡眠差或牙龈出血等。西医髓象检查为其诊断及分型的主要依据。

子宫颈癌

多由经期、产后，外感湿热之毒，阻塞经络，更重要者还属七情之所伤，肝郁气滞，气滞血瘀，瘀血蕴结，或冲任亏损，渐成斯疾。

宫颈刮片细胞学检查、阴道镜检查、宫颈和宫颈活体组织检查，可作为确诊依据。

主要症状包括阴道出血及白带增多，少腹隐痛，月经量多，色紫暗，有小血块，舌淡白或厚腻，脉沉细涩。

1.肝郁脾虚

【症状】长期所欲不遂，急躁易怒，口苦，心烦，胁肋刺痛，饮食不思，四肢无力，腰腹痛，月经过多，色紫暗，有紫黑色血块，舌质紫，苔淡白，脉沉弦而涩。

【治法】气滞血瘀于少腹，以致冲任损伤，宜疏肝健脾、调理冲任、活血化瘀。

【方药】柴胡18g，黄芩15g，丹参20g，香附18g，杭白芍

20g，佛手24g，苍术15g，川芎12g，黄药子15g，半枝莲20g，水蛭15g，白花蛇舌草20g，当归尾15g，水煎服。

2.气阴双虚

【症状】心悸，气短，形体消瘦，四肢乏困，口干舌燥，五心烦热，急躁易怒，胁肋胀痛，为瘕为癥，舌质紫暗，少津，脉沉弦细数。

【治法】益气滋阴。

【方药】黄芪30g，红参20g，麦冬15g，黄药子20g，白术18g，半枝莲20g，白花蛇舌草20g，女贞子18g，蜂房15g，水煎服。

3.气滞血瘀

【症状】四肢困倦，少腹拘急如刺，月经过多，色暗，有小块，脉来沉细涩。

【治法】少腹逐瘀汤加味。

【方药】黄芪50g，当归尾15g，川芎15g，生地黄15g，赤芍15g，桃仁10g，红花12g，牛膝10g，小茴香10g，干姜10g，炒枳壳10g，半枝莲20g，黄药子20g，生蒲黄20g，五灵脂20g，山楂15g，香附18g，白花蛇舌草20g，水煎服。

子宫肌瘤

本病多由心气郁结，七情内伤，肝失条达或经行产后，胞脉空虚，寒气乘虚而入，以致气血失调，冲任受损，气血凝滞，聚于胞宫，结而成瘤。

子宫肌瘤多属中医学之癥瘕、石瘕、崩漏、带下范畴，临床表现与瘤体生长的部位大小、生长速度及合并症有关，以子宫逐渐增大且质硬、肿块坚硬、月经过多、经期延长或周期不准、白带量多为主要症状。临床以超声检查、妇科诊刮等项目检查作确诊依据。

1.脾肾两虚

【症状】冲任亏损，腰膝酸冷，纳少便溏，尿意不尽，带白清稀，经来量多，淋沥不尽，脉细或濡或滑，舌边多有紫斑等。

【治法】健脾益肾，活血化瘀。

【方药】归脾合少腹逐瘀汤加减。炙黄芪30g，党参15g，白术15g，朱云神15g，炒酸枣仁15g，远志15g，木香12g，当归12g，小茴香15g，炒枳壳12g，川芎12g，赤芍12g，升麻3g，柴胡3g，炙甘草6g，水煎服。

2.肝郁气滞，冲任损伤

【症状】胸胁胀满，嗳气，易怒多梦，少腹坠痛而胀，经色紫暗，夹有瘀斑，脉来弦涩，舌边有瘀斑等。

【治法】疏肝解郁，化滞消瘀。

【方药】佛手疏肝加少腹逐瘀汤，兼服自拟消结散胶囊。佛手24g，炒枳壳12g，香附18g，柴胡18g，杭白芍20g，小茴香15g，牛膝12g，当归尾15g，川芎15g，赤芍15g，桃仁15g，红花15g，蒲黄20g，五灵脂20g，水煎服。

附：自拟消结散。苏木15g，血竭12g，乳香、没药各15g，橘核12g，白芥子12g，黄药子15g，参三七10g，土鳖子15g，大贝母20g，共为细末，醋调，外敷少腹。

3.寒凝冲任，瘀血互结

【症状】畏寒，喜暖，少腹坠胀冷痛，经量少，有小血块，四肢无力，气逆上冲，胸闷纳少，舌质淡苔白，脉来沉涩或沉细。

【治法】祛寒温中，化瘀散结。

【方药】阳和汤、温经汤、少腹逐瘀汤化裁。黄芪50g，当归15g，炮姜15g，鹿角胶15g，肉桂12g，香附24g，吴茱萸10g，炙甘草6g，牡丹皮12g，水蛭15g，蒲黄20g，五灵脂20g，桃仁15g，水煎服。

心为小肠诸病之源的辨证论治

人体十二经脉中，心与小肠相表里，大凡心经有病必影响小肠经患病。心为里，小肠为表；心为阴，小肠为阳；心为脏，小肠为腑。故两方任何一经有病，皆可影响对方为病。

心疳

心属火，色赤主血脉。故心疳症见面红脉络赤、壮热有汗、时时惊烦、咬牙弄舌、口干舌燥、口渴思饮、小便红赤、胸膈满闷、喜睡伏卧。

【方药】泻心导赤汤。木通12g，生地黄15g，黄连10g，甘草6g，灯心草3g，水煎服。

按：此为心与小肠相表里之实例。

血淋

血随尿排出，小便赤涩而痛，心烦，脉沉数者，小蓟饮子治之；或茎中痛甚者，五淋散治之。

【方药】小蓟饮子。通草10g，滑石12g，竹叶12g，当归6g，小蓟15g，焦栀子12g，生甘草6g，生地黄20g，蒲黄10g，藕节10g，水煎服。

五淋散。当归10g，赤芍10g，苦葶苈10g，木通10g，炒黄芩12g，栀子12g，车前子10g，淡竹叶10g，滑石15g，天葵子10g，生甘草6g，赤茯苓12g，葱白1节，水煎服。

按：血淋属心经之火热伤于血分，火热之气下传于小肠、膀胱而成。

小肠气

小肠气与疝气同，只因心阳不足，湿气在内，寒气束于少腹，以致睾丸痛引上冲心痛而不肿者。如引腰痛者，加味香苏温散主之；痛而冲心气者，加味失笑散主之；少腹中有形如卵，上下往来，痛不可忍者，胡芦巴丸主之。

【方药】加味香苏温散。苍术12g，陈皮10g，川楝子15g，甘草6g，苏叶12g，香附12g，莲须、葱白为引，水酒兑，煎服。

加味失笑散。五灵脂、蒲黄、延胡索各等份，为细末，每服6g，水酒调下。

胡芦巴丸。胡芦巴、川楝子各12g，川乌、巴戟天各4.5g，茴香9g，吴茱萸6g，牵牛子6g，桂心10g，共为末，酒面糊丸，如梧子大，每服数丸，空心温酒下。

按：小肠气源于心经之阳气不足，阳气不足则寒湿并至，寒湿并至则下沉于小肠，小肠被湿所困，被寒所浸，症见小肠胀痛，故用以上三方增入桂心温补心阳之品，其病自然消失无疑。

小肠寒热胀痛

小肠有寒，其人下重，便脓血，有热必痔。小肠有宿食，常暮发热，明日复止。小肠胀者，少腹胀，引腹而痛。心前受病，移于小肠，心咳不已，则气与咳俱出。左手寸口人迎脉阳虚者，手太阳经也。病苦颅际偏头痛，耳颊痛，名曰小肠虚寒也。

【症状】小肠热胀，口疮。

【方药】柴胡泽泻汤。柴胡、泽泻、橘红、黄芩、枳实、旋覆花、升麻、芒硝各6g，生地黄30g。

上九味，吹咀，以水一斗，煮取三升，去滓，下芒硝，分三服。

【症状】小肠热结满，不通者。

【方药】大黄丸。大黄、芍药、葶苈各60g，大戟、朴硝各90g，杏仁50枚，巴豆7枚。

上七味，末之，蜜和丸，饮服如梧子大，大人七丸，小儿二三丸，日二；热去，日一服。

【**症状**】小肠虚寒痛，下赤白，脉滑，肠中懊侬。

【**方药**】干姜、当归、黄柏、地榆各12g，黄连、阿胶各6g，石榴皮3枚。

上七味，咬咀，以水七升，煮取二升五合，去滓，下胶煮，取胶烊尽，分三服。

三川验案

远在1963年余初行医时，老学友刘某在南留小学任校长时，因长时间的心志耗伤，阳气不足，阴寒湿气下浸，致使睾丸阴囊下坠、肿痛一年有余，曾经当地老中医诊治，用三层茴香丸服之三月有余，其肿痛不减，学友痛苦不堪，向余诉之。余问其情，诊过脉，认为属心志耗伤，阳气不足所致，处补中益气汤，嘱连服20剂，以观其效。后果药尽病愈。刘某赠余《医宗金鉴》一套，以示谢意。此记。

心为耳病之源的辨证论治

《经》云："心开窍于耳。"又曰"开窍于舌"。余以为，耳为心之接听器官，心通过耳感知到外界诸多事物变化之声音，此皆为心君于心平气和、阴阳平衡时，耳在正常行使功能。反之，则会出现耳鸣、耳聋、旋耳疮、耳疖、耳根毒、耳后疽、黑疔、耳衄等一系列疾病，主要是由于三焦风火、胆经怒气上冲而致，其根本原因便是心火。《内经》又谓："诸痛疮痒，皆属于心。"故用黄连解毒汤、仙方活命饮等清心泻火解毒之方可收到满意效果。

耳聋

耳聋，不闻声音、舌淡白、脉沉细者，加味左慈耳聋丸治之。

【方药】加味左慈耳聋丸。熟地黄240g，山茱萸、山药各120g，牡丹皮、云苓、泽泻各90g，柴胡、磁石、五味子各30g，黄连50g，为末，蜜丸，如梧子大。

旋耳疮

生于耳后缝，疮延上下，延及耳折，连耳痛，状如刀裂，色红，时流黄水，由胆、脾湿热所致，然此疮月盈则疮盛，月亏则疮衰。穿粉散治之。

【方药】穿粉散。轻粉、穿山甲（代）、铅粉、黄丹各9g，共研细末，香油调敷。

耳疳

耳疳因脓色而定名，黑色脓臭者，名耳疳；出青脓者，名缠耳；出黄脓者，名聤耳。皆由胃湿与肝火相兼而成。宜自拟柴胡清肝汤、龙胆泻肝汤或四物汤。

【方药】自拟柴胡清肝汤。柴胡18g，龙胆草12g，黄连10g，黄芩10g，栀子10g，生地黄12g，当归12g，川芎12g，赤芍12g，水煎服。

龙胆泻肝汤。龙胆草12g，木通12g，泽泻12g，柴胡18g，生地黄20g，当归15g，栀子15g，黄芩15g，生甘草6g，车前子12g，水煎服。

四物汤。当归、川芎、白芍、生地黄各等份，水煎服。

耳根毒

此症生于耳后，初起形如痰核，渐增肿势，状如伏鼠，嫩赤疼痛，由三焦风火、胆经怒气上冲而成。仙方活命饮治之。

【方药】仙方活命饮。白芷、贝母、防风、赤芍、当归尾、甘草节、皂角刺（炒）、穿山甲（代，炙）、天花粉、乳香、没药各6g，金银花、陈皮各9g，酒煎服，恣饮尽，醉。

耳发

属于三焦经风热相搏而成，症见赤肿疼痛，生于耳轮。渐肿，形若蜂房，仙方活命饮消之；二味拔毒散外用。

【方药】仙方活命饮。白芷、贝母、防风、赤芍、当归尾、甘草节、皂角刺（炒）、穿山甲（代，炙）、天花粉、乳香、没药各6g，金银花15g，陈皮各9g，水煎服。

二味拔毒散。雄黄、白矾各等份。共为细末，醋调涂之。

耳后疽

生于耳折间，属三焦风毒胆火上炎形成，红肿有头、嫩痛，初起如粟，渐增肿痛，小者如杏，大者如桃。

黑疔

此症生于耳窍暗藏之处，由肾经火毒所发，亦有因服丹石热药而成者，色黑根深，形如椒目，痛如锥刺。黄连解毒汤消之。

【方药】黄连解毒汤。黄连、黄柏、黄芩、栀子各等份，水煎服，每日2次。

耳衄

此症由上焦血热所致，耳窍中时流鲜血，如肝脉弦数者，自拟柴胡清肝汤治之；肾脉虚数者，生地麦冬饮主之；以凉血为急，用抽薪止沸法治之。

【方药】生地麦冬饮。生地黄、麦冬各15g，水煎，食后服。

自拟柴胡清肝汤。柴胡18g，龙胆草12g，黄连10g，黄芩10g，栀子10g，生地黄12g，当归12g，川芎12g，赤芍12g，水煎服。

耳聋

1.阴火动而耳聋

【方药】四物汤加黄柏。当归、川芎、白芍、生地黄、黄柏，水煎服。

大病后耳聋者，宜补阴、降火，与上法同。

2.肝胆有热耳聋

【方药】防风通圣丸。大黄6g，防风12g，芒硝6g，荆芥12g，麻黄6g，栀子12g，赤芍12g，连翘15g，生甘草6g，桔梗10g，川芎10g，当归10g，石膏15g，滑石15g，薄荷12g，黄芩15g，苍术12g，水煎服。

滚痰丸。酒蒸大黄100g，黄芩150g，礞石150g（与焰硝同煅）、沉香为丸，如梧子大。

化痰散风热的防风通圣散散其热，滚痰丸祛其痰。

3.耳因诸郁而聋后

【方药】防风15g，芒硝6g，荆芥15g，麻黄6g，栀子12g，赤芍12g，连翘18g，桔梗12g，川芎12g，当归12g，石膏15g，滑石15g，大黄10g(酒煨酒炒)，入诸药通炒，焙干，共为细末，每次10g，每日2次。

4.其他

【方药】四物龙荟方。龙胆草12g，柴胡18g，黄芩15g，黄连12g，木通12g，芦荟10g，当归12g，川芎12g，赤芍12g，生地黄20g，青黛12g，木香10g，麝香0.3g，水丸如梧子大。

当归龙荟丸。当归10g，芦荟6g，青黛6g，酒大黄10g，龙胆草12g，酒黄连10g，酒黄芩10g，栀子10g，盐黄柏10g，木香5g，麝香少许，水丸如梧子大。

耳鸣

1.耳鸣，因多饮酒者

【方药】木香槟榔丸。木香10g，槟榔12g，青皮12g，陈皮

10g，黄芪20g，枳壳10g，黄连10g，黄柏10g，大黄6g，香附15g，牵牛6g，水丸如梧子大。

2.耳鸣因过量饮酒者

【方药】大剂通圣丸加枳壳、柴胡、大黄、甘草、天南星、桂枝、青皮、荆芥。

若不愈，四物汤宜之。

四物汤。生地黄20g，白芍15g，川芎15g，当归15g，水煎服。

耳湿肿痛

【方药】凉膈散。芒硝6g，大黄（酒炒）6g，栀子12g，连翘15g，黄芩10g，生甘草6g，薄荷12g，防风10g，荆芥10g，羌活10g，共为末。加入冰片2g，麝香1g，枯白矾2g，为末吹之。

耳流脓不干

【方药】轻粉、黄柏末、海螵蛸各等份吹之；耳烂者，贝母末干糁敷之。

耳中出脓

【方药】桃花散。枯白矾30g，胭脂10g，麝香1g，以上为末，用棉花签蘸药，捻之取干。

耳热爆痛

【方药】枯白矾少许，为细末，吹入耳中。

三川验案

1.余在1986年治一4岁患儿，女，耳后生疮延至上下，患儿常用手抓之，并呼痛而哭。其父延余诊之，余曰：此旋耳也。用枣核烧灰存性，外敷数次而愈。

2.一男孩，9岁，耳中流脓，久治不愈，来门诊求治。余诊毕，曰：此儿属心肝经火盛而致，可用小柴胡加黄连、黄柏。

【方药】小柴胡加黄连、黄柏汤。柴胡10g，黄芩8g，半夏5g，玄参10g，黄连10g，黄柏8g，生甘草3g，薄荷6g，水煎服，每日2次。

3.王某，女，43岁，西安市西大街人。久患左耳发痒；痒时则气急易躁，舌边尖红赤，苔略黄，脉左弦数，右细数。经来先期，属心肝之火，上窜于巅，遂入耳中，是肝经火热之病入耳。宜清肝滋阴以泻火为治，处以丹栀逍遥散加味。

【方药】加味丹栀逍遥散。牡丹皮12g，栀子12g，黄连10g，黄芩10g，黄柏10g，白芍12g，当归10g，白术10g，柴胡15g，陈皮10g，甘草6g，6剂，水煎服。

二诊：效果明显，嘱继服10剂。

服药16剂，电告痊愈。

心为妇女百病之源的辨证论治

月经病的起源，据文献记叙，其因不外有三：即内、外、不内外因。余以为，其内因由于七情之说，不如说是由心情之变化引起为佳。薛立斋之"心脾平和，则经候如常，苟或七情内伤，则月经不调矣"，不如说成"心平气和，则月经准确而无病。或七情有伤，亦属心病致成。心主血，月经即血矣，心有病，故月经不调"似更好。《内经》又有"心主血，脾统血，肝藏血"之说，认为心为君主之官，主血，心命脾而统摄血，命肝而储藏血，故妇女月经不调，皆赖心主之为病，由外因、不内外因所导致的月经不调者，则另当别论。如心阴不足导致的月经先期，用芩连四物汤治疗之。药用黄连10g，黄芩10g，当归12g，川芎12g，杭白芍12g，生地黄15g，水煎服；因心阳不足导致的月经后期，可用桂附四物汤治之，药用肉桂12g，炮附子12g，当归12g，川芎12g，杭白芍12g，熟地黄12g，水煎服；如月经先后不定期者，用龙眼八珍汤治之，药用龙眼肉15g，当归12g，川芎10g，杭白芍10g，熟地黄10g，党参15g，白术12g，云苓12g，炙甘草6g，水煎服。

若错经者，倒经血由口鼻而出，起因皆由心经虚热引起肝、脾、肾之失职使血妄行而为病。薛立斋谓："或因劳心，虚火妄动，月经错行。"余以为，凡劳心积虑之人，劳者从火，虑者从心，故心经当有虚热之象。虚热者，阴虚而内热也，血虚致使心气偏盛，气从火，火内空而外焰，致使脾土热灼而失其统摄之职，职失而血妄行；心经虚火炎上，以致肝木燔灼，子灼而侮母，故母子皆病。肝肾皆病，是为乙癸同源之理矣。又肝属木，木生火，火旺则水亏。水者，肾也，冲任之海也，冲任亏损，故血虚妄行以致是疾矣。

故在临床多见头晕眼花，耳鸣耳聋，心悸，心烦，精神不支，少气无力，腰膝酸软，平时白带多，恐惧，经前便血很多，大便溏薄，小溲频数，舌光无苔，脉象虚细，关尺更弱，属肝、脾、肾并虚，宜用傅氏顺经两安汤治之。

【方药】顺经两安汤（《傅青主女科》）。人参9g，麦冬（去心）15g，熟地黄15g，山茱萸（蒸）6g，巴戟天（盐水浸）3g，当归（酒洗）15g，白芍（酒炒）15g，白术15g，黑荆芥穗6g，升麻2g，水煎服。

再则，引起血崩而心痛者，名曰杀血心痛，就是因心脾血虚，郁久成怒所致。先用海螵蛸（乌贼骨）炒研为末，醋汤调下失笑散，再用开郁四物汤治之。

【方药】香附24g，当归身15g，白芍15g，熟地黄15g，白术15g，川芎15g，黄芪20g，蒲黄10g，地榆10g，人参10g，升麻3g，水煎服。

妇人带证除因湿热为患外，多因心肝火炽以致阴血亏损，也有因气虚不能摄血者。

月经先期

【症状】心病，急躁忧烦，经期超前，舌红边赤，脉弦数。

【方药】清经汤。牡丹皮10g，地骨皮15g，白芍10g，大熟地黄10g（酒煎），白茯苓3g，水煎服。

按：心平气和，月经准确，心躁扰不安，急躁易怒势必致使月经先期为患。用傅青主清经汤则必然有效。

月经后期

【症状】心病，月经推后，四肢无力，肚腹冷痛，舌苔薄白，脉沉迟。

【方药】正经养血汤。当归12g，杭白芍12g，云苓12g，白术12g，半夏10g，人参12g，柴胡12g，干姜15g，炙甘草6g，阿胶10g，川椒12g，五味子10g，水煎服。

按：女子心阳虚弱，必致阴气过盛，其以上诸症，自然患之无疑。此方乃叶天士先生治疗月经后期之有效方剂，余用之屡获奇效。

子宫下坠

【症状】心事不顺，劳役过度，火不生土，中气虚弱，四肢无力，子宫下坠，舌淡苔薄，脉沉细。

【方药】加味补中益气汤。黄芪30g，党参15g，白术12g，当归12g，陈皮10g，升麻3g，柴胡3g，炙甘草6g，枳壳12g，益母15g，水煎服。

按：形劳不若志劳，形志皆役，必致中气不足而脏器下陷，用叶氏加味补中益气汤自然和宜得体。

赤带

1.湿热

【症状】心病,带量很多,黏腻腥秽,口苦且渴,心烦寐少,大便秘结,小溲黄赤涩少,或刺痛频数,或尿中夹血,舌质红、苔黄,脉象滑数。

【方药】三补丸(《证治准绳》)。炒黄连12g,炒黄芩12g,炒黄柏12g。为极细末,蜜丸,白汤下。加栀子,名栀子金花丸。

按:本方适用于心火旺盛引起的月经过多,纯热不虚,血热妄行之证,有良效。

地榆膏。地榆1500g,加水,煎至一半,空心温服一杯。

2.虚热

【症状】心病,赤带黏稠腥秽,头眩眼花,心悸寐少,口干心烦。

【方药】芩连四物汤。四物汤各12g,黄芩、黄连各20g,为末,醋糊丸服。

按:此方宜用血虚而有热的赤带。四物补血养血,芩、连清泻心肝之火,故效如桴鼓。

3.血虚肝旺

【症状】心病,胸闷,胁痛,性情急躁,易于动怒,脉象弦细,宜清肝止淋汤。

【方药】清肝止淋汤。当归、白芍、黑小豆各20g,生地黄(酒炒)10g,阿胶、牡丹皮各6g,黄柏、牛膝各6g,香附(酒)炒6g,红枣1枚,清水煎服。

4.心火内炽

【症状】心病，赤带腥秽，头眩作胀，心中烦热，夜寐不安，咽燥口渴，大便干燥，小溲少而赤，舌质红绛，尖边中心光剥，脉象虚细而数，治宜清心莲子饮。

【方药】清心莲子饮。石莲肉12g，西洋参12g，麦冬15g，地骨皮15g，黄芩12g，焦栀子10g，生甘草6g，车前子10g，水煎服。

《顾氏医镜》：治带下如因心火不静，传热于脾，脾中湿热，蒸郁化火，致成赤带之候。

按：本因心火中烧，又因脾湿化热，湿火相搏，冲击带脉为病色赤，故用黄芩、栀子、车前子、生甘草清肝热而利湿，洋参、麦冬、地骨皮滋补心阴而火热自平。

黑带

黑带乃带下黑如豆汁，或黏或稀。《脉经》谓为"黑崩"，实则崩、带一事矣。《傅青主女科》谓："胃火太旺，与命门、三焦之火合而煎熬，郁蒸而成。"《诸病源候论》谓其漏下黑者，是肾脏之虚损。余认为妇人带下黑色者，皆由心火导致。赤色属心属火，火可侮木，木色属青，青红相杂，则形成黑色，亦就是心肝之火过旺，引起肾水被熬而水涸，肝肾同源，则黑色自见。

1.心火过旺

【症状】心病，带下其症见黄赤之中，兼见黑色，黏腻且有腥臭，心烦口渴，面色黄赤，或阴中肿痛，或小溲赤灂刺痛，舌红，脉弦数者。

【方药】利火汤。大黄10g，白术15g，茯苓10g，车前子10g，黄连10g，栀子10g，知母6g，王不留行10g，石膏15g，刘寄奴10g，清水煎服。

《妇科易知录》云：治黑带热实，脉数弦大者。

按：数脉为心、为火；弦脉为肝、为木。数脉为盛，意为心火旺，致使脾胃土气被灼，火旺而灼土，土焦致使肝经疏泄失调，肝肾同源，故黑带必用利火汤，方中黄连泻心火，栀子、知母泻三焦火，石膏、大黄泻胃火，王不留行、刘寄奴、车前子、茯苓使血分之郁热从小便而去，白术健脾燥湿以防苦寒伤胃之弊。

2.阴虚

【症状】心病，咽喉干燥，午后潮热，掌心灼热，带下如黑血，舌红，脉滑数者。

【方药】加味固阴煎。麦冬15g，人参10g，熟地黄10g，山药10g，菟丝子10g，山茱萸8g，远志5g，炙甘草3g，五味子7粒，水煎服。

3.湿热

【症状】心病，湿热内蕴，带下五色，臭秽异常，胸闷纳少，口苦且腻，少腹胀痛，小溲黄浊，舌苔黄腻，脉来弦滑者，法当清化湿热为主。

【方药】温清饮。黄芩、黄连、黄柏、栀子、生地黄、当归、白芍、川芎各10g，水煎服。

按：此方治崩不止，甚妙，但属血虚血热者，方可用之。热则上溢下流，黑色为火后之色，故黑者有甚于红，药用芩、连、柏、栀清火解毒兼以燥湿，四物补血虚之不足。火除血充，黑除带止，自然之理矣。

白浊证治

【症状】心病，白浊黄白如脓，或浊中夹血，小便赤，刺痛很剧，溲色黄脓浑浊，或溲中夹血，头胀身热，胸闷不饥，舌红、苔黄腻、脉弦滑。

【方药】八正散。木通、萹蓄、瞿麦、滑石、栀子、车前子、大黄、炙甘草各10g，为散，每服6g，每日2次。

按：本方于临床百用百验，如于本方再增入黄连、竹叶则效果愈佳，其止带通淋、利水之效更速。心火清，则小肠之火自除。

【方药】龙胆泻肝汤。龙胆草12g，柴胡15g，泽泻10g，车前子（炒）、木通、生地黄、当归尾、栀子（炒）、黄芩（炒）各15g，甘草6g，水煎服。

按：湿属脾，热属心，心脾之湿热夹持于肝经，致使肝经疏泄失职，故下注为疝、为淋、为浊之病作矣。

又怒气伤肝，心主火，肝属木，火侮木，木火借助肝主疏泄之能而下注，故阴痒症现。于本方加黄连则效更佳，但龙胆泻肝汤苦寒药多，再加黄连则苦寒伤脾之弊愈大，故可增苍术10g或干姜10g，健脾燥湿以防腹泻之患。

【症状】心病，肝经湿热，毒火下注，淋浊管痛，小溲不利及下疳火盛，肿痛腐烂，舌尖红，边有齿痕，脉弦滑而数者。

【方药】琥珀分清泄浊丸。琥珀30g，锦纹大黄300g，共研为末，用鸡蛋清24个，捣为丸，如梧桐子大，朱砂为衣，每服6g，空腹时热汤送下。服后小便出如金黄色，三日后火毒消而淋浊自止，疳肿亦退。

子烦

【症状】心病，孕妇时时烦闷，舌尖红赤，脉滑数。

【方药】竹叶汤。白茯苓30g，麦冬、防风、黄芩各15g，竹叶10g，水煎服。

按：妇人心惊烦闷，心中郁热所致，良由血虚血热而成。故用竹叶清心除烦，麦冬滋阴，防风、黄芪除风清热，白茯苓用以利水渗湿、养心安神，共奏滋阴清热除烦之功。

脏躁

【症状】心病，无故悲伤哀恸，或哭笑无常。

【方药】甘麦大枣汤。甘草50g，小麦20g，大枣10枚，水煎服。

《素问·举痛论》谓："悲则心系急。"《灵枢·五味》谓："心病者，宜食麦。"《千金要方》又谓："小麦养心气。"

按：此方在《三因极一病证方论》名小麦汤，《袖珍方》名甘草汤。《内经》谓：肝苦急，急食甘以缓之。本方甘草主治急迫，大枣主治寒急，皆因甘味能解急；小麦养心气。病与药相配无间，所以药虽平淡而疗效却出人意料，必试之临床，方知古人立方之妙。

名医经验

1.薛己治月经先期案

一妇人怀抱不舒，腹胀少寐，饮食素少，痰涎上涌，月经频数。薛曰：脾统血而主涎。此郁闷伤脾，不能摄血归原耳。用补中益气、济生归脾而愈。

按：怀抱不适，所欲不遂，情志抑郁而伤及心脾，心主血，脾统血，今心脾失去统摄之职，故月经频频而至，故用补中益气以补脾，归脾以引血归原。

2.刘奉五治月经后期案

于某，24岁，女，未婚，初诊日期：1974年10月22日。

主诉月经稀发3年。3年前，因经期受寒凉而致月经周期后错，一般3个月至1年始能来潮一次。月经量少色黑，行经1～2天，经期腰腹隐痛，平素疲乏无力，腰酸。诊见舌质淡，脉细缓。中医辨证为肾虚血亏，寒伤冲任。治以益肾养血，温经散寒。

【方药】当归15g，川芎3g，吴茱萸9g，肉桂4.5g，红花9g，半夏6g，木香4.5g，炮姜3g，桃仁3g，淫羊藿15g。

上方服至5剂后，月经来潮，量较前稍增多。继服上方，隔日1剂，连服2个月。随访观察，月经均能按期来潮，其他诸症亦减轻。

按：寒凝经滞，自然之理，故用益肾养血、温经散寒之法而获殊效。

3.朱震亨治月经过多案

一女年十五，脉弦而大，不数；形肥，初夏时倦怠，月经来时多。此禀受弱，气不足摄血也。以白术半钱，生芪、陈皮各一钱，人参五钱，炒柏三分。

按：寥寥数语，医理明了。脉弦大而不数，为弦缓之过；数而不及之象似有脾虚肝强之状，肝强则火旺，脾虚则失于统血之职，故月经来时多。此方乃朱氏补中益气之意，脾土健则肝自平衡而血自平矣。

4.马培之治崩漏案

梁某，血藏于肝，赖脾元以统之，冲任之气以摄之。肝脾两亏，伤及奇经，经事断续，甚则淋漓；左半身作痛，少腹坠胀，脉来尺弱，寸关沉洪，便溏食减。阴伤气亦不固，防其崩漏。急为调养肝脾，以益奇脉。

【方药】党参、黄芪、白芍、白术、炙甘草、川续断、香附、杜仲、菟丝子、红枣、龙眼肉。

归脾丸，每早服，开水下。

按：尺弱为冲任亏损，寸关沉洪乃郁火为患，便溏食减，必是脾虚之症，肝火脾虚，冲任不固，经事自然断续淋漓。先生用此调养肝脾，以益奇脉，自然之理也。

5.薛己治带下案

一妇人年逾六十，带下黄白，因怒，胸膈不利，饮食少思。服消导利气之药，反痰喘胸满，大便下血。薛曰：此脾气亏损，不能摄血归原。用补中益气，加茯苓、半夏、炮姜四剂，诸症顿愈。又用八珍，加柴胡、炒山栀而安。

按：花甲之妇，带下黄白。怒为肝强，肝强必脾弱，肝气横逆，湿热下注，脾湿不化，失于健运之职。故用补中益气加去湿之茯苓、半夏、炮姜，再用双补气血之八珍加清泻肝火之柴胡、山栀而愈。

6.蒲辅周治带下案

韩某，女，35岁，1956年3月17日初诊。患者黄白带多，小腹及腰痛，月经来潮前更甚，月经周期先后无定，胃纳欠佳，大便时干时溏，小便黄。舌苔黄白，有时灰黑，脉上盛下虚，两关濡弱。辨证属湿困脾胃，下注胞宫。治以调理脾胃，清利湿热。

【方药】连皮茯苓7g，泽泻7g，薏苡仁15g，茵陈蒿10g，豆卷15g，黄芩（炒）6g，萆薢12g，苍术（炒）6g，金毛狗脊（炮）10g，海螵蛸（乌贼骨）15g，白通草3g，晚蚕砂10g，5剂。每剂水煎2次，共取250mL，分早晚2次温服。

3月31日复诊：药后带色转白，量亦减少，饮食增加，精神好转。舌苔转薄，脉迟有力。仍以前法。

【方药】萆薢12g，黄柏（酒炒）3g，泽泻6g，连皮茯苓15g，苍术（炒）6g，薏苡仁15g，大豆黄卷15g，茵陈蒿10g，川楝子6g，金毛狗脊（炮）12g，晚蚕砂12g，白通草3g，海螵蛸15g，5剂，煎服法同前。

4月4日三诊：月经25天来潮，少腹及腰痛显著减轻，但经色不正常，内夹黑色血块。精神、食欲、睡眠继续好转，脉弦迟，苔白，治宜温经利湿。

【方药】茯苓15g，桂枝10g，泽泻6g，薏苡仁15g，苍术（炒）6g，当归6g，川芎5g，桃仁5g，萆薢12g，川楝子（打）6g，白通草3g。

按：此为湿困脾胃，下注胞宫之黄白带症正治法。

7.朱小南治带下案

周某，女，33岁。1983年7月11日初诊。

患带下污浊如黑豆汁，连绵不断，且有腥臭已半年余。伴头目眩晕，心烦失眠，腰酸腿软，手足心热，潮热盗汗，面红颧赤，口干不欲饮，舌红苔少而干，脉象细数。证属阴虚内热而带下色黑，治宜滋水清火。方用加味固阴煎化裁。

【方药】生地黄15g，白芍9g，阿胶（烊化）9g，山药30g，知母9g，黄柏9g，煅龙骨、煅牡蛎各15g，茯苓12g，女贞子15g，甘草3g，水煎服。

7月18日复诊：服上方5剂后，黑带量减，仍精神不振，食纳较差。又服5剂后，嘱服知柏地黄丸10日。半年后来告，其症未发，疗效稳定。

按：此症当是肾阴不足所致的带下如黑豆汁，故用滋水清火之品，自见奇效。

8.叶熙春治带下案

王某，女，37岁。带下青色，腥臭稠黏，头胀目眩，口苦胁痛，脉来弦数，舌黄。证属肝经湿火下注，拟泄厥阴之火，化膀胱之湿。

【方药】龙胆草6g，黑栀子9g，炒白芍9g，生甘草3g，黄芩4.5g，青皮、陈皮各3g，茯苓12g，绵茵陈15g，柴胡4.5g，川萆薢9g，炙白鸡冠花12g。

药后带下不多，胁痛间或有之，脉弦，苔薄黄。再拟疏肝和营，兼清余热。

【方药】炒柴胡4.5g，牡丹皮4.5g，黑栀子9g，当归9g，制苍术4.5g，茯苓12g，炒白芍6g，甘草2.4g，薄荷梗4.5g，郁金6g，炙白鸡冠花12g。

按：此乃肝经湿热所致之青带治法。实为龙胆泻肝之变法矣。

三川验案

乳腺增生案

宋某，女，48岁，志丹县人，于2010年11月27日来诊。

自诉患乳房胀痛，内有如李梅大小之核几枚，遇生气则更痛，月经时有时无，来则量多，色紫黑，且有小血块，舌淡白质紫，脉沉涩。证属心肝气郁引起的乳腺增生，治应疏肝理气、解郁散结为主。

【**方药**】生黄芪50g，佛手30g，金银花24g，连翘20g，枳壳12g，香附24g，川芎15g，苏叶15g，白芷15g，穿山甲（代）20g，乳香、没药各15g，桃仁、红花各15g，炒蒲黄20g，五灵脂20g，青皮15g，延胡索30g，鹿角霜25g，生甘草6g，水蛭15g，水煎服，6剂。

二诊：2010年12月3日，乳房胀痛已有显效，且适逢经期始至，且时有腰痛之感，予原方继服，加杜仲30g，续断20g，12剂，以图收功。

按：妇女以心血为主，以肝之疏泄条达为辅。冲任二脉为血海，全赖心平气和，月信准确才是身心健康的唯一保证。今心气郁结，肝失条达之能，气郁则血结，结在上，则为乳腺增生，乳房胀痛，或瘤或癌；结在下，则使血海凝结，冰封水冻，在症则现子宫肌瘤或癌变等。治宜补气养心，调理冲任，疏理心肝之郁气，活血化瘀，软坚散结为主。药用佛手疏肝散加少腹逐瘀汤，以疏肝理气散结，调理冲任，温经化瘀。外用自拟消结散以敷少腹，里应外合，表里双治，自可收到满意效果。

心为小儿多发病之源的辨证论治

自古儿科最难，因其形质柔脆，易虚易实，易寒易热，气血未充，神志未发，治之得当，效如桴鼓，失之毫厘，千里之谬矣。其治之法，则以察色、听声、审病、切脉、诊其虎口三关部位脉纹形色为重。

小儿初生不小便

【症状】小儿初生不小便者。

【方药】导赤散。生地黄6g，木通5g，竹叶3g，生甘草1g，水煎服，每日2次。外用豆豉膏贴脐上，则小便自通矣。

按："胎热"应为心火过盛引起，小儿为稚阳之体，又"心"与"小肠"相表里，故现小便不通之症。用导赤散清利心经与小肠之火，其症自然而愈。

不大便

【症状】小儿面赤、腹胀、不乳、多啼，不大便。

【方药】大黄少许，水煎，棉签蘸于口中，须臾大便自通矣。

按：小儿多火盛之疾，火热属心。心火大，灼焦其土，脾为胃及大肠输送津液不足，故大便干结而不通。

三川验案

2011年7月23日，余外孙女自生下一周余不大便，无矢气，腹胀，舌苔薄黄，经市儿童医院、省妇幼医院治疗均无明显效果。余用《伤寒论》调胃承气汤去芒硝，服之得矢气，并大便，后每四日大便一次而愈。

天钓

【**症状**】发时惊悸壮热，眼目上翻，手足瘛疭，爪甲青色，证似惊风，但目多仰视，较惊风稍异。

【**方药**】九龙控涎丹。赤脚蜈蚣、天竺黄各3g，腊茶、雄黄、炙甘草各6g，荆芥穗（炒）、白矾（枯）各3g，绿豆100粒。为末，每服1.5g，人参薄荷汤调下。

按：天钓乃内热痰盛，应减人参。余以为，小儿天钓亦是心热生风而成，较之惊风轻微得多。惊风双目珠上吊，而天钓则双目睛仰视，当细观之。古云：热生风。风生火，风火相扇，则惊悸、抽搐之象生。目睛属肝肾二经，肝肾被火热所侵。心位居上焦，风火相吸，故目睛仰视。所用天竺黄、蜈蚣皆祛风镇定之品，绿豆、腊茶、白矾尽是清热之药，共奏清心祛风之妙用。

目烂

【**症状**】胞边赤烂，痛痒难睁。

【**方药**】地黄汤。生地黄3g，赤芍2g，川芎2g，当归2g，天花粉2g，生甘草1g，水煎服。

此方乃四物汤去白芍易赤芍而成，妙在凉血；天花粉、生甘草二味则有清热解毒泻热之用。血热，心病也，血凉则心火自清。

真金散：黄连、黄柏、当归、赤芍各3g，杏仁1.5g，为末，乳汁浸一宿，晒干为极细末，用生地黄汁调，频频点眼即愈。

方中黄连、黄柏清心火，赤芍清肝凉血，杏仁入肺，则目烂自愈。若小儿患有重龈、鹅口、吐舌、弄舌、重舌、夜啼、胎赤、赤游风等八种疾病，皆属心经毒热引起，可用生地黄、黄连、当归、黄芩、木通、栀子以清心经毒热、利小肠之火为佳，此即心与小肠相表里之道理。

按：目烂是由于胎中蕴热未散，毒热上攻于目，故有是证。内服地黄汤以清热，外用真金散以点目，其症自愈。

惊风

【**症状**】暴发壮热，烦急，面红，唇赤，痰壅气促，牙关紧急，二便秘涩，脉来洪数。

【**方药**】凉惊丸。龙胆草、防风、青黛各9g，钩藤6g，黄连15g，牛黄3g。研细末，面糊为丸，如粟米大。量儿大小与之，金器煎汤下。

按：至宝丹、牛黄丸、凉膈散、羌活散、泻青丸、清热化痰汤、泻心导赤汤、凉惊丸、清热镇惊汤、安神镇惊丸等，皆是清心经之火热、安神镇惊之良药。

痫证一病，类似惊风。风者，谓发时昏倒抽搐，痰涎壅盛，气促作声，与惊、痉二证相似也。但四体柔软，一食之顷即醒，依然如无病之人，不同于痉风之一身强硬，终日不醒。其阴者，阴痫也，见脏阴证；阳者，阳痫也，见腑阳证。致病之因有四，谓惊、痰、食、风者是也，当详辨之。

1.阴痫

阴痫属阴，脏寒之病。多因慢惊之后，痰入心包而得。病轻者用醒脾汤，甚者用固真汤。待病情好转，用定痫丹治之。

【症状】发时手足厥冷，偃卧拘急，面色青白，口吐涎沫，声音微小，脉来沉细。

【方药】醒脾汤。人参5g，白术5g，茯苓5g，天麻10g，姜半夏5g，橘红5g，全蝎3g，僵蚕3g，炙甘草1g，木香1g，仓米3g，胆南星5g，生姜3g，水煎服。

固真汤。人参10g，白术10g，肉桂3g，白茯苓6g，山药6g，黄芪15g，甘草1g，炮附子1g，姜、枣为引，水煎服。

定痫丹。人参10g，当归10g，白芍（炒）10g，茯神、酸枣仁（炒）各15g，远志10g，琥珀10g，天竺黄12g，白术15g，橘红、姜半夏、天麻各10g，钩藤12g，炙甘草6g，为细末，炼蜜丸如梧子大，每服1丸，淡姜汤化服。

2.惊痫

由于心、肝经热盛，偶被惊邪所触，因而神气溃乱，遂成痫证。先服大青膏，次服镇惊丸，则痫自定矣。

【**症状**】发时吐舌急叫，面色乍红乍白，惊惕不安，如人将捕之状。

【**方药**】大青膏。天麻10g，白附子6g，青黛（研）5g，蝎尾（去毒）3g，朱砂（研）3g，天竺黄6g，麝香0.5g，乌梢蛇肉（酒浸焙干）3g，上同研细，炼蜜和膏，大儿每服3g，小儿每服2g，薄荷汤化服。

镇惊丸。茯神、麦冬各15g，辰砂、远志、石菖蒲、酸枣仁（炒）各12g，牛黄4.5g，生黄连10g，珍珠6g，胆南星15g，钩藤15g，天竺黄15g，犀角（代）10g，生甘草6g，共研细末，炼蜜为丸，每丸重1g，量儿大小与之，用淡姜汤下。

名医经验

1.金雪明治癫痫案

张某，女，9岁。1984年3月15日初诊。6岁时随母去部队探亲，一日玩耍时不慎从3米高处坠下，幸被一树所隔，才免于难。此后夜不能寐，梦中常惊呼而醒，面青神呆，筋惕肉瞤，继则出现昏不知人，两目上视，口吐白沫，四肢微抽。虽经中西医药多方治疗，但无效验。近年来发作渐频，持续时间趋长，症状有增无减，经人介绍而来求诊。见患者精神不振，面色萎黄带青，询之纳呆怕声，心悸易惊，头昏乏力，不耐学习。舌质偏淡，苔薄白腻，脉濡缓带弦。治宜安神定惊，息风止痉。处定惊止痫汤30剂，定惊止痫散一料，按法服用。药后未见发作，继服1个疗程。第3个月汤剂改为隔日1剂，又3个月，遂停汤药，继服散药，坚持半年，一切正常，乃停药观察。至今已10年有余，从未复发，且面色红润，思维敏捷，学习成绩优异。

2.万全治癫痫案

万密斋治一儿，四岁病惊痰涌，针其涌泉穴而醒，自后不发。谓曰：未服豁痰之药，恐发痫也。不信。未半年似痰迷，饮食便尿皆不知，时复昏倒，果成痫矣。问其发时，能自知乎。曰：目昏即发。乃与钱氏安神丸，加胆草服之。教其父曰：病将发时，急掐两手合谷。如此调理，一月而安。

心疳

【症状】面红脉络赤，壮热有汗，时时惊烦，咬牙弄舌，口舌干燥，渴饮生疮，小便红赤，胸膈满闷，喜睡伏卧，懒食干瘦，或吐或利也。

【方药】热盛者，泻心导赤汤主之；热盛兼惊者，珍珠散主之；病久心虚者，茯神汤调理之。

泻心导赤汤。木通3g，生地黄4g，黄连6g，甘草1g，灯心为引，水煎服。

珍珠散。珍珠10g，麦冬15g，天竺黄10g，金铂10g，牛黄3g，胡黄连10g，生甘草6g，羚羊角（代）、大黄、当归各10g，朱砂6g，雄黄3g，茯神15g，犀角（代）10g，上为细末，每服1.5g，茵陈汤调服。

茯神汤。茯神10g，当归8g，炙甘草3g，人参8g，以龙眼肉5g为引，水煎服。烦热者加麦冬5g。

夹惊吐

夹惊吐者，多因饮食之时，因饮食时突然触及异声、异物、异色而致吐。先用全蝎观音散截其风，再用定吐丸止其呕，病可瘥矣。

【症状】频吐青涎，身体发热，心神烦躁，睡卧不宁。

【方药】全蝎观音散。人参10g，黄芪、扁豆、茯苓各15g，莲子肉10g，木香4.5g，白芷6g，羌活、防风、天麻、全蝎各10g，炙甘草4g，上为细末，姜枣煎汤调服，量儿大小与之。

定吐丸。丁香21粒，蝎梢（去毒）49条，姜半夏3个。为细末，令匀，煮枣肉为丸，如黍米大，每服7丸，金器煎汤化服。

按：小儿呕吐乃临床最常见之病，其因大抵分因寒、因热、积滞、惊恐四种。上三种较易见，后因惊恐而吐者，亦不少见，其症小儿印堂部发青发紫，虎口三关亦多为青紫色，余用生甘草、小麦、大枣、竹叶煎汤，皆佳。

惊泻

【症状】凡夜卧不安，昼则惊惕，大便稠黏若胶，色青如苔。

【方药】益脾镇惊散。人参4.5g，白术（炒）、茯苓各10g，朱砂2g，钩藤6g，炙甘草1.5g，上研细末，每服3g，灯心汤调服。

养脾丸。人参、炒白术、当归、川芎各10g，青皮、木香、黄连、陈皮各6g，炒神曲、山楂、缩砂仁各4g，炙甘草2g，研细末，神曲糊为丸，如麻子大，每服20丸，陈仓米饮下。

按：大凡惊泻，其儿面部印堂必青，大便必绿，夜卧不宁，用钩藤四君汤，效果甚效。药用钩藤10g，党参8g，白术8g，云苓5g，生甘草3g，灯心1g，水煎服。

暑厥

【症状】小儿暑厥，昏昧不省人事。

【方药】清暑益气汤。人参15g，炙黄芪15g，酒当归10g，炒白术10g，炙甘草3g，陈皮6g，麦冬6g，五味子6g，青皮（炒）6g，苍术（炒）10g，黄柏（酒炒）6g，升麻1.5g，葛根12g，泽泻6g，炒神曲10g，姜、枣为引，水煎服。

辰砂益元散。辰砂3g，滑石18g，甘草末3g，每用3g，姜、灯心汤调匀，合抱龙丸服。

抱龙丸。胆南星（九转者佳）12g，天竺黄3g，雄黄（水飞）、辰砂各1.5g，麝香另研0.3g，为细末，煮甘草膏和丸，皂荚子大，温水化下。

虚者，以清暑益气汤治之；实者，以辰砂益元散合抱龙丸治之。

喘证

言其气喘为呼吸急促之症。如果喉中有声响而抬肩吸肚者，名为哮吼。喘证有各种不同的原因：有火喘，即火邪刑金作喘的；有胃喘，即胃热伤津作喘的；有肺喘，凉膈散治之；有心喘，即心火刑金，用导赤散；有肾喘，即肾虚火来烁金的，宜知柏地黄丸；有风寒喘，即小儿偶为风冷所乘，肺先受邪，使气逆上塞咽喉者。此处仅介绍火热喘急为病之特点及治疗。

【症状】多口干舌燥作渴，面赤唇红之症俱现。

【方药】凉膈散合泻白散。芒硝6g，大黄9g，栀子9g，连翘15g，黄芩12g，生甘草6g，薄荷12g，桑白皮12g，地骨皮12g，水煎服。

名医经验

1.钱乙治小儿喘咳案

东都张氏孙九岁，病肺热。他医以犀、珠、龙、麝、生牛黄治之，一月不愈。其证嗽喘闷乱，饮水不止，全不能食。钱氏用使君子丸、益黄散，张曰："本有热，何以又行温药？他医用凉药攻之，一月尚无效。"钱曰："凉药久则寒不能食。小儿虚不能食，当补脾，候饮食如故，即泻肺经，病则愈矣。"服补脾药二日，其子欲饮食，钱以泻白散泻其肺，遂愈。

2.薛己治咳嗽案

薛己治吴江史安卿子伤风，用表散化痰之药，反痰盛咳嗽，肚腹膨胀，面色㿠白，此脾肺俱虚，用六君子加桔梗，一剂顿愈。过三日，前症又作，鼻流清涕，此复伤风寒也，仍用前药，加桑皮、杏仁而愈。

按：俗谓轻病重复发，薛师治此子实乃神奇矣。

痰证

【症状】咳喘，痰涎黏稠，胸闷气短，头晕，欲呕，脉弦者。

【**方药**】清气化痰丸。胆南星（九转）、姜半夏各4.5g，橘红、枳实、杏仁、瓜蒌、黄芩、白茯苓各30g，上为细末，姜汁为丸，淡姜汤化服。

按：痰为水谷所化之津液不能四布，留于胸中而成者，多因饮食不节，或乳食过食厚味，脾胃不能运化而生。再则，痰字从火，二火相重，方为炎症，其症从阳、从火、从热、从实。此阳、火、热、实皆从于心经为病，故用清气化痰丸。

湿痰

湿痰因小儿过食生冷、油腻之物，有伤脾胃，遂致脾土虚湿，不能运化而成湿痰，滑而易出。饮盛者，须用苓桂术甘汤，扶阳散饮；痰多者，宜用枳桔二陈汤，加苍术、白术，除湿化痰。

【**症状**】懒食，倦怠嗜卧，面色多黄。

【**方药**】苓桂术甘汤。桂枝10g，茯苓8g，白术8g，炙甘草3g，水煎服。

加味枳桔二陈汤。枳壳6g，桔梗6g，半夏9g，茯苓8g，陈皮6g，炙甘草3g，苍术6g，白术6g，水煎服。

按：心阳不足，脾土必运化失职，运化失职，则痰湿之病起，故用苓桂术甘汤，效果必验。

小肠气

小肠气一证，其受病与疝气同，亦因湿气在内，而寒气又侵于内也。

【症状】少腹胀控睾丸引腰脊，上冲心痛而不肿是也。

【方药】加味香苏温散。苍术（米泔水浸）10g，陈皮5g，川楝肉12g，甘草3g，苏叶6g，香附12g，莲须、葱白为引，水酒兑煎服。

【症状】少腹痛如锥刺，心烦，痛而冲心者。

【方药】加味失笑散。五灵脂、蒲黄（隔纸炒）、延胡索（醋炒）各100g，上为细末，每服1.5g，水酒调下。

【症状】少腹中有形如卵，上下往来，痛不可忍者，宜胡芦巴丸主之。

【方药】胡芦巴丸。胡芦巴（炒）、川楝子（蒸，去皮、核，焙）各12g，川乌（去皮、脐）、巴戟天各4.5g，茴香10g，八角茴香10g，吴茱萸（半酒半醋浸一宿，焙）7g，牵牛子（炒）6g，上共为细末，酒面糊为丸，如梧桐子大，每服数丸，空心温酒下。

按：余以为，小肠气起源于心经之阳气不足，阳气不足则寒湿并至，寒湿并至则下沉潜于小肠，小肠被湿所困、被寒所侵，故症见小腹胀痛。若用本方增入官桂10g，其病自然消失而无疑。

三川验案

曾诊一6岁小男孩，患疝气多年，右侧偏坠，哭则愈甚，其祖父邀余诊视。患儿颜面萎黄无华，肢体较为瘦削，饮食、二便尚可，舌淡苔白，脉沉细无力，余判断为中气不足，肝经寒实所致，遂处补中益气汤加味。经服30余剂后，患儿痊愈。

【方药】黄芪15g，人参8g，炒白术8g，当归5g，陈皮5g，炙甘草3g，升麻3g，柴胡3g，桂心10g，小茴香10g，荔枝核10g，水煎，食前服。

名医经验

1.郑苏治小儿汗症

郝某，男，6岁。1991年10月诊。患儿多汗、消瘦已逾3个月，历经数医用补益止汗之品治疗不愈。患儿白天动则汗出，晚上寐亦汗出，出则衣被头发均湿润，形体消瘦，夜寐不安，面色萎黄，困倦乏力，厌食呕恶，口苦口干，脘腹胀满，大便时干时结。舌稍红，苔白腻而中心黄，脉弦滑。证属脾虚食滞，化湿化热。治拟健脾消食、消热导滞，基本方为肉桂、干姜，加黄芩、制大黄各3g，胡黄连、焦栀子各6g，3剂。药后汗出稍减，食欲转旺，余症好转。效不更方，上方续服3剂，汗出明显减少。后改丸药调治月余，汗出止，诸症消失。随访3个月，未复发。

2.刘兰香治小儿盗汗

王某，男，5岁。1991年8月2日初诊。其母代诉：患儿夜间寐后头部、肩背及胸部汗出如珠，浸渍衣服，醒则汗止，历时已3年。平时大便秘结，3～5日一行。近日又见鼻衄，曾在某医院治以健脾止汗，并滴过某滴鼻液，盗汗不减，鼻衄如旧。诊见患儿形体消瘦，头发稀疏而色黄，面色少华，手足心热，舌红苔少，鼻前庭见血痂，脉细数。证属阴虚内热，热迫汗出，血热妄行。治当养阴清热，敛汗生津止血。

【方药】黑玄参、生地黄、当归、天花粉、桑叶、白芍、麦冬、五味子、瓜蒌仁、墨旱莲、牡丹皮各10g，共3剂。

8月6日复诊：药后盗汗减轻，鼻衄止，夜能安静入睡，胃纳大增，大便每日一行。按上方再给3剂。

8月9日随访：服药6剂后，诸症悉除。

诚篇

增补病机二十九条证治

诸风掉眩，皆属于肝

风，为各种因肝风内动引起的病象；掉，指一种风的症状和现象；眩，头目眩晕如坐舟车象。各种抽风、目睛上吊、头晕目眩、四肢抽搐、麻木等病，都属于肝病范畴，可用天麻钩藤饮等方治疗。

诸寒收引，皆属于肾

凡是各种虚寒性的病，如阴囊收缩、阳痿等，都属于肾病，用金匮肾气丸、右归饮、桂枝加桂汤治疗。

诸气膹郁，皆属于肺

诸凡胸满郁闷，上气不接下气，咳喘、痰嗽等疾病，均属于肺部疾病，用苏子降气汤、麻黄汤、桂枝加厚朴杏子汤、三拗汤、小青龙汤、止嗽散等汤治之。

诸湿肿满，皆属于脾

大凡多种水湿、寒湿、湿热、风湿、痰湿等引起的遍体肿胀，腰以上肿胀，腰以下肿胀，或四肢肿胀，或腹满肿胀，都属于脾虚不能健运导致。可用健脾丸、四君五皮饮、五苓散治之。

诸痛痒疮，皆属于心

凡各种疼痛、疮疡、瘙痒等外科疾病的发生，均因心病之火热导致，可用三黄泻心汤、真人活命饮、四物芩连汤等治之。古云：心寂则痛微，心躁则痛甚，百端之起，皆自心生，诸痛疮疡，生于心也。

诸热瞀瘈，皆属于火

凡发热、昏瞀、视物模糊、瘈疭抽搐者，均属于心火使然。火从心，心火上炎，生风生惊，风则搐，惊则悸。惊从心，悸从心，心从热，属火。故用清肝汤（泻青丸）或牛黄清心丸治之。

诸厥固泄，皆属于下

下谓肝肾之气。守司于下，肾之气也，门户束要，肝之气也，厥谓气逆，固谓禁固。诸有气逆上行，及固不禁，出入无度，燥湿不恒，皆由下焦之主守也，气逆上行者，奔豚之病也。固而不禁，梦遗滑精，白带白浊及大便小溲失禁者，阴囊潮湿燥痒者，皆属于肾、肝矣。奔豚者，用桂枝加桂汤、奔豚汤治之；梦遗滑精者，用金锁固精汤治之；大小便失禁者，当用金匮肾气丸治之。

诸痿喘呕，皆属于上

上谓心肺之痿者，肺燥无津，干咳无痰者是。喘而呕吐、恶心者，皆属于肺之疾也。肺痿者，以麦冬汤、清燥救肺汤治之；喘者，以定喘汤、葶苈大枣泻肺汤治之。呕吐恶心者，以二陈汤、苏子降气汤治之。

诸噤鼓栗，如丧神守，皆属于火

凡诸大、小便秘塞不通和淋病；腹胀如鼓，叩之有声，不转矢气的阳明腑实证；以及战栗不止，四肢及耳部冰冷的内热病患者，皆因脏腑之火导致。如大小便秘塞不通与淋病，可用大小承气汤急下之；小便不利或尿血之淋病，可用大小蓟汤或八正散治之；腹胀如鼓，叩之有声，不转矢气之阳明腑实证可用调胃承气汤或小承气汤治之；如遇小儿之战栗不止，四末及耳部冰冷的四肢厥冷证，可用四逆散治之。

诸痉项强，皆属于湿

痉者，直也，痛也，指腰部痛而不能弯曲；项强指脖项强硬不能转侧，转侧则痛之风湿症，可用桂枝葛根汤或独活寄生汤治之。

诸逆冲上，皆属于火

大凡多种气上冲心者、冲脑者、食后即吐者，肝气上冲而致头眩、耳鸣者，皆因内火炎上所致。内火包括胃气上冲、肝气上冲等症者。内火上冲者，皆以肝、胃之火上逆。肝火上冲，用镇肝熄风汤治之；胃气上冲者，用三黄泻心汤治之。

诸胀腹大，皆属于热

王冰注：热郁于内，肺胀所生。热郁于内，内属胃与大肠之部位，胃肠相连，大肠又与肺相表里，肺气不宣，寒郁为热，故肺胀。大肠热郁，积滞不化，则现腹胀大，大便燥实，用宣白承气汤治之。

诸躁狂越，皆属于火

性格急躁易怒，烦躁不寐，狂奔踰墙，登高而歌，弃衣而走，不避亲疏，胡言骂詈者，皆属心经之火病。可用生铁落饮、癫狂梦醒汤、大承气汤等治之。

诸暴强直，皆属于风

风性急势骤，吹则枝叶展之，故强直。凡肢体强直而木者，皆因风引起。甚而出现角弓反张，或贼风口噤者，用《千金》仓公当归汤治之。

诸病有声，鼓之如鼓，皆属于热

咳嗽、气短，胸腹胀满，大便秘结。如下痢，心胸满不快，腹中雷鸣或呕吐者，可用千金黄连汤治之。

心火旺盛，灼伤肺阴，形成脘腹痞满，按则痛，或有气急，咳嗽痰黏，口苦，大便秘结，舌苔黄腻，脉滑数，用小陷胸汤治之。

腹胀满，有虚有实，虚性胀满可用《伤寒论》厚朴生姜半夏甘草汤。而实性胀满则按其腹腔，轻重皆见绷紧有弹力，鼓之如鼓，其脉实，其苔厚，若其人渴甚、腹胀、小便不利者，当为水逆，五苓散利之则愈。

诸病胕肿，疼酸惊骇，皆属于火

诸凡肘臂肿胀，且疼痛酸胀者，属于湿热形成。如疼热似惊悸而怕疼者，亦属心火使然，或胃部作酸者，皆属于火而形成。可用苍术10g，黄柏15g，水煎服。

诸转反戾，水液浑浊，皆属于热

诸凡小腿肚转筋及小便混浊者，多是肝经湿热之病，可用龙胆泻肝汤治之。

心火移热于小肠之小便黄赤者，用导赤散治之。

小便混浊不清者，用萆薢分清饮治之。

诸病水液，澄彻清冷，皆属于寒

肾阳不足，小便不多，或频繁数者，用肾气丸。

诸呕吐酸，暴注下迫，皆属于热

《内经》注为：酸水及沫也。余以为：暮食朝吐，朝食暮吐者，皆属寒；即食即吐者，属热。吐酸者，酸属肝液，从肝，今肝汁上溢，胃略有寒，当属肝热胃寒，故吐酸水。暴注下迫者，属湿热下注之利，来势急，如注如喷，当属《伤寒》之协热利。前者用黄连6g，吴茱萸1g；后者用葛根芩连汤或香连丸治之，或以大黄四两、甘草二两煎汤服之。

诸病七情，皆属于心

七情者，喜、怒、忧、思、悲、恐、惊是也。喜由吉、丷、口三字组成，吉形容好事，顺事，心想事成之事，凡此现象，皆为吉。吉下有丷，多的意思，说明有好多顺利吉利祥瑞之事，有如此多的好事，必然张口大笑，此为喜事。再则阴阳相吻，天地交合，男女性事之和谐，皆是幸事。世事中，没有人见了幸事不高兴的，故而张口大笑，喜形于色，这便是"喜"字的写法和喜字的来由。除了"喜"之外，便是怒、忧、思、悲、恐、惊六情了。这六个字，没有一个离乎"心"的。

心为人身之大主，随欲所为，自作主张，以己之所好为之，听之、任之、行之，则心气平和而喜；反之，降志屈节，逆来顺受，久则怒气满身，心中不服，郁久成疾，不平则心波遂起，甚则似惊涛骇浪，心血上潮，恨不地球崩溃、海水腾天等言行所现，即为"怒从心生"之谓。由此所见头痛头晕，心血沸腾，心烦志乱，凶气满腔，甚则吐血，胁痛而胀，打闹无常，皆因肝气实，心火使然。故怒者，可用泻黄散及大黄泻心汤治之，实则泻其子矣，或用一味大黄浸渍服之亦佳。

忧思生于心，心因经营之久而伤，脾因意虑之郁而败，此皆因忧而病矣，可用悲胜忧之法治之。

悲从心生，化而为火，肺属金，火来刑金，形成心肺阴虚，虚损劳伤，咳嗽、咳血等疾。

恐者，怕也，仅次于惊。惊是突如其来之感，恐是目触有感之意，其病源于心。

《千金翼方·积气第五》云：七气者，寒气，热气，怒气，恚气，喜气，忧气，愁气，凡七种气，积聚坚大如杯，若磐在心下，腹中疾痛，饮食不能，时来时去，每发欲死，如有祸宗，此皆七气所生。寒气，即呕逆恶心；热气，即说物不竟而迫；怒气，即上气不可忍，热痛上抢心，短气欲死不得息；恚气，即积聚在心下，不得饮食；即不可疾行，不能久立；忧气，即不可剧作，暮卧不安；愁气，即喜忘，不识人语，置物四方，还取不得去处；若闻急，即四肢肘肿，手足筋挛，捉不能举。如得病此，是七气所生，男子卒得，饮食不时所致，妇人即产后中风诸疾也。

方用千金七气丸、七气汤、远志汤、补心汤、镇心汤、柴胡加龙骨牡蛎汤。

诸病癌瘤，皆属于心

无论肝癌、胃癌、舌癌还是子宫癌，西医所谓之恶性肿瘤，即癌也。余之谓"诸病癌瘤，皆属于心"，是因瘤乃血之积，积久恶化即成癌，血属心，故曰癌属于心。

余所治愈过余嫂之脑瘤、山西河津肝癌、郃阳县苗兄之妻腰瘤，亦治愈过西郊尉某之舌癌及西安王某之直肠癌、西安杨某女士卵巢癌术后症。西安青年路柴某之肾癌被医院断为不治之症，经余治后，延长生存期近6个月。

其中舌癌一例治疗效果最佳。方用木通、生地黄、玄参、浙贝母、牡蛎、山豆根、金银花、鳖甲、生甘草，水煎服，共12剂，加小金丹服用。服药3剂知，6剂平，12剂痊愈。

20世纪90年代，治山西河津县樊村镇任某之肝癌。其人颜面瘦削，精神不振，只能喝一小碗羊乳或小米稀粥，右下胁部胀痛不能触及，便如羊矢，舌黄厚，脉沉弦，时已病八月有余。家中棺板寿衣准备妥当。经余治疗，服药3剂，得下而愈。

总而言之，癌瘤皆因七情之过甚，久忧、久思、久怒等原因，故属于心也。

诸郁血瘀，皆属于心

大凡各种郁症，血瘀之疾均属于心病引起。郁即肝郁、脾郁、肺郁、肾郁等郁症；郁者，积聚不散之意，肝郁即怒集于肝而不散，脾郁即忧集于脾而不解，肺郁即腈满胸闷而不宣，肾郁即恐、惊之气聚集于肾而不消，心郁即诸事繁杂难解而致病。意即五脏之郁，喜、怒、忧、悲、惊、思、恐之郁结，皆可使血流不畅，凝结不散而致病。

肝郁可用佛手疏肝汤（《心病证治》）。佛手24g，炒枳壳12g，柴胡18g，杭白芍15g，川芎15g，生甘草6g，香附18g，水煎服，每日2次。

脾郁可用归脾汤加味。黄芪30g，白术18g，云茯神15g，红参15g，远志15g，木香10g，炒酸枣仁20g，龙眼肉20g，当归15g，甘草6g，水煎服，每日2次

肺郁即燥气郁肺，干咳、无痰，可用清燥救肺汤。沙参15g，生甘草6g，火麻仁12g，石膏15g，阿胶12g，杏仁12g，麦冬15g，枇杷叶12g，桑叶10g，水煎服，每日2次。

痰郁于肺者，则可用佛手二陈汤。佛手20g，半夏15g，陈皮12g，云苓18g，炙甘草6g，水煎服，每日2次。

如悲郁于肺者，可用郁金、佛手、香附、川芎、苍术、六神曲、栀子各等份，水煎服，每日2次。

若肾郁者，指日久思媾，不得所遂，见头晕、梦遗、腰酸，小便频数，梦交者，桂枝龙骨牡蛎汤治之。然五郁皆可形成血瘀不化、不行之病，心是郁之根源，郁即瘀之基因，瘀由心生，故

见头晕、头痛，心烦、心悸，急躁易怒，或闷闷不乐，或月经涩少而经闭，或干呃不止、健忘等。药用黄芪30g，佛手24g，枳壳12g，香附18g，川芎12g，柴胡18g，桃仁、红花各15g，五灵脂、蒲黄各15g，生甘草6g，水煎服。

诸病血瘀，皆属于心

1.血瘀血府型

血府即血管也。瘀血内阻，头痛胸闷、内热烦闷、失眠多梦、心悸怔忡、呃逆干呕、急躁易怒等症，血府逐瘀汤治之。

【方药】当归尾15g，生地黄15g，川芎15g，赤芍15g，桃仁、红花各9g，桔梗9g，枳壳9g，柴胡12g，牛膝9g，甘草6g，水煎服。

心主血脉，血瘀在血脉者，心失其滋养之源，心脑同源，故现如上之症。

2.心血瘀阻型

头晕，心悸，胸闷，心前区刺痛，口干，失眠，舌红少苔，脉沉细涩。自拟加味丹参汤治之。

【方药】丹参12g，琥珀30g，麦冬15g，山楂15g，川楝子12g，水煎服。

心气郁滞则血瘀，瘀则不通，形成血虚血瘀。

3.血瘀气滞心痛型

冠心病，胸痞气短，心痛，脉结代，肝区刺痛及肾绞痛，加味四妙永安汤治之。

【方药】当归30g，玄参30g，金银花30g，丹参30g，甘草30g，瓜蒌30g，薤白15g，蒲黄20g，五灵脂20g，山楂15g，水煎服。

冠心病多源于心肺之疾，加瓜蒌、薤白、蒲黄、五灵脂、山楂则其效更佳。

4.气虚血瘀型

元气虚损，倦怠纳呆，头痛恶心，小便短少，心悸气短，出现尿毒症状或心绞痛、心肌梗死均可服用。用宁心汤治之。

【方药】西洋参10g，川三七10g，鸡内金10g，琥珀10g，珍珠母10g，麝香0.3g，研末调匀，每次2g，每日2～3次。

此方属久病元气大伤，不能充盈于心脾，致使气虚血瘀于上、中、下三焦，故现如上诸病。

5.忧郁血积型

妇女心事繁杂，郁而为火，心火胜克肝，肝气郁怒，不能随时发泄，遂忧思久而气滞，气滞则血瘀，血瘀则现月经闭止，小便疼痛，癥瘕积聚，卵巢囊肿，子嗣艰涩，现代医学的子宫肌瘤即属此类。方用奇效逐瘀止痛消积方。

【方药】赤芍10g，当归尾10g，川芎10g，小茴香6g，干姜10g，延胡索10g，五灵脂20g，生蒲黄20g，桂心6g，乳香、没药各10g，丹参10g，海螵蛸10g，红参50g，三棱、莪术各10g，山楂10g，茯苓10g，牡丹皮10g，桃仁、红花各10g，水煎服。

6.血瘀心脑型

血瘀心脑，脑失所养，症见头痛、头晕，心胸刺痛，瘫痪昏厥，语言障碍，幻听昏睡，口眼㖞斜，肢体麻木，舌质紫，苔薄白，脉沉涩。方用化瘀通脑汤（《刘氏家藏秘方》）。

【方药】黄芪30g，赤芍10g，川芎10g，桃仁、红花各10g，生姜15g，老葱1节，冰片3g，丹参10g，磁石15g，水蛭15g，蜈蚣

2条，麝香少许，水煎服。

7.心血瘀滞，肝郁化火型

胸闷、气短、心悸、心烦，健忘、失眠，急躁易怒，头晕头痛，舌质紫暗，苔薄白，脉沉细涩。证属气滞血瘀，肝郁化火，心血阻滞不通。法宜活血化瘀，疏肝泻火。方用开胸化瘀汤（《刘氏家藏秘方》）。

【方药】当归尾10g，生地黄10g，红花10g，桔梗6g，川芎10g，赤芍10g，枳壳10g，柴胡10g，丹参10g，代赭石12g，檀香10g，琥珀10g，磁石10g，炙甘草3g，朱砂3g，黄芩10g，水煎服。

8.心血瘀阻，经络不通型

头痛如刺，胸痛、心悸、气短、失眠、健忘，心绞痛，咳嗽，潮热，心胸烦闷，舌质紫暗、苔白，脉沉涩。证属心血瘀阻，络脉不通。法宜活血化瘀，通络止痛。方用活血蠲痹汤（《刘氏家藏秘方》）。

【方药】丹参10g，檀香10g，红花10g，琥珀15g，蒲黄10g，五灵脂10g，山楂10g，川芎10g，珠母15g，磁石15g，炒酸枣仁30g，瓜蒌30g，薤白15g，黄芪30g，水煎服。

9.心血瘀阻，肝脾气郁型

肝脾大，胸腹有肿块，腹痛有定处，久泻不止者，以及肝癌有心悸等症者。治宜活血化瘀，疏肝散结，顺气止痛。方用疏肝活血汤（《刘氏家藏秘方》）。

【方药】赤芍10g，乌药6g，枳壳10g，香附15g，延胡索10g，五灵脂10g，当归尾10g，牡丹皮10g，桃仁10g，红花10g，乳香、没药各10g，三棱、莪术各10g，佛手15g，白花蛇舌草

15g，半枝莲15g，水煎服。

10.血瘀经络，外受风寒型

素体气血双虚，经络不通，外受风寒，或因气滞血瘀引起的关节炎、腰腿痛、半身不遂、肢体不能屈伸者，以及遍体麻木不仁等心脑血管疾病，或因风寒湿气所致的关节炎、颈椎病、腰椎间盘突出、坐骨神经痛、骨质增生，腰肌劳损所致的局部疼痛病。法宜补肾养血，活血化瘀，通络止痛，壮骨舒筋。方用活血通络丸（《刘氏家藏秘方》）。

【方药】红芪50g，当归尾15g，川芎15g，赤芍10g，生地黄10g，桃仁、红花各30g，丹参10g，秦艽10g，羌活12g，独活12g，桂枝20g，地风10g，葛根30g，天麻15g，乳香、没药各15g，川乌、草乌各3g，鸡血藤10g，牛膝6g，全蝎10g，蜈蚣2条，地龙10g，水蛭20g，白花蛇1条，水煎服，每日2次。

按：本方为气阳双虚、风寒为病于经络之症而设，共奏补气益阳、活血化瘀、行气止痛、通经活络之功。

11.头面瘀血型

头发脱落，眼痛白珠红，酒糟鼻，耳聋年久，白癜风，紫癜风，紫印脸，青记脸如墨，牙疳，出气臭。妇女干血痨，男子痨病，交接病作，小儿疳症等。方用通窍活血汤（《医林改错》）。

【方药】赤芍一钱，川芎一钱，桃仁三钱，红花三钱，老葱三根，鲜姜三钱，红枣七个，麝香五厘。用黄酒半斤，将前七味煎一盅去渣，将麝香入酒内，再煎二沸，晚卧服。方内黄酒各处方分量不同，宁可煎多两次，使煎液不少于一盅。酒亦无味，虽不能饮酒之人，亦可服。

12.**眼睛瘀血型**

初起眼疼白珠红，后起云翳。方用加味止痛没药散（《医林改错》）治之。

【**方药**】没药三钱，血竭二钱，大黄二钱，朴硝二钱，石决明三钱，为末，分四剂，早晚清茶调服。

13.**耳部瘀血型**

耳聋不闻雷声，治用通气散（《医林改错》）。

【**方药**】水蛭一两，香附一两，川芎五钱，为末，早晚开水冲服三分。

按：耳得血能听，今肝郁阻滞，心血痹阻，不能上营于耳。故耳聋不闻雷声。

14.**胸部瘀血型**

头痛，胸痛，胸不任物，胸任重物，天亮出汗，食后胸疼，心里热，瞀闷，急躁，夜里梦多，呃逆，失眠，夜啼，心悸，夜不安，肝气病，干呕，晚发一阵热，宜加味血府逐瘀汤。

【**方药**】当归9g，生地黄9g，桃仁12g，红花9g，枳壳6g，赤芍6g，柴胡3g，水蛭9g，甘草6g，桔梗4.5g，川芎4.5g，牛膝9g，水煎服。

近几十年来，余用本方治疗由瘀血引起的头痛、肋间神经痛、胸痹、慢性肝炎、溃疡病、腹痛、流产腰痛身痛、下肢疼痛、产后出血、脑震荡后遗症、风湿性心脏病、冠心病、肝脾大等，均取得一定疗效。

15. 腹部瘀血型

积块，小儿痞块，痛不移处，卧则腹坠，肾泻，久泻，胸膜以下，上腹部血瘀的积块，宜加味膈下逐瘀汤。

【方药】五灵脂6g，当归6g，川芎6g，桃仁9g，红花6g，牡丹皮6g，赤芍6g，水蛭6g，乌药6g，延胡索3g，甘草9g，香附6g，枳壳4.5g，水煎服。

16. 少腹瘀血型

血塞寒凝，瘀在少腹，痛而不已，或有积块，月经不调。宜加味少腹逐瘀汤。

【方药】小茴香12g，干姜15g，延胡索10g，没药10g，当归10g，川芎6g，官桂10g，赤芍10g，生蒲黄10g，五灵脂10g，水蛭10g，土鳖虫10g。

按：少腹逐瘀汤是临床常用方剂之一，尤其对于妇科，不论冲任虚寒、瘀血内阻的痛经，还是慢性盆腔炎、肿瘤等，均有很好的疗效。

诸癫狂痫，皆属于心

癫为阴，狂为阳，人称文癫武狂。《经》云："重阴则癫，重阳则狂。"

癫由心气郁积，或兼痰蒙心窍，久思不遂，患郁之积导致。病发不善言、独语，或喜笑无常、怕见人等症。

狂因心久郁成怒，狂言骂詈，不避亲疏，或踰垣高歌，弃衣而走。狂言无休止，舌质红，苔黄厚，大便干燥或便秘，强食强饮，或月经来时停时，胡言乱语，如见鬼状。

痫则行走坐卧如常人，病发不论高空、河岸、湖泊等处，忽然发出如牛、猪、马、羊、犬等声音，跌倒后，不省人事，目睛上吊，痰声辘辘，此由心火暴盛，痰涎涌心，或气郁冲心所致，宜逐呆仙方、启迷奇效汤。

癫狂一症，苦笑不休，詈骂歌唱，不避亲疏，许多恶态，乃气血凝滞脑府，与脏腑不接，如同做梦一样，癫狂梦醒汤治之。

诸妇女病，皆属于心

妇女以血为主，心主血，无论月经之先后、愆期，或月经过多之崩漏，以及二阳之病，皆属于心。

其妇女之月经先期用的先期汤，后期用的四物姜附汤，愆期用的十全大补汤，或归脾汤治妇人血不归脾之崩漏证，皆可说明这一论断是正确的。

诸小儿病，皆属于心

凡诸小儿初生疾病，如不小便、不大便、天钓、目烂、惊风痫证、心疳自汗、盗汗等，皆属心经所发疾病。

如小儿初生不小便者，因心与小肠相表里，心热有火，或现口苦生疮者，八正散主之。

小儿出生不大便，属于心火灼焦脾土，脾为胃及大肠输送津液不足，故致大便不通，急用口呣其前后心、脐下及手足心可愈。

小儿天钓证，由邪热痰涎壅塞胸间，不得宣通而成，发时惊悸壮热，眼目上翻，手足瘈疭，爪甲青色，状似惊风，但目多仰视，较惊风稍异。搐热多热者，钩藤饮主之；惊盛兼风者，牛黄散主之。余以为，小儿天钓亦是心热生风所致，以上二方均为清心祛风之用。

其他如重龈、鹅口、吐舌、弄舌、重舌、夜啼、胎赤、赤游风等八种疾病，皆属心经毒热引起，皆可用生地黄、黄连、当归、黄芩、木通、栀子以清心经毒热、利小肠之火为佳。

另有惊风及诸痫之发作，皆与心经之热有直接关系。

诸眼目疾，皆属于心

若谓心眼，眼为心之窗，为心之录像机，所录之像，皆赖心为之鉴；肝又开窍于目，肝属木，心属火，火性炎上，木当受克，故一切眼疾当属于心。凡眼疾，白珠红丝者，皆以四物桃红汤治之；迎风流泪者，可以四物加荆芥治之；凡因劳虑过度，致伤中气不足者，用补中益气汤治之。

诸小肠病，皆属于心

小肠疾病大概分为心疝、血淋、小肠气等。心疝者宜泻心导赤汤治之，血淋者宜小蓟饮子、五淋散治之，小肠气宜暖肝煎治之。

诸耳病，皆属于心

耳病不外乎心火为患。如耳聋、耳鸣，宜加味左慈耳聋丸；旋耳疮用穿粉散治之，耳疖用自拟龙胆泻肝汤治之，耳根毒用仙方活命饮治之。

肝胆常有余、心肾常不足论

大凡肝病必源于心，因肝藏魂，魂常随神而往来，人之神魂如影随形。心主眼，肝开窍于眼，神欲相之，魂必应之，故目击之物，心必先受之。心属火，肝属木，心血不足，火自旺之，火旺必损及肝。肝又与胆相表里，肝火大，胆腑必实热，症见胆汁上溢之口苦、目眩、耳鸣耳聋、胸胁胀满，且右胁痛益甚之疾。《内经》云："心者，生之本，神之变也，……"心为君主，万物系之以兴亡，七情之于人，皆赖心以借助于五脏神之喜与忧、悲、怒、思、惊、恐而生，生而化，化而变，以应乎内境之于外也。又以各脏腑之盛衰偏平而映诸体矣。人之五脏，心、肝、脾、肺、肾之功能偏颇，决定于心对外界万事万物之喜恶。五脏犹如一个五星角线，若相互之间的距离是相等的，则身心安平无恙；心气紊乱，不合自然之道，则百病丛生（参见《心病证治·以心治心图》）。

《诸病源心论》曰："大凡人心，贪图财务，急功近利，慕高恶下，日无宁时，夜无息歇""心为坎离不济之源，凡梦遗滑精、女子梦与人交，皆因眼观邪色，耳听淫声，正值年少青春、花蕾初绽之时，精满欲溢、血旺思媾之际，心有所思，事有不遂，心使神驰，引动水波上沸，故而男子梦遗、女子梦交之症见矣。"心、脑、肾相系，日久天长，外以伤志，内以耗肾，故心肾不足之症见矣。

《千金要方·卷第十一·肝脏》谓："肝气虚则恐，实则怒""肝气盛则梦怒""肝藏象木，与胆合为腑。""肝实热，左手关上脉阴实者，足厥阴经也。病苦心下坚满，常两胁痛，息忿忿如怒状，名曰肝实热也。"左手关上脉阴实者，即左手关上肝胆之脉沉弦有力者也；病苦心下坚满者，即有口苦、胃部痞满而实者也；两胁痛，乃肝区痛；息忿忿如怒状，即有忿怒长叹息或惑不平之态。

1.肝胆有余

（1）治肝实热，阳气伏，邪热喘逆闷恐，目视物无明，狂悸，非意而言，竹沥泄热汤方。

【方药】竹沥、麻黄、石膏、生姜、芍药各四分，大青、栀子仁、升麻、茯苓、玄参、知母各三分，生葛八分。

上十二味，㕮咀，以水九升，煮取二升半，去滓，下竹沥，煮二三沸，分三服。须利，下芒硝三分，去芍药，加生地黄五分。

（2）治肝实热，目病胸满，气急塞，泻肝，前胡汤方。

【方药】前胡、秦皮、细辛、栀子仁、黄芩、升麻、玉竹、决明子各三两，苦竹叶一升，车前子一升，芒硝三两。

上十一味，㕮咀，以水九升，煮取三升，去滓，下芒硝，分三服，又一方有银胡三两，共十二味。

（3）治肝实热，梦怒虚惊，防风煮散方。

【方药】防风、茯苓、玉竹、白术、橘皮、丹参各一两三分，细辛二两，甘草一两，升麻、黄芩各一两半，大枣三十枚，射干一两，酸枣仁三分。

上十三味，治下筛，为粗散，以方寸两匕，帛裹，以井花水二升煮，时时动裹子，煎取一升，分服之，日二。

（4）治肝邪热，出言反常，乍宽乍急，远志煮散方。

【方药】远志、射干、杏仁、大青各一两半，茯神、葛根、甘草、麦冬各一两，芍药二两半，桂心三分，石膏二两，知母、升麻各五分。

上十三味，治下筛，为粗散，以水二升五合，煮竹叶一升取汁用。煮药一匕半，煎取八合，为一服，日二。以绵裹散煮之。

（5）治邪热伤肝，好生悲怒，所作不定，自惊恐，地黄煎方。

【方药】生地黄、淡竹叶、生姜、车前草、干蓝各切一升，丹参、玄参各四两，茯苓二两，石膏五两，赤蜜一升。

上十味，㕮咀，以水九升，煮取三升，去滓，停冷下蜜，更煎三两沸，分三服。

（6）左手关上脉阴阳俱实者。足厥阴与少阳经俱实也。病苦胃胀、呕逆、食不消，名曰肝胆俱实也。

【方药】柴胡18g，黄芩15g，香附15g，川芎15g，苍术15g，栀子15g，六神曲15g，生甘草6g，水煎，日三服。

（7）肝风内动，肝阳上亢，脉弦长有力；或上盛下虚，头目眩晕；或脑中常作痛发热；或目胀耳鸣；或心中烦热。时常噫气，或面色如醉、肢体渐觉不利、口眼渐行㖞斜等。镇肝熄风汤

（《医学衷中参西录》）。

【方药】怀牛膝、生代赭石、生龙骨、生牡蛎、生龟甲、生杭白芍、玄参、天冬、川楝子、生麦芽、茵陈蒿、甘草，水煎服。

如心中烦热甚，加生石膏或苦丁茶、龙胆草；痰多，加竹沥、胆南星；头痛目眩甚，加夏枯草。

（8）头晕目眩，口苦心烦，胸胁胀满，小便短涩，妇女白带白浊，男子阴囊潮湿，男妇阴中燥痒。舌边尖红，苔略黄白腻而厚，脉弦滑者，龙胆泻肝汤（《医宗金鉴》）主之。

【方药】龙胆草12g，木通12g，泽泻12g，柴胡18g，生地黄20g，当归15g，栀子15g，黄芩15g，车前子15g，生甘草6g，水煎，日三服。

《经》云："胆为中正之官。"胆腑实热，则口苦、心烦、夜难眠、呕逆、溲黄，脉弦数，温胆汤主之。

【方药】竹茹15g，枳实12g，半夏15g，陈皮10g，云苓15g，生甘草6g，水煎，日三服。

（9）少阳病，内有大便燥结，外有少阳经症者，大柴胡汤（《伤寒论》）治之。

【方药】柴胡24g，枳实12g，生姜15g，黄芩9g，杭白芍6g，大黄10g，半夏15g，大枣12枚，水煎，日二服。

（10）胆腑疼痛，右胁胀满，牵引右肩膀沉重而痛，小便短少而黄，大便秘结，善呕者，舌厚略黄或燥，脉左关沉弦或弦实者，加味大柴胡汤（自拟）主之。

【方药】柴胡24g，黄芩18g，枳实15g，杭白芍30g，大黄10g，红参15g，厚朴15g，金钱草30g，川楝子15g，鸡内金30g，郁金15g，延胡索20g，生甘草6g，水煎，日二服。

（11）肝胆俱实，头晕目眩、耳鸣，渐不闻雷音，口苦、心烦，夜不成寐，不时而呕，不思饮食者，舌边红，苔薄白略黄，脉沉弦者，属肝火引动胆热，肝胆气上冲巅顶所致。

【方药】柴胡24g，黄芩18g，竹茹15g，半夏15g，云苓20g，枳壳12g，天麻30g，陈皮12g，龙骨、牡蛎各20g，代赭石30g，楝实30g，牛膝12g，珠母20g，水煎服，6剂。

（12）肝胆实火而致的头晕目眩、神志不宁，甚至惊悸抽搐、谵语发狂，或胸腹胀痛、大便秘结、小便短赤等，当归龙荟丸（《宣明论》）主之。

【方药】当归、黄连、黄柏、黄芩、龙胆草、芦荟、大黄、青黛、木香、炒栀子、麝香，水泛为丸。

功效：清肝火，除烦热。

（13）风痫忽然发作，身热发汗，面赤仰卧，手足瘛疭，两目上翻，口噤咬舌，啼叫吐涎，脉数，泻青丸（《景岳全书·古方八阵》）主之。

【方药】龙脑、大黄、羌活、防风、川芎、当归、栀子，水泛为丸。

（14）左手关上脉阳实者，足少阳经也。病苦腹中气满，饮食不下，咽干头痛，洒洒恶寒，胁痛，名曰胆实热也。治胆腑实热，精神不守，泻热，半夏千里流水汤方。

【方药】半夏、宿姜各三两，生地黄五两，酸枣仁五两，黄芩一两，远志、茯苓各二两，秫米一升。

上八味，㕮咀，以长流水五斗煮秫米，令蟹目沸，扬之三千遍，澄清，取九升煮药，取之升半，分三服。

2.心常不足

心主血，血旺则精力充沛，血少则神志衰弱，血瘀则诸症蜂起，此指心的病理而言，而不是指心的生理状态。人的精神意识、思维、智慧、五脏六腑的正常生理功能皆靠心的活动而生成，而心又靠血的滋养而进行传神活动。中医学把心的临床病理表现按阴、阳、气、血归纳为四型进行论证，后世清·王清任按气滞血瘀理论进行治疗的方法开启了治疗心脑血管病方法的新途径。

笔者通过30余年的临证认为心常不足。所谓心常不足就是指心脏的疾病大都因其阴、阳、气、血不足和气血郁滞而成。由于心的阴、阳、气、血诸不足，人体又是一个统一的整体，亦相应导致其他脏腑的不足，而其他脏腑的不足必然影响到心的不足。

（1）心阳愈虚则肾阳愈虚，肾阳不足则心阳亦虚。足以证明心阳虚导致肾阳虚，而肾阳虚又可形成心阳虚，临床可见畏寒水肿、心悸、气短、健忘、失眠、面色㿠白、舌淡苔白、脉沉细等。法宜补阳益气，养心安神。药用自拟苓桂四君子汤治疗。

【方药】云苓、桂枝、白术、党参、炙甘草、鹿角胶。

（2）肾阳虚也可导致心阳不足，症见头晕、健忘、腰痛、下肢无力、遗精带浊，舌淡苔白，脉沉细无力，用自拟增减肾气汤治疗。

【方药】桂枝、龙骨、牡蛎、白芍、山茱萸、山药、鹿角胶、酸枣仁等。

（3）心阳愈虚则脾阳愈不振；脾阳愈虚则心阳愈不足。症见乏力，畏寒，面色㿠白，心悸、气短、健忘、腹泻便溏，舌淡苔白，脉微弱。法宜补阳益气，健脾安神。

【方药】党参、白术、云苓、炙甘草、山药、黄芪。

（4）脾阳虚导致的心阳不足，则症见怔忡健忘、失眠、心悸、盗汗，发热体倦。妇女脾气虚弱，崩中带下，可用归脾汤加桂枝治疗。

【方药】黄芪、党参、白术、云茯神、远志、当归、木香、甘草、酸枣仁、龙眼肉、桂枝。

（5）心血不足则肝血亦不足，肝血不足则心血愈不足。

心主血，血虚则不能上营于心，形成失眠、健忘、心悸等心血不足的病症。血为气母，气为血帅。有形之血生于无形之气，血虚甚亦可导致气虚。可用八珍汤加酸枣仁等治疗。

【方药】党参、白术、云苓、炙甘草、当归、川芎、酸枣仁、熟地黄、白芍。

（6）木生火，今火旺反侮于木，故肝血亦不足，可见头晕心烦、急躁易怒、四肢麻木，妇女月经不调，崩中漏下，舌淡白等肝血不足症状。法宜气血双补。自拟柏枣四物汤加味治疗。

【方药】当归、川芎、生地黄、白芍、阿胶、何首乌、枳壳、陈皮、酸枣仁、柏子仁等。

（7）心火愈大则肝火愈盛；肝火愈盛则心火愈炽。

心属火、火属阳；心主血，血属阴。阴阳平衡，即气血平衡，心才能正常无恙。如果心火旺盛，木又能生火，相依为用，心火大则肝火必然偏旺，形成头眩、口苦、胁肋刺痛、急躁易怒、小便黄赤、心烦易惊、口舌生疮、舌红少苔、脉弦数等肝火旺盛之象。法宜泻南平东，清心泻肝。心火平则肝木自然无火，药用加味三黄泻心汤。

【方药】黄连、黄芩、大黄、龙胆草、柴胡。

（8）心属火，肝属木，肝木生火。火生风，风火相扇，形成肝风内动的病理机制，在症为头眩、肢麻、舌蹇语涩，抽风瘛疭，舌质紫暗，苔厚腻，脉结代而涩。所谓"治风先治血，血行风自灭"，可用镇肝熄风汤治疗。

【方药】怀牛膝、生代赭石、生龙骨、生牡蛎、生龟甲、生杭白芍、玄参、天冬、川楝子、生麦芽、茵陈、甘草。

（9）心阳虚则肺阳亦虚，肺阳虚则心阳愈虚。

心属火，火属阳，阳从热；肺属金，金属阴，阴从寒。心如太阳，温煦宇宙万物，心阳不能温煦肺金，故症见心肺阳虚，出现形寒、面色苍白、咳嗽痰稀、心悸气短、饮食乏味等现象。治宜宣痹通阳，温肺化气。药用加味瓜蒌薤白白酒汤。

【方药】瓜蒌、薤白、白酒、葛根、山楂。

（10）肺如盖，犹如天空，阳和布护，天气晴朗，则阴霾之气得以化布，在人则精神清爽，心旷神怡，反之胸部满闷、气短、心悸、咳嗽痰喘，背痛彻心，舌苔白腻而厚，脉沉弦而涩。法宜温阳通气。药用瓜蒌薤白加苓桂术甘汤。

【方药】瓜蒌、薤白、云苓、桂枝、白术、甘草。

（11）心阴虚则肺阴虚；肺阴虚则心阴亦虚。心主血，血属阴，阴虚则内热，内热则元气损伤。阴津大耗，在症则见汗多体倦、气短口渴、心悸心烦、干咳少痰、脉虚弱。治宜生脉散加味。

【方药】麦冬、玄参、生地黄、酸枣仁、柏子仁。

（12）肺金不能生肾水，肾水不能制心火，火盛自焚，纵有杯水，亦难救车薪之急，肾水不能救济心火，心火愈盛，下灼肾阴而致不足。症见肺虚火盛，咳嗽气喘，咽喉干燥，咳痰甚少，甚或痰中带血，舌红少苔，脉浮而数。法宜清肺滋阴。治宜补肺阿胶汤。

【方药】阿胶、牛蒡子、马兜铃、炙甘草、杏仁、粳米、山茱萸、五味子、麦冬。

（13）心阴不足则肾阴不足，肾阴不足则心阴愈不足。症见干咳无痰，心悸、潮热、骨蒸，或痰红而少，舌质红绛，脉沉细数。药用麦味地黄丸。

【方药】麦冬、五味子、熟地黄、山茱萸、山药、牡丹皮、云苓、泽泻。

（14）肾属水，藏精，房事过度，精血亏损，不能上济于心，则心阴必然不足，形成坎离不济，遗精早泄、腰酸腿软、心悸怔忡、心烦失眠等症，舌红少苔，脉沉细数。法宜交通心肾，坎离既济，诸症自愈。可用枣柏地黄汤治疗。

【方药】酸枣仁、柏子仁、生地黄、山茱萸、山药、泽泻、牡丹皮、云苓。

（15）心气不通则心血不通，心血不通则心血瘀滞。

心主血脉，气为血帅，血为气母，气行血行；心血虚弱，不能周流营养于心，症见气短、心悸、失眠、健忘、四肢乏力，舌淡白，脉微弱。治宜补气益血，养心安神。药用参芪养心汤。

【方药】黄芪、党参、当归、琥珀、酸枣仁、柏子仁。

（16）心气不通则心血瘀滞，心血瘀滞则心痛如刺，症见头眩或痛，心前区刺痛，面色晦暗，心悸气短，失眠健忘。法宜活血化瘀，开胸止痛，镇心安神。

【方药】当归、生地黄、赤芍、川芎、桃仁、红花、桔梗、枳壳、柴胡、牛膝、甘草、琥珀。

3.肾虚

（1）老年阳衰，精髓空虚，神疲形瘦，体质怕冷，腰膝酸软，手足麻木，无力，阳痿精冷，遗尿失禁或妇女肾虚血亏，崩漏带下。用全鹿丸（《景岳全书》），大补虚损，壮肾阳，益精血。

【方药】人参、白术、茯苓、当归、川芎、生地黄、熟地黄、黄芪、天冬、麦冬、菟丝子、枸杞子、杜仲、牛膝、山药、芡实、五味子、锁阳、肉苁蓉、补骨脂、巴戟天、胡芦巴、川续断、覆盆子、楮实子、秋石、陈皮、川椒、小茴香、沉香、青盐、炙甘草、全鹿。

（2）肾阳不足，阳痿早泄，滑精梦遗，腰酸腿软，自汗心悸，小便增多或年老阳痿，气力衰弱等。斑龙丸（《景岳全书》）主治，可补益肾阳。

【方药】鹿角霜、鹿角胶、菟丝子、熟地黄、柏子仁、补骨脂、茯苓，水泛为丸。

（3）肾阳不足，命门火衰，年老病久而出现精神疲乏，畏寒肢冷，阳痿，滑精，早衰，腰膝酸软等症。右归丸（《景岳全书》）。

【方药】熟地黄、山药、枸杞子、菟丝子、杜仲、山茱萸、当归、制附子、肉桂、鹿角胶。

（4）肾阳不足，腰痛脚软，肢体畏寒，少腹拘急，小便不利或频数，梦遗，脉虚弱，以及痰饮咳喘、消渴、水肿、久泄等症，见有肾阳虚衰者。金匮肾气丸（《金匮要略》）治之。

【方药】熟地黄24g，山茱萸12g，山药12g，泽泻10g，茯苓10g，牡丹皮10g，附片3g，肉桂3g，水泛为丸。

《古今名方》：（金匮肾气丸）近代常用于治疗慢性肾炎、肺气肿、糖尿病、尿崩症、神经衰弱、阳痿遗精、慢性腰痛，以及慢性口腔炎等有上述见证者。

《濒湖脉学方药对阐释》：愚初学医时，常与一上知天文、下晓地理之老翁闲聊，知其素好感冒风寒，且当日又觉头眩、气短、腰酸痛，夜梦多，小便频数，舌淡苔薄，脉沉细。属肾阳虚弱所致，拟金匮肾气丸改汤剂，令服三剂。……金匮肾气丸不但能补肾壮阳，且有预防感冒之力。肾为根本之正气，正气盛则外邪不能使人病也。故《内经》谓"正气存内，邪不可干"者是。

（5）肾阴不足，虚火上炎，腰膝痿软，骨热酸痛，头目眩晕，耳鸣耳聋，自汗、盗汗，遗精梦泄，消渴，舌燥喉痛，牙齿动摇，足跟作痛等症。六味地黄汤（《小儿药证直诀》）。

【方药】熟地黄24g，山茱萸12g，山药12g，牡丹皮10g，泽泻10g，云苓10g，水泛为丸。

（6）头晕，四肢无力，易感冒，心悸气短，梦多失眠，男子遗精，女子月经不调，先后无定期，冲任损伤，赤白带下，脾虚腹泻，心虚健忘，肾虚腰痛，阳痿等疾。属心、脾、肾三脏阳气不足者，自拟十九味英雄丸，以温补心、脾、肾三脏之阳。

【方药】黄芪30g，党参20g，炒白术12g，云苓12g，当归10g，川芎10g，杭白芍10g，熟地黄15g，龙眼肉12g，升麻3g，柴胡3g，陈皮10g，炒酸枣仁15g，远志12g，木香6g，炙甘草6g，山茱萸12g，山药12g，枸杞子10g，水煎服。

心的养生及保健

人们在日常生活中，常听到有关心的成语有160余个，皆泛指人在宇宙间应对和处理既简单而又复杂的事理，尤其是最复杂的事理，通过不同的应对方式，所总结出来的理论故事结晶就叫作成语。如心花怒放、心安理得、心如止水、心宽体胖、心领神会、心力交瘁、心口不一、心不由主、心如铁石、心驰神往、心惊胆战、心绪不宁、心烦意乱、心狠手辣、心照不宣、心猿意马、心醉魂迷、心地狭窄、心平气和、心有灵犀一点通、心如古井、心志难夺、心不在焉、心中有数、心长力短、心胆俱裂、同心同德、违心之论等等。

这些成语皆谓人心的复杂多变，喜怒哀乐的内心动态。那么，心到底在身体的什么位置呢？它的主要功能是什么？它的病变是什么？为了避免心的病变，又该不该了解有关心的养生保健知识呢？有关心的养生法具体有以下四种。

1.修心养性

《素问·上古天真论》云："昔在黄帝，生而神灵，弱而能言，幼而徇齐，长而敦敏，成而登天。乃问于天师曰：余闻上古之人，春秋皆度百岁，而动作不衰。今时之人，年半百而动作皆衰者，时世异耶？人将失之耶？

岐伯对曰：上古之人，其知道者，法于阴阳，和于术数，食饮有节，起居有常，不妄作劳，故能形与神俱，而尽终其天年，度百岁乃去；今时之人不然也，以酒为浆，以妄为常，醉以入房，以欲竭其精，以耗散其真，不知持满，不时御神，务快其心，逆于生乐，起居无常，故半百而衰也。

夫上古圣人之教下也，皆谓之：虚邪贼风，避之有时，恬淡虚无，真气从之，精神内守，病安从来。是以志闲而少欲，心安而不惧，形劳而不倦，气从以顺，各从其欲，皆得所愿。故美其食，任其服，乐其俗。高下不相慕，其民故曰朴。是以嗜欲不能劳其目，淫邪不能惑其心，愚智贤不肖，不惧于物，故合于道，所以，能年皆度百岁而动作不衰者，以其德全不危也。"

其中心安不惧之"心"与淫邪不能惑其心之"心"两字，及合天道之"道"字，耐人寻味，发人深省，看来人生一世，草木一秋，皆在于一个"心"字，而心更在于一个"道"字。所以老子的《道德经》中有"道法自然"，即"人法地，地法天，天法道，道法自然"之谓。

还有句名言叫作："是以圣人抱一为天下式。"只要遵循"恬淡虚无"一句话，即可心无事，事少则宁，宁则自然，自然则心安体健，百疾不生。

《悟真》一书中有："仙人道士非有神，积精累气以成真。"此话便符合《素问》的养生之道。

2.导引养生法

本着"心之养生，虚静为宝"的宗旨，我们不妨学一些导引养生法，做一些对养心健身有益的运动。如汉代名医华佗模仿虎、鹿、熊、猿、鹤的动作和姿势而创编的一套健身导引术，叫作"五禽戏"。一般认为，猿戏能固纳肾气，鹿戏能增强脾胃运化之气，虎戏可扩张肺气，熊戏能疏达肝气，鹤戏可增强心气。余认为，在有利于心的养生方面，还是多做些鹤戏为上。当然，五戏全作，既用不了多长时间，又对身心有好处，何乐而不为呢！

又如八段锦，也是中医导引健身术之一，从宋朝流传至今已有800多年的历史。人们把它比作精美的"锦"，因有八段动作，故称"八段锦"。它的作用是综合性、全身性的，经常锻炼可以调节人体各脏器、经络、气血的运行，对修心养性、增强体质有显著的功效，如"理三焦""调理脾胃"治"五劳七伤""去心火""固肾腰""增气力""消百病"等作用。所以清代名医曹庭栋说："导引之法甚多，如八段锦……之类，不过宣畅气血，展舒筋骸，有益无损。"

再如"太极拳"，是我国一种源远流长的拳术、吐纳术、导引术三结合的健身运动，以拳术为基础，以气功理论为指导，其目的在于"练精化气""练气化神""练神还虚"，以达到健心强身、祛病延年的目的。故有"内家拳"之称，道家视之为修养之秘诀，练气之法宝。

另外有易筋经等导引术，对心火旺盛之阳痿、早泄、遗精及前列腺等症都有一定的保健效果。

3.饮食养生法

唐代伟大的医学家孙思邈曾经说过："不知食宜者，不足以存生。"清代黄宫绣认为："食之入口，等于药之治病，同为一理。合则于人脏腑有益，而可却病卫生；不合则于人脏腑有损，而即增病促死。"

饮食养生宜根据本人的身体具体情况而定，切莫盲目膳食。科学的膳食对人体的健康长寿是大有裨益的。如心阳不足者，可在粥中适当加一些黄芪、人参、龙眼肉、蜂蜜之类；心阴不足者，可在菜食中加一些麦冬、百合、蜂蜜、莲子之类；心血虚者，可食用一些羊心、羊肝之类的菜；心气不足者，可适当在饭菜中加入人参、蜂蜜之类；心肾俱不足者，可适当加入黑芝麻、枸杞子、核桃仁、蜂蜜之类；肝阳亢盛者，可适当饮用菊花茶之类等等。

4.文娱养生法

包括阅读养生法、书画养生法、音乐养生法、弈棋养生法、垂钓养生法等5种。

其一，阅读养生法，是通过阅读书籍，获得知识，提高素养，以使性情豁达、身心愉快的方法。书籍是人类精神的营养品，阅读书籍可使人澄静空明、心旷神怡、思想觉悟、豁达处世、升华境界，达到养生防病、养心健心的作用。所以古代医家认为"诗书悦心，可以延年。"《类修要诀》有"要长寿，读书花木随前后"。唐代诗人白居易有"头风若见诗应愈"的佳句。

其二，书画养生法，是通过习书作画或欣赏书画以促进身心健康的方法。如当代110岁的书法家苏局仙云："书画同源，有如太极、气功，大有益于通顺血脉，强健体魄。"清代书法家包世臣在他的《艺舟双楫》中云："学书如学拳。"当代马有度先生云："习字作画如同练气功。"《瓯北医话》中也有："学书用于养心愈疾。"欧阳修云："明窗净几，笔砚纸墨，皆极精良，亦自是人生一乐事。"所以，习书作画或欣赏书画，有消除烦恼、愤怒、忧愁、悲哀、急躁、紧张等不良情绪的功能。

其三，音乐养生法，是通过各种音乐艺术，选听不同音调、节奏、旋律的乐曲，以调节情志、防病延年的养生方法。角、徵、宫、商、羽五音分别相应于肝、心、脾、肺、肾五脏。不同的音乐对不同的脏腑有着特异性的调节作用。《史记·乐书第二》有："音乐者，所以动荡血脉，流通精神而和正心也。"所以俗语有："七情之病也，看花解闷，听曲消愁，有胜于服药者矣。"利用音乐调节情绪，娱乐益寿，更受养生家之青睐。古人有这样一句话："一曲听尽消千愁，千愁销尽享万寿。"可谓淋漓尽致，入木三分！所以建议大家可根据个人的实际心理状态，适当选听一些曲子。凡旋律缓慢轻悠、曲调低沉、柔绵婉转、清幽和谐的乐曲，多具宁心安神、镇静催眠之效，如《幽兰》《梅花三弄》《病中吟》《催眠曲》，古筝曲《平沙落雁》《春江花月夜》。凡具高亢激昂旋律的乐曲，可用来消除忧思之情，发泄郁结之气，如《离骚》《满江红》《霹雳行》《松花江上》等。凡旋律悠扬、节奏明快多变、音色优美的乐曲，使人有轻松、欣喜之感，从而可消除悲、哀、忧、思、郁、怒之情，如《百鸟朝凤》《黄莺吟》，笛子独奏《百鸟行》《鸟投林》等等。

20世纪初，曾有人选取90首名曲，先后测试2万人，这些名曲都引起了听者的情绪变化。古希腊时就有人认为E调安定、D调热烈、C调缓和、B调哀怒、A调高昂、G调浮躁、F调淫荡。

其四，弈棋养生法，是通过下棋解郁除烦、愉悦神情的养生法。弈棋能使人全神贯注，意守棋局，排除杂念，心平气和，通过凝神聚意的思考，使大脑得到交替休息，达到健脑益智、心怡忘忧之目的。《皮之文薮》云：“围棋乃仙家乐道养性之具。”宋代洪迈在他的《夷坚志》中也云：“下棋能使人‘康宁无疾’‘聊以忘忧’。”

然则，弈棋养生，贵在适度，弈棋爱好者要量力而行，时间不宜太长。有些人通宵达旦，弈而忘返，则会损心耗气，不可不慎。清代张潮《幽梦影》中有云：“胜固欣然，败亦可喜。”只为快乐，不计输赢，做到“胜不骄，败不馁。”

其五，垂钓养生法，是通过钓鱼活动以调畅情志，促进身心健康的养生法。垂竿钓鱼，既有静心凝神之态，又有挥竿活泼之举。可谓河湖垂钓，碧水清风，环境幽雅，心静神清。它与气功入静、意守丹田有异曲同工之妙。所以《列子·汤问》中有：“临河持竿，心无杂虑，唯鱼之念；投纶沉钓，手无轻重，物莫能乱。”所以这是一种凝神集思、养心益智的很好的休闲活动。

后记

　　这部《诸病源心论》（修订本）在原《诸病源心论》《增补诸病源心论·心病证治》的基础上，又经过了一年多的"踏遍群山打腹稿，奇石美玉尽在中"。对于心病的研究总结已是知无不言。

　　回顾这段时光，余对于所追求的"心"病课题，仍是忙中抽暇，日夜兼程，食不思，睡不香。

　　至今，书已写成，交付出版社。余想，中医学的理论博大精深，源远流长；中医学的道路前景光明，为攀登人类医疗保健事业的高峰，余尚须继续努力。

　　至今，余虽古稀有四，但比起药王孙思邈来，还是一个"半大小伙"，算不上什么"古稀老人"，仍有能力继续向前，跨过高山，越过海洋，朝着奇峰峻岭的医学尖端迈进！喜看"鲜花开满川"的美好人生愿景即将来临，一个莺啼燕语、阳光明媚的中医学春天将要来临，一个心中的中医学美梦即将成为现实。

　　莫道心书已写完，更有高峰在前头。

　　此记！

三川翁　刘健

2016年2月21日 古历丙申年元宵节前夕

跋一

　　刘健先生作为一位名中医，他的真诚善美素质、德识才学素养，医文兼优，医疗技术与艺术的隽永，在长安医药界是令人钦佩和认同的。先生在其研习中医，发掘祖国医药学宝库，践行济世活人的职业操守，传承国医学术经验的漫漫人生路上，经过非常的历练，走过极其艰难曲折的学医从医之路，百折而不回，终于步入医学科学的大雅之堂，堪谓一名真正的精诚大医。他医治好了一位又一位患者，为无数病家送去了康复福祉。他早年写成了一篇又一篇的医学论文，及时总结整理自己的经验体会，以及对中医典籍的解读与领悟，友善地与同道交流临床经验，谦虚地请教师长，以其博大的求知胸襟，广采各家之长，参验会通，积累自己的直接经验，其成才之路走的是大台阶螺旋式上升及跨越之途径，往往也行直线形攀登险巇之蹊径，因而他在学术上提升快，能发现和体会到别人未能详细接触感知的学术问题。从基层医疗第一线，登上国际医药学术的大舞台，并获殊荣，这需要多么艰辛的努力与付出啊！

　　常言说得好，"文是基础医是楼"。文、史、哲对中医而言是最基础性的人文社科知识，故有"秀才学医，笼中捉鸡"之说。古训："医者，易也。""医者，意也。""医者，艺也。""医者，技也。"中医是健康医学的大智慧，有极其丰富的知识元素，医易的深邃哲理，宇观、宏观、中观、微观的卓见，大写意的唯象意境，美轮美奂的医技及匠心艺术，凡与中医相关的文化领域，刘健先生都尽力一一涉足其间，且有造诣。上述这些，大凡是医史上

"高医"们才可能具备的。明末清初的傅山（青主，山西人），就是这样一位风雅绝伦的苍生大医，而我们的刘健先生也有此等风采，他自号"南山月"，大有"云隐"之"清风"。文如其人，字如其人，画亦如其人，名号更如其人。他海纳包容，自成一家，诚"艰难困苦，玉汝于成"者也。他的30余篇医药专业论文已于海内外发表，《濒湖脉学方药对阐释》一书也早已面世。其事迹业绩被《中国当代名医名药大典》《世界名人录》等辞书所收载。

对于一名老中医，往往逾老逾是"夕阳红"。只要保养得当，六七十岁正是学术炉火纯青、经验积累井喷的黄金时期，刘健先生正是这样。他老当益壮，壮心不已，在花甲之年，高屋建瓴，每天诊余，奋力笔耕不辍。从2007年以来，他十年三铸磨一剑，陆续撰成《诸病源心论》《增补诸病源心论·心病证治》《诸病源心论》（修订本）3部医著，这是他几十年如一日从医的心得结晶和学术思想与临床经验的成果。

刘健先生的"诸病源心"三论，是其代表作。早在2012年11月30日，"刘健先生《诸病源心论》（陕西科学技术出版社2007年10月第一版）学术研讨会"上，我对刘健先生的首部著作给出了这样的评语："从中医经典《黄帝内经》成书的先秦时代，到隋代太医令巢元方的《诸病源候论》这部最早的病源证候学专著问世，再到现代中医，中医病机学理论一直在不断地发展着。回忆当年我跟随米伯让先生时，他在讲解中医病机经论时预言，中医的病机不仅仅老是经典的'病机十九条'，可能要超出这十九条。刘健先生的《诸病源心论》（修订本）一书的正式出版，增加了病机十条，也印证了米老先生的预言。中医是活态史诗式地传承传播，是5000年来没有文化断层的医药文明，她与时俱进。中医理论的发展与临床实践交相辉映，理论是实践的升华，实践是探索与理论指导下的行动。刘健先生在其《诸病源心论》中阐述的病机理论与临床实践经验，是一大创新、创意、创见。……希冀刘健先生能持之以恒，继续坚守已经开挖出来的这片充满希望的医林田园，努力拓垦，精耕细作，播撒生命长青之树的种子。一分耕耘，定有一分收获。辛勤耕耘，必将硕果丰收。"时隔8年，先生的《增补诸病源心论·心病证治》又于2015年由陕西科学技术出版社正式出版。

第2部"诸病源心"论，是在第1部书的基础上，增添了"临床实用心药百味篇""心为妇女百病之源辨证论治""心为小儿多发病之源辨证论治""心为癌瘤发病之源辨证论治""心为癫狂病病之源辨证论治"等内容。他对于"百病唯心造"和治病"不晓疗心"的偏颇观点提出善意的批评，并附古今医验和相关论述以回归本源正脉，有其临床实用的参鉴价值和理论指导意义及学术启示作用。

2016年，刘健先生的《诸病源心论》（修订本）在中国中医药出版社行将付梓。先生嘱我为之序，我不敢造次，遂将前后3部"诸病源心"论一一拜读之后，感到这先后3部作品，犹如3级跳远，第3部（步）也就是一次大幅度的冲刺，跃向他目前力所能及的最高境界。在先生及其学生与私淑者的共同努力之下，其学术凝聚力或正在酝酿生发成为一个学术流派的基原，我与同道们积极支持，并翘首以待，期盼其早日修成。

依据我对刘健先生的"诸病"之理解，其涵义不是"一切病"，而是"诸多病"或"多种病"。"源心"是与"心"有关联，有直接与间接的关系，或因果关系。因此理解和阅读先生的"诸病源心"3论，要谨守其病机理论的精要和灵活的辨证论治思维，学而时习之。决不可胶柱鼓瑟，以偏概全，机械套用。

在学术上，"心"的问题是一个大的命题，需要医学、心理学，以及关联相关的自然科学、人文社科与哲学的多种心学知识。一方面是对古文献的研究解读，探赜源本；另一方面更需要医学大数据和云计算的支撑，最好当成一项系统知识工程来做，方有希望达到那光辉的顶峰。

"诸病源心"论最终还是要落实到临床实用上。有云："理论是灰色的，生命之树长青。"实践出真知，实践是检验真理的唯一标准。刘健先生的"诸病源心"3论，理法方药俱全。论心，也传心，言为心声。在心学、心论、心源等方面，刘健先生与我的学术思想相通，他也支持我的医药卫生人类学研究，并赐予我墨宝——"公正大医"，以肯定我、鼓励我。在这里，我也想起了以前我在医方碑中的一句话："勿忧病痛痒，心是自医王。"权作是对刘健先生这位德高望众老年兄的响应。

郑怀林

主任医师，传统医学博士

2016年9月23日

跋二

位于祖国腹地的秦岭，沟壑纵横，伟岸挺拔，神秘莫测，山下这片宝地孕育过不少杰出人才。

三川先生就诞生在这片宝地。他幼时聪颖好学，少时酷爱中医，二九已成翘楚，而立时已有较广名气。曾在荆棘中顽强、坚韧地跋涉，漫步杏林近60年，已成为学富五车、论著丰硕的中医大家。

我拜读过三川先生的多部著作与论文，深感先生的中医理论水平与诊疗手段及技能均是炉火纯青。从本书的初稿看，其内容为心病的救治又拓展了新的思路，很多内容为前人所未述，实为创新之举，在诸病源心之理论与诊疗方法上有奠基作用与指导意义。

本书可作为中医师、中西医结合医师及保健工作者学习、研究的重要专业参考书，宜精读、复读，每读一遍都会有新的、深层次的、有益的醒悟。

三阳凝厚德，川阴聚超伟；翁乃精诚医，优技众敬佩。

陕西省森工医院主任医师、吴迺民
2015年10月

跋三

　　记得是2009年，一个偶然的机会，我在陕西省中医药科技开发研究会朋友处交流当时中医的窘状，猛然见到《诸病源心论》新书，确实感到不可思议："哎呀！中医正处于青黄不接的时期，社会上有专家、院士联名提议'取缔中医'；中医界有医学院教授提出'告别中医'；中医院、中医学校全面步西医解剖、体检后尘……在这种大潮中，还有如此别出心裁的作家！？真不愧是中医大家手笔！"迫不及待地拿来一看，作者原来是咱们陕西的刘健先生，真有杏林中见青松之高大感觉。

　　2011年，我们有缘成为同室伙伴，在跟刘健先生切磋、学习的过程中，进一步读懂了他的人生哲学。我与先生一见如故，相见恨晚。先生是素来挑灯苦读的"行外人"（不是权威的科班医师），也是集旁人聊天、娱乐、打牌、看电视的零碎时间用于学习，筹别人用来赌博、抽烟、喝酒、吃肉的零碎小钱来买学习资料，从故纸堆里找传统国学文化的执着者，"灯火阑珊处"的民间艺人。我不如先生的是，为了取得官方认可的一纸证书，自"衡阳会议"后，"中医复兴的第二个春天"起，花了整整十一年，读完了中医院校的所有"正规教材"，体会是在水面上漂浮了十一年后，方知真金还在滩底下。再回首，定力充足的刘健先生已是炉火纯青，因为，他走的是"中国古代十大名医"的民间道路（中国古代十大名医，基本来自民间，没有高深学历和官方认定证书，但却有走穷山、守静笃的丰盛公众口碑），从这条路上一直走来，没有车水马龙的干扰，环境更生态，心境更安祥，更能按中医原创道路攀登，更能全而不漏地学习、继承中医真谛。

1949年，毛泽东主席在一次招待苏联特使时笑着说："我相信，一个中药，一个中国菜，将是中国对世界的两大贡献。"说的是中药汤剂与中国厨艺各有奥妙所在，这种奥妙的水平在品尝时全赖心领神会。20世纪末，哈佛大学著名考古学家张光直教授根据中国的考古学成果，提出了一个新的结论："世界文明形成的方式主要有两种，一种是中国式的，一种是西方式的。中国式文明的特点是连续性的，西方式文明的特点是突破性、断裂性的。中国的文明形态具有世界性，而西方的形态只是一个例外。"这里提到"中国式文明"，习近平主席说："中医药是打开中华文明宝库的钥匙。"

那么，中医这把钥匙的至高境界是什么？是不是可以用经数千年反复淘炼不衰的经典为代表？当然可以！因为历朝历代的中医药大家都是在领悟《黄帝内经》基础上发展起来的。中国的《黄帝内经》和《孙子兵法》是世界公认的文化遗产。《黄帝内经》开篇就说："上古之人，其知道者，法于阴阳，和于术数，食饮有节，起居有常，不妄作劳，故能形与神俱，而尽终其天年。"这里强调"形与神俱"。"形"是我们的身体，是物质世界；"神"是我们的心（心主神明），是精神世界。传统中医研究的是两个世界：一个是"形"的物质世界；一个是"神"的精神世界。

近百年来的医学主流是现代医学的普及，对于物质世界的研究达到了精深、细微的高度，却忽略了精神世界的"君主"作用。刘健先生的《诸病源心论》及类似作品，表现的就是中医的最高水平，恰好弥补了现代医学的这一空缺，不但对于"扶正祛邪""治病求本"的中医临床学有划时代的指导意义，而且对于"精神内守，病安从来""治未病"的中医养生学更有提纲挈领的指导意义。《诸病源心论》（修订本）的出版，是中医界的一大幸事，是健康医学的一大幸事，势必会对目前"医养结合"的政策发挥重要